中医经典课程案例教学创新教材

温病病案解析与临床思维

主审　吕文亮

主编　刘　林　王彦春

科学出版社

北　京

内 容 简 介

　　伤寒论、金匮要略、温病学均是中医学经典必修课程，可提高中医辨证思维能力。案例教学是培养高素质、创新型和实用型人才的有效途径。湖北中医药大学中医临床学院顺应教育部教学改革的潮流，组织编写了中医经典课程案例教学创新教材《温病病案解析与临床思维》。本教材以证类方，采用证治概要-医案举例-辨治思路-方药运用于杂病辨治思路的编写体例，以临床病案为传授知识的切入点，通过实践（案例）-理论-实践（案例）的教学认知模式，增强学生对温病学理论学习的兴趣，提高学生温病辨证论治水平，拓展温病理法指导杂病的思维方法和能力，以期达到训练、提高中医思维能力的目的。

　　本教材适用于本科、研究生教学及中医爱好者学习。

图书在版编目（CIP）数据

温病病案解析与临床思维 / 刘林，王彦春主编. —北京：科学出版社，
2024.1
中医经典课程案例教学创新教材
ISBN　978-7-03-078030-0

Ⅰ.①温…　Ⅱ.①刘…　②王…　Ⅲ.①温病-医案-中国-中医学院-教材　Ⅳ.①R254.2

中国国家版本馆 CIP 数据核字（2024）第 005887 号

责任编辑：郭海燕　王立红 / 责任校对：刘　芳
责任印制：徐晓晨 / 封面设计：图悦社

科学出版社 出版
北京东黄城根北街 16 号
邮政编码：100717
http://www.sciencep.com

北京虎彩文化传播有限公司 印刷
科学出版社发行　各地新华书店经销

*

2024 年 1 月第　一　版　开本：787×1092　1/16
2024 年 1 月第一次印刷　印张：9 1/2
字数：262 000
定价：58.00 元
（如有印刷质量问题，我社负责调换）

编 写 说 明

　　温病学是中医学经典课程，是提高中医辨证思维能力的必修课。将温病学经典理论应用于临床，尤其是发挥其在现代急性感染性、传染性疾病的经典应用价值，是教学难点、重点。案例教学是培养中医高素质、创新型和实用型人才的有效途径。本教材基于中医经典课程改革"提高学生对经典理论的掌握及运用能力，提高学习兴趣，培育临床辨证思维能力形成"的目标，在规划教材理论框架基础上，探索以"学生学习能力提高"为导向的温病案例创新教材的编写。在编写上，以证类方，采用证治概要-医案举例-辨治思路-方药运用于杂病辨治思路的编写体例，以临床病案为传授知识的切入点，通过实践（案例）-理论-实践（案例）的教学认知模式，增强学生对温病学理论学习的兴趣，提高学生温病辨证论治水平，拓展温病理法指导杂病的思维方法和能力，以期达到训练、提高中医思维能力的目的。

　　本教材第一章由刘林、徐婧、徐晓慧、许婷婷编写，第二章由孙玉洁、王上、陈琳编写，第三章由曾兰、周燕萍、张思依编写，全书由王彦春、刘林统稿，吕文亮审定。囿于编者的理论水平和临证能力，难免会有案例选择失当和认识的不足，期望读者在使用过程中提出意见，以利于本教材的充实和完善。

　　本教材适用于本科、研究生教学及中医爱好者学习。

目　录

第一章　温病的临床思维范式

中医临床思维是指各种思维方式、方法在探求疾病本质与治疗规律活动过程中的综合运用，包括诊疗模式、诊断思维、制方用药思维等。中医临床思维模式一般包括诊断思维、辨证思维、治疗思维的组成构架，识证、立法、用方三个阶段的行为构架，整体思维、辨证思维及中和思维等方法构架。温病的临床思维模式主要是辨证论治思维模式，除八纲、脏腑、气血津液、六经、表里等辨证思维模式外，主要的还是以能够较好反映温病证治规律的思维模式如卫气营血辨证和三焦辨证，能把握温病外感病的特点，立足于分析病程阶段、病变部位、病证性质，可以了解温病各种症状产生的原因及相互之间的关系，判断病变深浅部位及性质，归纳证候类型，了解邪正消长，掌握病变的发生、发展、传变规律等，进而指导立法制方。

方证思维滥觞于《伤寒杂病论》，"方证对应"由唐代孙思邈最早提出，其研究《伤寒论》主张"方证同条，比类相附"，使方随证立，证随方呈，将方证由不相顺接，变为"方证互相对应"。这种改进加强了辨证论治的速度，成为唐代伤寒学的一大发明。温病方证论治体系也是温病常用的临床思维模式，是以温病方证理论为基础的辨证方法，该方法强调从患者错综复杂的临床症状中，见微知著地抓住与某一方证特征性表现相一致的关键脉症以确定方证的诊断，并据方证而用方。

第一节　卫气营血辨证

卫气营血辨证理论是清代温病学家叶天士创立的。他依据温病病机演变的规律性及病程发展的阶段性特点，结合《内经》及历代医家有关卫气营血的论述和自己的实践体会，将卫气营血理论引申发挥，形成了卫气营血辨证理论，以阐明温病病变的浅深层次、病变过程的先后阶段，确定证候类型及指导温病的治疗。

一、卫气营血辨证理论的学术源流

（一）源于《内经》《伤寒论》

卫气营血理论学术源远流长，《内经》中早有关于"营卫气血"的论述，但大都侧重于生理学方面，认为其是人生理结构不可缺少的一个组成部分，在层次上有浅深之分，从其阴阳属性来讲，"卫""气"是无形之气机，"营""血"是有形之物质，如《灵枢·营卫生会》进一步指明营与卫的区分，云"清者为营，浊者为卫"。营卫气血与脏腑关系密切，既是脏腑生理活动必需的物质，也是脏腑生理活动产生的物质，如《难经·三十二难》说："心者血，肺者气，血为荣，气为卫，相随上下谓之荣卫。"

《伤寒论》虽以六经为纲辨证热病，但亦开始运用"卫气营血"概念来阐述外感病的病机。如论及太阳中风的病机为"卫气不共荣气谐和"及"太阳病发热汗出者，此为荣弱卫强，故使汗出，欲救邪风者，宜桂枝汤"，说明卫气失常并造成营卫不和是太阳中风证的病理基础。有关营血的论述还有"血弱气尽"，"营气不足，血少故也"，以及蓄血证，热入血室等与血有关的病变。

（二）历代医家的不断完善

金元四大家之一的刘完素创立了以寒凉清热立论的温病治疗学，被称为"寒凉派"。他大胆创新论、立新法、定新方，其学术思想影响了明清诸位温病大家，对卫气营血理论的产生有着重大的影响。

元代罗天益在《卫生宝鉴》中按邪热在上、中、下三焦及"气分""血分"不同部位分别制方用药，对后来温病学卫气营血辨治体系的形成有一定影响。

张景岳在阐释卫气营血时，认为卫和气同类，其作用在人体的浅层；营和血同类，其作用在人体的深层；并据此阐释温病的病变层次和传变次序。

吴又可在《温疫论》中首先提出了邪在"气分""血分"的概念。该书中写道："凡疫邪留于气分，解以战汗；留于血分，解以发斑。气属阳而轻清，血属阴而重浊。是以邪在气分则易疏透，邪在血分，恒多胶滞。"这是运用气血概念区分瘟疫病邪病位浅深、分析病机转归的最早记载，对后世卫气营血辨证纲领的提出发挥了重大的影响。

清代温病大家吴鞠通进一步将卫气营血辨证与三焦辨证一炉而治，以三焦为经，卫气营血为纬，形成了比较系统的完整的温病辨证体系，叶氏的卫气营血理论经吴氏整理、发挥、补充而更加完善。章虚谷补充了卫气营血的主要临床见症，并进一步阐发了温病发生发展的一般规律。王孟英补充了伏气温病外发卫气营血传变情况及各阶段的证候特点。随后，何廉臣、陈光淞、吴锡璜、丁甘仁等医家对卫气营血的发展也做出了一定贡献。

（三）临床证治经验是理论的依据

卫气营血理论之建立，主要是依据历代医家积累的丰富临床经验，而且这一理论又能广泛指导温热病临床证治。叶天士临床诊疗经验十分丰富，且具有独创精神，善于汲取前人学术经验和运用传统理论来分析实践中的诊治问题，并在实践中不断总结，不断探索，创建了新的学说。他所创立的"卫气营血"辨证理论，就是在运用传统"营卫气血"理论的基础上，结合临床实践而创造性地提出来的。叶天士云"肺主气属卫，心主血属营"，可见卫气营血辨证的核心，实质上是气血层次之辨。由于温邪的致病特点及《内经》所论营卫气血生成功能、分布层次的不同，叶天士倡导"卫之后方言气，营之后方言血"，并提出了"在卫汗之可也，到气才可清气，入营犹可透热转气……入于血则恐耗血动血，直须凉血散血"的治法纲领，指导后世治疗温病，有是证便用是法，使病机、证候、治法丝丝入扣，使卫气营血理论成为一个比较完整的温病辨证施治纲领。

二、卫气营血理论的临床意义

温病发生发展的全过程存在着一个客观的规律，就是卫气营血的病机演变规律。它反映了温病病变过程中由轻到重的先后四个不同阶段，由浅到深的浅深层次，是温病发生发展客观规律的正确揭示。四个阶段的判定主要依靠临床所表现出来的四大症候群，不同的症候群反映不同的病理机制，据此全面分析进而辨证施治。叶天士所创卫气营血理论的意义主要在于阐明温病过程中的病理变化，并根据病机概括出证候类型，作为辨证论治的依据，从而立法制方以治疗温病。卫气营血理论的临床意义，主要是作为理论原则，指导温病和其他疾病的辨证施治，具体表现如下。

（一）区分证候类型

卫气营血证候类型的划分是以证候表现的差异为依据的，它反映了病理机制的不同。温病过程中不同阶段病机变化不同，证候表现应有所区别。掌握这些区别就能正确区分卫气营血证候的不同类型，即卫分证、气分证、营分证、血分证四大症候群，也可以出现相兼症候群，如卫气同病、气营两燔等。

1. 卫分证　以发热、微恶寒为主症，并见头痛、少汗、口微渴，或有咳嗽、苔薄白、舌边尖红、脉浮数等。

2. 气分证　以但发热不恶寒为主症，并见口渴引饮、大汗、苔黄、脉洪数等。

3. 营分证　以身热夜甚，心烦谵语，舌质红绛为主症，并见口干反不甚渴饮，或有斑疹隐隐，脉细数等。

4. 血分证　以吐血、衄血、便血、尿血、斑疹密布等出血见症为主症，并见灼热烦扰，或神昏谵狂，舌质深绛等。

（二）分析病变机制

"卫气营血"亦名"荣卫气血"，在生理上主要是指维持人体生命活动的物质基础和人体的功能活动。在温病过程中的卫气营血病机变化则是指人体在温邪作用下所导致的卫气营血某一部分功能失调或实质损害，它体现了温病过程中不同证候的内在本质，是温病过程中卫气营血不同证候类型产生的基础。卫气分之病机变化以功能失调为主，患者往往表现为相应脏腑组织功能活动障碍及代谢失常；营血分之病机变化以实质损害为主，主要脏器的实质结构损害较为严重，功能紊乱亦更严重。在卫气之间和营血之间又有病理变化程度之差异。故叶天士《温热论》第8条云"大凡看法，卫之后方言气，营之后方言血"，指明了卫气营血病机的浅深层次。

（三）判断病情轻重

温病过程中所出现的卫气营血证候，体现了温病发展的不同阶段，在机机层次上相应地有着深浅之分，反映在病机上有着轻重之别。而病情的轻重与预后又有着密切关系。一般而言，卫分证见于病之初期阶段，对机体损害尚不显著，故病情轻浅；气分证多见于卫分证之后，病位渐深，邪势转盛，邪正剧争，以功能障碍为主的病变亦渐显著，病情慢性增重；邪入营分，邪势深入，病理损害更为严重，营阴受损，抗邪能力下降，出现以神志异常或皮肤斑疹隐隐为主要表现的症状，病情更为深重；血分证大多在营分证基础上进一步发展而成，邪热更盛，病理损害亦更为广泛而严重，其病情最为深重。

（四）识别病情传变

温病证候的发展变化在本质上就是卫气营血病机的演变和转化，这种发展变化过程通常称为传变。在卫、气、营、血四个病理阶段中，卫分证是温病的初期阶段，病位主要在肺卫；气分证一般为温病的中期，病位在肺、胃、肠、胆、脾、膀胱、胸膈等，以这些脏腑功能失常为主要标志；营分证乃温邪深入于里，多为温病的极期，病位易涉及心与心包，易发生"昏、痉、厥、脱"等危重病证；血分证也多发于温病的极期，病位在心、肝、肾，除了可能出现营分证的危重证外，还以"动血"为主要标志。

（五）指导立法制方

叶天士针对卫气营血证候的不同病机特点，在治疗上提出了如下原则："在卫汗之可也，到气才可清气，入营犹可透热转气……入于血则恐耗血动血，直须凉血散血"。即卫、气、营、血的治疗大法分别是"汗之""清气""透热转气""凉血散血"。其相应的具有代表性方剂一般认为是银翘散、白虎汤、清营汤、犀角地黄汤。

"汗之"是卫分证的治疗大法。华岫云言"辛凉开肺便是汗剂,非如伤寒之用麻桂辛温也",提示了"汗之"的用药特点。治疗卫分证宜辛凉透达解表,使邪从外解,用药忌辛温发汗,以免助热耗阴,又不宜过用寒凉之品,以免凉遏冰伏,邪不外透。必须注意的是:由于表邪性质有风热、暑湿、湿热、燥热等不同,"汗之"的具体方法又不尽相同。

"清气"是指卫表之邪入里,治疗应以清气泄热为主。出入气分者多用清轻透邪之品,热毒深重者可用苦寒沉降之药,但强调要使邪热外透。叶氏用"才可"二字,是强调此法不可早投滥用,须在温邪确实入气之后方可用之,以防早投寒凉,遏邪不解。由于气分证涉及病位广泛,有肺、胃、肠、脾、胆、膜原、胸膈、三焦等不同,感邪有轻重之别,病邪性质又有热、结、湿、痰、食等之分,证候类型各不相同,故气分证的具体治法较为复杂,"清气"乃言其梗概。

"透热转气"是指邪热进入营分,治宜清营热、滋营阴,并伍以清轻透泄之品,使入营之邪热仍然透转出气分而解的治疗方法。药如犀角(现以水牛角代替)、元参等配合银花、连翘、竹叶等清泄之品,以达透热转气的目的。临床上要慎用滋腻养血和破散活血之品,以免腻滞留邪和破散伤血。

"凉血散血"是针对血分证的热毒炽盛,耗血动血,热瘀交结的病机特点而确立的治疗大法。该法具有"清、养、散"三方面作用:清,指清热凉血,药如犀角(现以水牛角代替)等。血热不除,血不归经,凉血之品具有宁血之效;养,指滋养阴血,药用地黄等。阴津不复,新血不生,养阴之品有充养阴津,化生新血之效;散,指消散瘀血,药用丹皮、赤芍等。因瘀血不去,血易妄行,故用散瘀化血之品,而收止血之效,并可防止凉血之品有碍血行。临证时对血分证的治疗一般不宜滥用炭类止血而加重瘀血。

三、卫气营血辨证思路

(一)卫分证的辨证思路

1. 抓卫分主症,辨析病机特点　卫分证是指温邪初犯人体肌表,导致卫气功能失调而引起的一类证候类型。温邪外袭多致本证,然各种温邪性质有别,故临床见证又有所不同。虽然致病温邪不同,但大致分为温热和湿热两大类。温热类病邪导致的卫分证的主要表现是发热,微恶风寒,头痛,无汗或少汗,咳嗽,口微渴,舌苔薄白,舌边尖红赤,脉浮数。相关脏腑是手太阴肺。湿热类病邪初起,卫分证的主要表现是身热,恶寒少汗,胸闷脘痞,身重倦怠,舌苔白腻,脉濡等,相关脏腑是两太阴受病,即手太阴肺和足太阴脾。但不论是温热和湿热,其基本病机变化,一是卫受邪郁,肺气失宣;二是正气抗邪,邪正相争。临床症候虽然多样,但反映病机的共有表现如发热与恶寒并见,口微渴作为卫分证的辨证要点。邪在卫分其病位最浅,病情最轻,持续时间也较短,其转归有三:一是经过及时、正确的治疗,邪由此而解。二是因感邪过重,或失治误治,使病邪传入气分,病势进一步发展。三是可因心气阴素虚,或感邪过重,或失治误治,使病邪由肺卫逆传心包,形成危重病势。

2. 辨温热湿热,析分证候类型　正如前述,温邪有温热、湿热的不同,即使湿热病邪中的暑湿病邪、湿热病邪,温热病邪中的风热病邪、燥热病邪,虽然都具有卫分证的特有证候,但要做到治疗的针对性、特异性,以达到治疗的有效性,必须辨查病因,析分具体的证候类型。所以在辨识卫分证的基础上,根据"辨证求因"的思路,审察形成卫分证的具体病因。

卫分风热证:是风热病邪侵袭肺卫所致,见于风温病初期。临床以发热,微恶风寒,咳嗽,咽喉疼痛,舌苔薄白,脉浮数为主要表现。风温外搏,肺胃内应。风为阳邪,阳邪从阳,必伤卫气,故发热较著而恶寒轻微，卫受邪阻则肺气失宣，故咳嗽；咽喉为肺之门户，阳邪上扰，则咽喉疼痛。

卫分燥热证：是燥热之邪侵袭卫表所致，见于秋燥病初期。临床以发热恶寒，口鼻唇咽干燥，咳嗽少痰或无痰，口微渴，舌苔薄白欠润为主症；燥自上伤，邪必伤肺，卫分燥热证与卫分风热证基本相同，其区别在于津液损伤症状突出，故见口鼻唇咽干燥，咳嗽痰少或无痰，舌苔薄欠润等。

卫分湿热证：系由湿热病邪侵袭卫表所致，见于湿温病初期。临床以发热恶寒，身重困倦，胸闷脘痞，舌苔白腻，脉濡缓为主症；本证湿重热轻，湿遏热伏，热象不显，故身热不扬，恶寒，苔腻，脉缓。本证与卫分暑湿相近，但此以湿为主，化热较慢，见于长夏及多雨季节。

卫分暑湿证：是暑湿病邪侵袭肺卫所致，见于暑湿初期。临床以发热恶寒，头涨口渴，脘痞倦怠，小溲短赤为主症；本证以暑热为主，热重于湿，故证候表现与卫分湿热证相比热象明显，如心烦、口渴、小溲短赤等。夏季乘凉饮冷，每易兼寒为患，则恶寒明显，并可见头痛无汗等寒邪束表之象。

卫分温毒证：是温热毒邪侵袭卫表所致，常见于大头瘟和烂喉痧初期。临床以发热恶寒，局部肿毒症状为主症。

3. 审察病变重心　在辨明了卫分证基本证候及其常见类型的基础上，还要进一步审察其病变有无明显的病位重心所在，以期达到辨证与辨病相结合的目的。从现代医学认识分析，各种急性传染病和急性感染性疾病在发病初期一般都有邪在卫表的卫分见症，但不同的病种由于病因病理的不同、病位的差异，而常见有独特表现。由于卫分过程短暂，往往不能与卫分证的一些基本见症同时显露出来。因此，就必须有意识地注意诊查能体现不同病种、病位所在的独特征象，如皮疹、项强呕吐、咽喉糜烂、头面肿胀、嗜睡、咳喘胸闷、腹胀下利等症。

（二）气分证的辨证思路

气分证是指病邪入里，影响人体气的生理功能所产生的一类病变，是温病发展过程中一个关键性阶段。凡病邪由表入里而未入营动血的一切病证，皆属气分范围。其病变范围较广泛，涉及的脏腑主要有肺、脾、胃、肠、胆、膀胱、膜原、胸膈等。气分的病邪有温热、湿热的区分，持续时间长，病情复杂多变，常常是病情好转或恶化的节点。"把好气分关"是诊治热病的原则，是提高整个温病治疗效果的一个重要环节。

1. 把握病机特点，辨温热湿热　正如前述，气分证是温病发展的关键阶段，临床证候具有反应激烈、症状明显、病位明确等特征，反映了气分正邪剧争、热炽津伤、气机壅滞为主的病机特点，以但热不寒，口渴，苔黄为辨证要点。

由于气分病邪性质的不同，临床上可分为温热性的气分证和湿热性的气分证两大类。气分温热证，以但发热，不恶寒，口渴，苔黄为主要表现。气分湿热证，发热的类型随湿热偏盛程度而异：湿偏盛者，热为湿遏而身热不扬，舌苔多白腻；热重湿轻或湿热俱盛时则身热汗出，不为汗衰，舌苔变为黄腻苔或黄浊苔。湿热性的气分证，湿象明显，其共有的症状是身热，脘腹痞满，苔腻。发热的类型随湿热偏盛程度而异：湿偏盛者，热为湿遏而身热不扬，舌苔多白腻；热重湿轻或湿热俱盛时则身热汗出，不为汗衰，舌苔黄腻苔或黄浊苔。

2. 辨明病位所在，进而区别具体证型　气分证病变范围广泛，由于作用部位不同，可产生不同的气分证候类型。而病位不同，病机、证候有异，故具体治法亦有区别。临床在辨清气分证的基础上，进一步明确病位、具体证候类型，是卫气营血辨证进一步深化的体现，如此才能使辨证更加具体，治疗更有目的性。

如热壅肺气所见的咳嗽、气喘等肺经症状；热郁胆腑的身热、口苦、脉弦数的胆腑症状；热炽阳明的身热恶热、大汗、口渴、脉洪大等，热结肠腑的日晡潮热、腹满便秘、脉沉实等。

故辨别气分证的不同类型，除掌握它们的共性外，还必须掌握反映不同证候类型的病位及病机特点的特有症状和体征。

3. 分清气分里热外蒸，内郁的不同态势　温邪入里，里热亢盛，脏腑功能失常，气机紊乱，邪热有升降敛散的不同态势。气分里热不外乎"外蒸""内郁"的不同。一般来说，里热炽张，热势弥漫蒸腾，表里内外俱热，热象明显，表现为壮热，面赤大汗，大渴，脉洪数有力等，如热炽阳明证；邪热郁于里呈降敛态势的，虽体表热象不及前者壮盛，但心烦、口苦、溲赤等热邪内郁的证候比较突出，其热邪易化火、化毒，多称其为气分郁热证或气分伏热证，如热郁胆腑证、热郁胸膈证。

"到气才可清气"，如赵绍琴指出："清气之法甚多，包括凉膈、利胆、泄火、导滞、通腑等，在治疗时均以宣气机为本"，治疗应视病证、病位、病情而定，因势利导、扭转、截断、控制病情，不可一味用苦寒重剂以伤正气，否则将变证百出。辨清气分里热的不同态势，是在治疗上决定使用辛寒泄热外达，还是用苦寒直清里热的前提，同时也是把握证候传变趋向的依据。

4. 进行动态观察，把握传变趋向　气分证是温病过程中邪正处于剧烈交争的一个阶段，是病情恶化或好转的转折关头。此际证候虽有典型表现，但却易于变幻，因此辨证时不仅要根据其当时表现辨明其证候性质，而且要注意审视证候的动态变化，特别要辨清有无邪热内传的征象出现，如邪热传营出现斑疹隐隐，心烦不宁，舌色转深等；热盛动风则有惊搐，手足震颤，两目直视等；正气欲脱表现为身热骤降，肢冷汗出，面色㿠白，脉象细数等。所以，根据临床证候表现的动态变化观察辨析，不仅是判断证候传变，进行随证施治的需要，而且是掌握疾病转归预后，在治疗上探索有效措施以截断证候传变的依据，因此是临床诊断过程中不可忽视的重要一环。

5. 辨察有无痰湿兼夹　气分证虽以热盛伤津为基本特点，但在病变过程中亦可因气机被郁、津液不布，产生夹痰兼湿的情况，或因感受湿热病邪而气分之邪兼具湿热性质。痰湿性属阴邪，与阳热相兼夹，病情颇为复杂，临床治疗必须充分考虑，给予必要的兼顾，否则邪热每多留恋难解，易致病情迁延难愈。辨察是否兼夹痰湿，须注意胸脘有无异常感觉及舌苔表现。如在气分证的基础上伴见胸闷、咳痰或脘痞呕逆，舌苔黏腻等症则为兼夹痰湿之象。但其中又有偏痰、偏湿的不同，临床上还须据具体表现加以区别。

（三）营分证的辨证思路

营分证是温邪犯于营分，引起以邪热盛于营分、灼伤营阴、扰神窜络为主要病理变化的一类证候。温邪深入营分，人体脏器组织的实质损害较为明显，而有关的功能障碍更为严重，病情较为危重。正确辨识营分证候并及时治疗，对截断病势，改善预后具有十分重要的意义。

1. 正确掌握热在营分的基本特征　正确掌握热在营分的基本特征，以其辨证时能根据这些特征及早发现邪热入营的病机传变，从而为治疗的及时"透热转气"提供依据。温邪传入营分，其早期见症多以神志和舌象变化为主，营分证神志必有变化，或烦或谵语，舌象如叶天士所说"其热传营，舌色必绛"。如在气分证阶段，出现心烦不宁，时有谵语，舌渐红绛或斑疹隐隐等症，即为邪热深入营分的征象，治疗即应及时采取有效措施，以冀初入营分之邪透出气分而解。

2. 重视辨审神志的变化　"营气通于心"，邪热入营，易侵扰心神。故营分证均有神志方面的异常变化，只是在程度上因邪势的强弱不同而有着轻重之异。临床上，常根据神志异常的轻重把营分证分为营热证和心包证。营热证常为心烦不宁，夜甚无寐，躁扰不宁，时有谵语。心包证常为神昏谵语，或昏愦不语。因此，辨别神志见症的具体表现及其程度轻重是确认营分证候，判断其轻重转归的重要依据，两者主要的辨别体征是舌质，营热证为舌绛而干燥，而心包证为舌绛而鲜泽。

3. 注意审视证候的兼夹 邪入营分虽有其独特的病机变化和证候表现，但在证候传变过程中经常出现营热已炽而卫分、气分之邪未净的情况，即通常所说的"卫营同病"和"气营两燔"。卫营同病的患者舌绛而有苔，常用泄卫透营法，气营两燔的阶段不仅舌绛且苔黄燥，宜气营两清。所以，卫气分邪热未解或未净的征象，其中舌苔表现是一个重要依据。

4. 注意患者的体质差异 体质的差异对证候发展变化的影响，亦是营分证应予以重视的一个环节。如小儿脏腑娇嫩，气血未充，阴常不足，阳常有余，易出现闭窍动风之变；年老体虚者，脏腑虚衰，邪入营分后易进一步内陷深入，易致内闭外脱；妇人经期、产后血室空虚，易致热入血室证；平素心虚有痰，外热一陷，里络就闭，易出现心包闭阻；宿伤瘀血易致热瘀互结。凡此种种，皆因患者体质差异而变化不一，临床辨证掌握了这些特点，治疗上就能采取相应的措施而防其演变。

（四）血分证的辨证思路

血分证是邪热深入到血分，引起以血热亢盛、动血耗血、瘀热内阻为主要病理变化的一类证候。温邪深入血分，病变已属极期，每伴有昏、痉、厥、脱之变，病情较为危重。辨证时应抓好以下几个环节。

1. 辨清出血部位，明确病变脏腑 出血见症是血分证的主要特点，由于热盛动血引起。它除了可表现为全身广泛出血外，还因病种不同，病位重心有异，伤络动血的部位有别而出现不同部位的出血见症，如风温、暑温、秋燥常因灼伤肺络而出现咯血、衄血；湿温病则因湿热化燥灼伤肠络而出现大便下血。故辨证分清出血部位，不仅有助于明确病位所在，区分病证类型，而且对于治疗上加强制方用药的针对性以提高疗效也有着重要意义。

2. 察神志变化 血为心所主，血热炽盛，心神必受侵扰，故邪入血分后，多有神志方面的异常变化。如血热较轻者躁扰不宁，时有谵语；热毒炽盛者昏狂谵妄；热瘀扰心者如狂发狂（狂乱）；内陷心包闭窍者神昏谵语，或昏愦不语，而躁狂之象不及前者为甚。所以，辨证时注意审察神志异常变化的轻重程度及其表现差异，对于判断邪热的轻重、病机的浅深有着重要意义。

3. 析血脉瘀滞程度，把握血瘀实质 血分证在热盛动血过程中，每常产生血脉瘀滞甚或瘀热搏结的病机变化，临床上常因其存在而影响"动血"证候的好转，严重者可导致血瘀气脱之变。因此，辨证时不仅要着眼于热盛动血症状的辨析，而且要注意审察血瘀表现并分析其轻重程度。其辨证主要从舌象恶化、斑疹色泽、血液颜色及神志脉象等方面进行诊察。血分血瘀的重要成因除了血热外，即为津亏血瘀，所以，血瘀变化的诊察对判断病情轻重转归，治疗上及时配合应用活血化瘀之法以阻断病情发展具有十分重要的意义。

4. 察正气盛衰状况，判断预后转归 血分证在病变过程中可因出血太多或血瘀严重，致气失依附而产生气随血脱的严重病机变化。临床及时发现正气欲脱征兆，是血分证辨治过程中极为重要的一环，直接关系到整个疾病的转归。而辨察的要点在于发热、出汗、面色、神情、气息、脉象。如在病程中发现患者出现身热骤降，汗出淋漓，面色苍白，神情萎靡，四肢不温，脉象微细欲绝等征象。则据此能识证准确，治疗措施及时有力，可能阻断病情的进一步发展恶化，否则可造成严重后果。

四、医案举例

案一 春温阳明热炽案（李刘坤. 吴鞠通医学全书. 北京：中国中医药出版社，1999）

甲辰（1784 年）四月，陈，三十二岁，温热面赤，口渴烦躁六七日，壮热大汗，鼻衄，六脉洪数而促。左先生用五苓散，双解表里。余曰：此温病阳明经证也，其脉促，有燎原之势，岂缓药所能挽回，非白虎不可。生石膏末八两，知母一两，生甘草五钱，粳米二合，白茅根一两，侧柏叶炭八钱，煮四碗，分四次服。尽剂而脉静身凉。

解析 本病初起一派阳热亢盛之象，为伏温外发，出于阳明，而见大热、大渴、大汗出、脉洪大，为气分实热证，如《温病条辨》上焦篇第 7 条："太阴温病，脉浮洪，舌黄，渴甚，大汗，面赤，恶热者，辛凉重剂白虎汤主之。"治宜辛寒清热，故以白虎汤为主方，1 剂而热退脉静身凉，辨证准确故药到病除。白虎汤为清泄气分邪热的代表方剂，方中生石膏辛寒，入肺胃经，清泄气热，达热出表；知母苦寒而性润，清热养阴，与石膏配伍，可增强清热止渴除烦之力，生甘草泄热解毒，调和诸药，配粳米可保养胃气，祛邪而不伤正，配生石膏则可甘寒生津，四药相配共奏清热保津之功。若阳明热证进一步加重，热伤气津，则应随时加减，《温病条辨》上焦篇第 8 条："太阴温病，脉浮大而芤，汗大出，微喘，甚至鼻孔扇者，白虎加人参汤主之；脉若散大者，急用之；倍人参。"吴鞠通自注言："浮大而芤，几于散矣，阴虚而阳不固也。补阴药有鞭长莫及之虞，惟白虎退邪阳，人参固正阳。使阳能生阴，乃救化源欲绝之妙法也。汗涌，鼻扇，脉散，皆化源欲绝之征兆也。"

案二 暑温神昏案（彭胜权. 运用温病理论治疗顽固性发热经验. 广州中医药大学学报，2011，28（6）：575-578）

邓某，男，59 岁。于 2009 年 9 月 16 日入住广州某医院。

主诉：持续发热 3 个月，伴神志不清，二便失禁 3 日。

现病史：患者缘于 2009 年 6 月 19 日开始出现高热（40℃），伴双下肢活动困难，下蹲后不能起立，多尿等。经多家医院诊治，外院诊断为：①发热待查（脓毒血症？药物热？支气管扩张并感染？）；②免疫介导坏死性肌病；③多系统萎缩；④多发腔隙性脑梗死；⑤低钠血症。经用大量激素、丙种球蛋白、各种抗生素、神经垂体加压素等治疗，体温及临床症状未改善，病情加重并出现神志异常。邀余会诊并转入本科。

治疗经过：2009 年 9 月 16～30 日：身热夜甚（39.2℃），神迷，舌謇，时有谵语瘛疭，口渴引饮，饮不解渴，多尿而且失禁（5000～6000ml/d），大便失禁，稀水粪便，日 20 余次，下肢活动障碍，舌绛无苔干裂，脉细数。本病属暑温重症，乃暑入心包，营阴亏损之证，用清营汤加味。水牛角（先煎）30g，生地 30g，元参 20g，麦冬 10g，淡竹叶 15g，丹参 15g，银花 10g，连翘 15g，丹皮 15g，赤芍 15g，玉竹 30g，天花粉 15g。每日 1 剂，共 14 剂。另：安宫牛黄丸 2 粒，分 2 次服。

10 月 1～31 日：身热减退，最高 38.5℃，神志逐渐恢复，对答切题，言语基本清晰，双下肢肌肉僵硬，活动困难，口渴减，尿仍较多（3200～3800ml/d），大便干结，每日 1～2 次，舌暗红无苔，有裂纹，脉细数。此为侵扰心包之热已清，阴津耗伤，瘀血阻滞经络之故，仍以清营汤加减，佐以搜络养血活血之品。水牛角（先煎）30g，羚羊角（先煎）15g，生地 20g，元参 20g，麦冬 10g，丹参 15g，丹皮 15g，赤芍 15g，桃仁 10g，阿胶（烊化）15g，鳖甲（先煎）30g，龟板（先煎）30g，炮穿山甲（先煎）10g，白僵蚕 10g。每日 1 剂，共用 1 个月。

11 月 1～30 日：身热已退至最高 37.5℃，神志已清，对答清楚，能下床活动，步行约 10 米，仍有口渴，夜间尿多（2700～3000ml），尿失禁，大便自调，胃纳可，舌红苔少有细小裂纹，脉弦细。伤阴有好转，络脉瘀热未净，继用清营养阴之法，用增液汤合大补阴丸滋阴清热，用三甲散加减入络搜邪，化瘀通脉。生地 30g，麦冬 10g，元参 15g，黄柏 10g，知母 10g，龟板（先煎）30g，鳖甲（先煎）30g，炮穿山甲（先煎）10g，桃仁 10g，泽兰 10g，丹参 15g，赤芍 15g。每日 1 剂，共用 1 个月后热退神清，下肢活动较灵活，能步行约 200 米，口渴减。后配合益肾缩尿之品善后。

解析 本例发热，正当岭南暑热之季，"暑气通于心"，暑热病邪直中厥阴，故突起高热，意识模糊，舌謇，瘛疭，当属暑温，为暑入心营之证。2月余转4个大医院6个专科病区，用抗生素、激素而高热持续不退，加之药物副作用，使胃津、肾精耗损，故口渴引饮，身热夜甚。营分之热邪上扰心包，故神迷，谵语，舌謇，筋脉失养则瘛疭，神无所主则二便失禁，急用安宫牛黄丸清心开窍，用清营汤清热滋阴。正如吴鞠通《温病条辨·上焦篇》所言："脉虚，夜寐不安，烦渴舌赤，时有谵语，目常开不闭，或喜闭不开，暑入手厥阴也。手厥阴暑温，清营汤主之。"治疗第1阶段（9月底），除清营热、滋营阴，配合安宫牛黄丸开窍醒神。第2、3阶段（10～11月），除坚持用清营汤外，注意搜络活血养血，用三甲散加减，恢复下肢活动功能。本例初期发热，按暑入心营论治，中期下肢活动不利，按暑伤心肾辨证，后期小便频、尿失禁，阴损及阳，按后遗症施治。

五、卫气营血辨证在杂病中的拓展运用

卫气营血辨证理论是温病的临床辨证纲领，为确立温病治法方药的重要前提。不仅对于温病学术理论指导现代感染性、传染性疾病的临床实践具有实用价值，因为其理论的丰富内涵，同样可以指导内伤疾病的临床实践，拓展其应用范围，具有对临床热证指导的广泛适用性。

卫气营血辨证的卫分、气分、营分、血分的划分，不仅仅是分期辨证，概括疾病的阶段性，把握疾病的发展趋向，提供不同阶段的治疗方法，其中也包含气血辨证、脏腑辨证、六经辨证等内容，这与内伤杂病的脏腑、气血是相符的。所以，卫气营血辨证可以指导我们认识、探索内伤杂病，尤其是疑难病的病因病机，拓展治疗思路与方法，这也是当今卫气营血辨证研究的重要内容。

案一 糖尿病酮症酸中毒案（周强，赵锡艳，彭智平，等. 仝小林教授运用白虎汤治疗糖尿病酮症酸中毒验案. 中国中医急症，2012，21（12）：1929）

夏某，女，54岁，农民。2008年10月13日初诊。2004年10月，因昏迷急诊入院检查发现尿酮（＋＋＋），随机血糖22mmol/L，完善检查确诊为"2型糖尿病，糖尿病酮症酸中毒"，并予系统治疗。患者出院后用药不规律，反复发作2次，每次均以胰岛素及补液治疗，酮体阴性后作罢。患者2周来因农忙未规律服用降糖药，近5日来发生呕吐求诊。刻下症：口干饮冷，日饮5L，呕吐时作，乏力消瘦，近1个月体重下降6kg。头昏沉，饮水后即刻见汗如珠滚，尿频，夜尿2次，大便量偏少。纳食少，嗜睡。面色苍白，舌质暗红，少苔，舌下静脉增粗，脉沉略数。患者未用胰岛素治疗。当日空腹血糖15.6mmol/L；尿常规：酮体（＋＋），尿糖（＋＋＋），尿蛋白（＋）。诊断：2型糖尿病，糖尿病酮症酸中毒。

处方：生石膏120g，知母60g，炙甘草15g，粳米30g，天花粉30g，黄连30g，生姜5大片。

2008年10月20日复诊：患者在治疗过程中未用任何降糖西药。患者服药2剂，口渴减轻，尿常规：酮体（＋），尿蛋白（－），尿糖（＋）。服药至6剂，尿常规示酮体（－），尿蛋白（－），尿糖（＋）；空腹血糖8.9mmol/L，餐后2小时血糖12.3mmol/L。患者口渴饮冷缓解，减量生石膏至60g，知母至30g；加西洋参9g益气养阴以调护。加格列齐特缓释片60mg/d，进一步控制血糖。

服上方28剂后病情平稳，改为散剂，每次27g，每日2次，煮散10分钟，汤渣同服。

解析 糖尿病是一种与遗传因素和多种环境因素相关联的以慢性高血糖为特征的代谢紊乱综合征。多饮、多尿、多食、体重下降为糖尿病典型的临床特征，多按中医消渴病来辨证论治。糖尿病以"阴虚燥热"为病机中心，在糖尿病的发生发展过程中，不同病程阶段有着不同的虚实错杂病机特点，邪实多以肺胃气分热盛为主，正虚往往是气阴不足。可参照温病学中的温热类温病气分证治辨证论治。

本案患者以"呕吐、渴饮"为主症就诊，且喜冷饮，舌红，脉沉，为气分热炽，渴属阳明，结合舌脉，当病在阳明气分。阳明胃火亢盛，蒸灼津液，液被火炼而亏，则思源以灭火，索冷以去热。

胃火妄动则呕吐，壮火食气则疲乏嗜睡，火热下趋膀胱见夜尿多，又尿中酮体为水谷运化失常形成之膏浊。考究其源，为热盛伤阴之证，盖其热为主、火为先，阴伤津少为其果。参考糖尿病酮症的特点，血糖异常为源头，液体丢失是主因，当佐以补液降糖之法。该患者为"郁、热、虚、损"之典型热阶段，虽无身大热、脉洪大，白虎汤之四大症未悉具，但其"口渴喜冷"已能概全，为热盛伤津之证。予清热生津之法，此热不在阳明腑，又无有形实邪内扰，故不宜承气类以通腑；又较大黄黄连泻心之热更急、稍表，在气分而未深入脏腑，且伤阴而不宜以苦寒直折为主；更不能滋阴以救火，盖火大而劲猛，杯水焉能救车薪。病急，根在釜底之薪，故立抽薪之法，是澄源之治，辅以添水灭火。

该患者火热横行，非白虎不能灭其焰。选用生石膏120g，寒以胜火，辛以散热，沉以去怯。臣以知母60g，用意有四：知母性寒，助石膏以清热，此其一；又热淫于内，佐以苦、甘，知母味苦，苦能泻火于中，此其二；知母品润，有滋阴生津之功，此其三；又入肾而清热，胃火既盛，势必烁干肾水，水尽而火势焰天，故用知母以防传变之理，此其四。用炙甘草、粳米、生姜调和于中宫，健脾生津；且能土中泻火，作甘稼穑。生姜缓其寒，炙甘草平其苦，三药又同时护其胃，庶大寒之品无伤损脾胃之虑也。煮汤入胃，输脾归肺，水精四布，五津并行，大烦大渴可除矣。

案二　银屑病案（许孟月，王子雯，李建伟，等.冯宪章运用卫气营血截断法治疗银屑病血热证经验.中医杂志，2021，62（11）：937-939）

郭某，男，18岁，2010年10月8日初诊。

主诉：全身起鳞屑性红斑1周。患者1周前感冒后躯干部出现散在粟粒大小鳞屑性红斑。刻诊症见：患者口干咽痛，胃纳可，夜寐欠佳。查体：体温正常，咽部黏膜充血，前胸后背、上肢屈侧泛发1mm×1mm至5mm×5mm大小鲜红色斑丘疹，脱屑，刮之有薄膜现象及点状出血，舌红、苔薄黄，脉弦。西医诊断：寻常型银屑病；中医诊断：白疕（血热证）；治法：宣卫利咽，清热解毒，凉营养阴，凉血散瘀。

处方：地黄20g，石膏15g，水牛角（先煎）15g，连翘10g，牛蒡子10g，银花15g，桔梗10g，甘草10g，知母10g，麦冬10g，赤芍10g，土茯苓15g，白花蛇舌草10g，丹皮10g，紫草10g，桑枝10g。14剂，每日1剂，水煎分早晚两次口服。

外用黄连紫草膏与蜈黛软膏，两种药膏按1∶1比例混匀，涂于患处，每晚1次。

2010年10月22日二诊：患者皮损颜色变淡，少量新发皮损，心烦，口渴，舌红绛、苔黄腻，脉弦细。在初诊方基础上石膏增至30g，知母增至15g，水牛角增至20g，加元参10g。14剂，煎服法及外用药同前。

2010年11月6日三诊：患者皮损色淡，变薄，无明显瘙痒，未见新发皮疹，纳眠可，舌红、苔薄黄，脉弦。在二诊方基础上石膏减至15g，知母减至10g，水牛角减至15g，加丹参10g，鸡血藤15g。14剂，煎服法及外用药同前。

2010年11月20日四诊：患者躯干、上肢皮损均消退，躯干部皮损消退后留有色素脱失斑，守上方再服14剂，嘱避风寒，防感冒，畅心智，慎饮食。随访至2011年5月未复发。

解析　银屑病俗称牛皮癣，是一种常见的具有特征性皮损的慢性复发性炎症性皮肤病。临床表现以红斑、丘疹、鳞屑为主，全身均可发病，以头皮、四肢伸侧较为常见。本病在自然人群的发病率为0.1%～3%，可见于各个年龄阶段，但青壮年是主要发病人群。本病病程长，易反复，一般冬季加重、夏季缓解。银屑病的发病过程与温病的发展有很多相似之处，故其治疗可参考温病卫气营血辨证。从其临床表现看，卫分证多见于寻常型银屑病，气分证多见于寻常型银屑病进行期、红皮病型银屑病早期、脓疱型银屑病、关节型银屑病，营血分证则可见于各型银屑病中。银屑病之卫分至气分、气分至营血分的传变过程均较快，故注重卫分、气分的辨证并及时治疗，有助于遏制病情的发展。尤其是银屑病进行期，主要原因是气分热邪有窜入营血之势，其中缘于外感风热、化热入里者最常见，故应清解气分热邪，气分热邪既解，受波及之营血分热邪亦随之减轻。邪热内陷营血，宜清营凉血、透热转气、解毒化斑。对于本病，亦有按伏邪理论辨治，治疗时宜清泄里热，注重透邪外出。总之，本病属温热性，围绕血燥血热生风、血热化毒、血热致瘀的病理。治以清热凉血，解毒化斑。属湿热性的，注重清化湿热，防止寒凉过度，阻遏气机，湿热更加闭阻。

本案患者为青年男性，素体阳气旺盛，因外邪入侵，卫气抗争于肌表而自觉发热，咽喉为肺之门户，温邪侵袭则咽痛，热邪伤津则口干，邪气入里化热，燔灼营血，血热毒邪怫郁肌腠而发斑疹。症状上有发热、咽痛、口干等卫分表现，又有躯干及上肢片状鲜红斑等营血分表现，患者就诊时已错过卫分阶段，治疗以宣卫利咽、清热解毒、透营养阴、凉血散瘀为法，在银屑病血热证基础方中加桑枝以引经。二诊时患者仍见少量新发皮损，颜色鲜红，心烦，口渴，气分、营血分症状突出，守方微调，重用清气分、凉营血之药，故加重石膏、知母、水牛角用量，加元参咸寒养阴生津。三诊时患者皮损色淡，变薄，瘙痒减轻，未见新发皮疹，病情处于稳定期，减少石膏、知母、水牛角用量，加丹参、鸡血藤以防瘀热互结，且养血生新。四诊患者皮损消退，继服巩固疗效，并嘱调护事项以防复发。

第二节　三焦辨证

一、三焦辨证理论源流

（一）三焦概念源于《内经》《难经》

《内经》与《难经》中关于三焦的论述，综合起来有四种说法。

1. 三焦是对人体三大部位的概括　把人体概括地划分为上焦、中焦、下焦三大部位。《灵枢·营卫生会》曰："上焦出于胃上口，并咽以上，贯膈而布胸中……中焦亦并胃中，出上焦之后……下焦者，别回肠，注于膀胱而渗入焉。"即上焦是指胃上口以上，胸膈以上的部位；中焦是指胃腑所在的部位；下焦是指大肠、膀胱所在的部位，上中下三者合起来统称三焦。

2. 三焦既是元气运行的通道，也是水液运行的通道　《难经·六十六难》说："三焦者，原气之别使也，主通行三气，经历于五脏六腑。""原气"，指的是真气，也就是一身之气。"别使"是指被原气所使，也就是三焦能够通行原气。原气为什么被称为"三气"呢？因为原气分布到上、中、下三焦，就被称为上焦的宗气、中焦的中气、下焦的元气，"主通行三气"，就是指通行上、中、下三焦之气。"经历于五脏六腑"，实际上就是使一身之气在五脏、六腑、胸腔、腹腔及全身各部位运行，而全身各部位都包容在三焦之中，所以说三焦是人体元气运行的通道。三焦是水液运行的通道。《素问·灵兰秘典论》说："三焦者，决渎之官，水道出焉。""渎"，是水沟，"决"，是疏通。"决渎"，就是疏通水沟的意思。"水道出焉"，就是指水道出于三焦。

3. 三焦是对人体三大部位主要脏腑生理功能的概括，即气化三焦　《灵枢·营卫生会》说："上焦如雾，中焦如沤，下焦如渎。"即三焦分布在人体上（心、肺）、中（脾、胃）、下（肾、膀胱）三个部位，是人体阳气和水液运行的通道。饮食物的受纳、腐熟，其精微的运化及糟粕的排泄，均和三焦的气化功能有关。

4. 三焦是传化之腑中的一腑　《素问·五脏别论》说："夫胃、大肠、小肠、三焦、膀胱，此五者……名曰传化之腑。"《灵枢·本输》说："三焦者，中渎之府也，水道出焉，属膀胱，是孤府也。""孤"，是独一无二的意思。称三焦为"孤府"，是指它是人体内最大的独一无二的传化之腑。

关于三焦是"孤府"的问题，张景岳在《类经·藏象类》中解释说，它是"脏腑之外，躯体之内，包罗诸脏，一腔之大府也"。"一腔"，是指胸腔与腹腔。也就是说，三焦是胸腔、腹腔内最大的腑，它像一个大包裹一样，把其他十一个脏腑都包罗在内了。因为三焦之大是其他脏腑无法与之相比的，所以称为"孤府"。

（二）三焦辨证体系的形成

三焦由部位概念、功能概念演变到辨证的内涵，其过程可以分为四个阶段。第一阶段可谓《内经》中有关"三焦"部位的论述，其内涵是将人体胸腹划分三个部位，是后世"三焦"辨证形成的最早依据。第二阶段是指从《伤寒杂病论》开始至唐宋时期的一些医学文献，对于"三焦"的论述已从部位概念，引申为病位概念，运用于临床以阐述各科病证的病位所在，作为辨证施治的依据之一。如《金匮要略》"热在上焦者，因咳为肺痿；热在中焦者，则为坚；热在下焦者，则尿血，亦令淋秘不通"的论述；《诸病源候论》中说"客热者由人脏腑不调，生于虚热，客于上焦，则胸膈生痰实，口苦舌干；客中焦则烦心闷满，不能下食；客于下焦，则大便难，小便赤涩"。第三阶段是指从金元开始至明末时期，不少医学文献已将"三焦"病位概念较多地用以说明外感热病的病变部位，划分疾病的病理阶段，进而提出治疗方法，这为以后形成温病三焦辨证体系奠定了坚实的基础。如刘河间在《素问病机气宜保命集·小儿斑疹论》中称斑疹"首尾不可下者，首曰上焦，尾曰下焦"。首曰上焦者，指疾病的初期，尾曰下焦者，指疾病的后期。罗天益则在《卫生宝鉴》中对热病提出了按邪热在上、中、下焦和气分、血分不同的病位制方用药的主张。第四阶段是指清代温病学家，在总结前人关于三焦病位理论的基础上，提出了三焦辨证的完整体系，运用于温病辨证论治，为温病学的形成奠定了基础。喻嘉言强调瘟疫的三焦病变定位。他在《尚论篇》中说"然从鼻从口所入之邪，必先注中焦，以次分布上下""此三焦定位之邪也"，并提出三焦分治原则"上焦如雾，升而逐之，兼以解毒；中焦如沤，疏而逐之，兼以解毒；下焦如渎，决而逐之，兼以解毒"。薛生白在《湿热病篇》中很好地揭示了湿热病的演变规律，并针对三焦不同部位的湿热而分别立法用药，开创了"湿热三焦辨证"。

吴鞠通《温病条辨》以三焦为纲，巧妙地将六经辨证、脏腑辨证、卫气营血辨证的内容融于其中，完善了三焦辨证论治体系，论述了四时温病及其他温病的病因、病机、感邪途径、传变规律、治疗原则等，丰富了温病的证治内容，详备了温病病证的理、法、方、药，具有很高的理论水平和实用价值，时至今日，一直有效地指导着温病及其他各科疾病的临床辨证治疗。

二、三焦辨证理论的临床意义

三焦辨治理论在温病临床上的意义，主要在于把辨证和识病结合起来，确定病变部位，明确病变性质，区分证候类型，判断病理阶段，揭示传变趋向，从而正确指导温病的治疗。

（一）确定病位，区分证候类型

从三焦辨证的理论基础来看，将三焦生理部位引申为病位是主要的理论依据。吴鞠通在三焦分部的基础上把重要脏腑归属于这三个部分：上焦主要包括手太阴肺与手厥阴心包；中焦主要包括阳明胃（肠）及足太阴脾；下焦主要包括足少阴肾及足厥阴肝。每一脏腑病变，病位均很明确，病机亦较具体，并具有相应的临床表现，把温病的各种证候归纳为上焦病证、中焦病证和下焦病证。在此分类基础上，又进一步明确脏腑病位，区分证候类型。如上焦病证包括手太阴肺和手厥阴心包，而手太阴肺又有温热证和湿热证之分、表里浅深之别。如此，临床辨证时只要掌握了三焦所属不同脏腑病变的独特表现，就不难辨识其病位所在，进而分析其病变机制，为进一步明确区分证候类型、指导治疗奠定基础。

（二）区分病理阶段，揭示传变

三焦辨证具有脏腑辨证的特点，但又不同于脏腑辨证。三焦辨证的脏腑不仅是病位，其有别于脏腑辨证的是可以区分疾病的病理阶段，揭示疾病的发展趋向。所属不同脏腑的生理特点不同，在温邪作用下各自形成的病机变化亦不同，由病机所决定的临床证候也就不同，将这些证候进行区分，就可以为判定疾病的病理阶段和转归提供依据。

"凡病温者，始于上焦，在手太阴"。上焦手太阴肺病证一般是温病初起，这里手太阴肺的病证不仅是病位不同，证候有别，而且也反映了温病不同证候病程中出现的时间亦有先后，从而体现了温病发展过程中的不同阶段，反映了温邪在体内的传变规律，即吴鞠通所说的"温病由口鼻而入，鼻气通于肺，口气通于胃。肺病逆传则为心包，上焦病不治，则传中焦，胃与脾也，中焦病不治，即传下焦，肝与肾也。终上焦，始下焦"，这与卫气营血理论是可以互为补充的。

（三）确立治法，指导治疗

"治上焦如羽，非轻不举；治中焦如衡，非平不安；治下焦如权，非重不沉"，即是吴鞠通根据三焦不同病位所确立的治疗用药原则。

"治上焦如羽，非轻不举"。心肺居于上焦，其位最高，故吴氏治疗心肺病证所用之药，力求其如羽毛般轻轻升浮，上举而达于心肺。如治疗上焦肺热证，在选药方面，多用质地极轻且具芳香之气的花、叶、壳之品，如银花、连翘、竹叶、薄荷等；治疗热入心包之证所用安宫牛黄丸、紫雪丹、至宝丹等药，则内含麝香、冰片、郁金、雄黄、木香、沉香、丁香、安息香等气味芳香之品，故可上达心包，发挥其开窍醒神之功。在煎药方面，强调时间不可过长，以取其轻清芳香上浮之气，避免过煮味厚而入中焦；在服药方面，则采取时时轻扬之法，根据病情随时调整服药次数及间隔时间，既可防止病轻药重而过病所之弊，又可避免病重药轻之患。

"治中焦如衡，非平不安"。脾胃居于中焦。脾气主升，胃气主降，两者升降相因，互相协调，既不逆上，也不下陷，如衡器之平，才能保持其受纳、运化等功能正常。而邪入中焦，必然导致脾胃气机升降失常，受纳、运化功能障碍，故吴氏治疗中焦病证，极为注重调理脾胃气机，用药力求适其所宜，使升者自升，降者自降，达于平衡。如见热结阳明，大便不通，胃气不降者，则以承气之剂，咸苦攻下热结，通降胃气；湿热中阻，脾胃升降失司，见腹胀便溏等症者，则以藿香正气散等加减，苦辛相配，化湿清热，升降中焦气机。

"治下焦如权，非重不沉"。肝肾位于下焦。肝主藏血，肾主藏精，且两者同源，相互化生，一荣俱荣，一损俱损，故热入下焦，势必导致肝肾精血阴液耗损和虚风内动之证。而治疗非质轻味薄上浮之品所能胜任，常需重用浓浊厚味，或加贝介重镇之品，使其如秤锤般重坠沉下，达于肝肾，而填补精血，潜阳息风。方药如吴氏加减复脉汤、一甲复脉汤、二甲复脉汤、三甲复脉汤、大定风珠等方，用牡蛎、鳖甲、龟板、阿胶、鸡子黄、海参、鲍鱼、猪脊髓、乌骨鸡、羊腰子、白蜜等甘咸浊腻之药，且久煎以取厚味，可谓"治下焦如权，非重不沉"之范例。

吴鞠通用"羽""衡""权"三字，突出了三焦不同病位和病理阶段治疗上的主要特点，并由此总结出了有效的具体治法和方药的温病证治体系，有效地指导着温病临床治疗。

三、三焦辨证的辨证思路

三焦辨证中的上、中、下三焦分别代表了人体胸腹部所属的重要脏腑，即上焦主要包括在胸部的手太阴肺与手厥阴心包；中焦主要包括腹部的阳明胃、肠及太阴脾；下焦主要包括下腹部的足少阴肾及足厥阴肝。三焦辨证实际上是把温病按病变的部位划分为三个阶段，其传变规律就是吴鞠通所说的"始上焦，终下焦"。因此可以说掌握了三焦辨证的体系，也就掌握了温病的发展变化规律。以下主要介绍三焦辨证的辨证思路。

（一）上焦病证的辨证思路

心为君主，心包代心用事，代心受邪，所以，上焦病证主要是指手太阴肺和手厥阴心包的病变。

1. 手太阴肺病证 上焦手太阴肺的病变主要是指温病初起邪从上受，侵袭于肺的表热证候，以及热邪入里，痰阻于肺，而致肺气郁闭的肺热证；前者与卫分证基本相同，后者属于气分证中的一个类型。辨别手太阴肺证候一般不难，主要根据其典型的临床表现及病程阶段进行辨析。

（1）辨明主证，区分表里：邪在手太阴肺的病变，在病机上就肺本身而言主要表现为肺气的宣肃功能失常；从而产生咳嗽气喘、咳痰等症状，是辨别邪在手太阴肺的主要依据；在明确了病位的基础上，再通过全面症状的综合分析，便可进一步区别其表里浅深。临床主要根据咳喘的微甚，痰的多少，热势的高低，是否恶寒，口渴程度，舌苔脉象等主症诊察。如病之初起且必见有微恶寒、苔白、脉浮数等表现，即邪袭肺卫，病在表；如病程中并见高热、苔黄、脉数等热炽之象，即肺热炽盛，病在里。

（2）明辨寒热，析分病因：邪在手太阴肺的肺卫证候，是外感病初起常见的证候类型，可见于外感温病的初起阶段，而且也是风寒外感初起常见的一种证候类型。辨别要点在于掌握温邪犯肺热象偏重的特征。其肺卫证候表现为发热较重，恶寒较轻，口渴，苔薄白而舌边尖红，脉浮而数等。一般不难与风寒外感做出区别。另外也要注意，温病初起湿热阻肺颇似伤寒，湿热阻肺湿阻气机证候明显，如胸闷、苔腻等，且有热象，可与伤寒辨别。

（3）审兼变证，判断预后。温邪侵袭肺卫，病情大多单纯，程度亦较轻浅。但如兼夹其他病变，则可使病情复杂而影响病程发展和治疗效果。实践中观察到温邪袭肺病变的兼证，有兼夹其他病邪和兼内伤虚损的不同，如兼湿、夹痰及素禀阴亏气虚等。审变证是指邪在肺卫，就其证候性质而言，病情大多较轻浅，但在疾病发展过程中因体质虚弱或感邪太重易趋阴虚邪陷，逆传心包这些邪在肺卫阶段所出现的严重变化是疾病发展过程中的一种突变，其来势急骤，病情严重，每可产生严重后果，临床应予高度重视。

2. 手厥阴心包病证 主要是指温病过程中热邪内陷心包导致机窍闭阻而出现神志昏迷的一种病变，主要包括热陷心包和湿蒙心包。湿热酿痰内蒙清窍或瘀热相搏阻塞机窍等导致神志异常的病变，其成因虽非单纯热邪内陷，但其已蒙蔽包络，故亦可属于手厥阴心包病证范围。手厥阴心包病变病位虽在上焦，但病情已很深重，临床上正确辨证及时治疗，对于疾病的转归预后至关重要。经验证明，掌握好以下几个环节对正确辨析证候具有十分重要的意义。

（1）辨察主症，区分证候：手厥阴心包病证以神昏为主要表现。但在温病过程中出现神昏一症，病因病机各不相同而且症状就有差别，从而表现出不同的证候类型。如常见除热陷心包外还有湿痰闭窍、瘀塞心孔等类型，它们虽均有邪入心包的神昏见症，但其具体表现及轻重程度有很大差异，同时伴随的全身症状也有区别。临床通过主症及其他症状的全面辨析，一般不难区别其证候类型。如热陷心包表现为神昏谵语或昏愦不语；湿蒙心包证的神志表现为神识昏蒙，似清似昧或时清时昧。

此外，还可因营热扰心、阳明腑实扰心、风火相煽，邪热扰心出现神昏谵语等变化，但这些证候在病机上均属邪热上扰心神，病位重心尚未及心包，虽有神志变化，但一般不作心包证看待。

（2）分析来路，探究成因：邪陷心包是温病过程中急骤发生的一种证候，但形成这种证候的具体过程不尽一致。内传心包的来路有以下几种：一为上焦肺卫传入中焦阳明而入心包；二为上焦肺卫逆传心包；三为气分热毒传入心包。通过不同途径形成的邪入心包，病机虽大体相同，治法亦基本一致，但分清形成过程的来路，对于掌握疾病的传变特点、指导治疗组方用药的合理配伍具有一定的指导意义。如肺卫逆传心包以清心开窍并用宣开透泄之品；邪从气分陷入则配伍透热清气之品；邪从营血入心包者并用清营凉血之品。如此一方面是为了清除有病位的邪热，另一方面可促使内陷之邪尽可能外透，从而减轻内陷程度。

（3）别兼变证，分类救治：热陷心包之证，在病变过程中常伴的兼证，如热炽营分、阳明腑实、热盛动风等，这些兼证每与热闭心包的主证互为因果，相互影响致病情更加复杂。因此，临床上在识得热闭心包证的基础上还须注意辨察有无其他证候相兼，进而再根据兼证类型在治疗上给予相应的考虑。对心包证切记注意证候变化的动态观察，审视在心包证基础上而可能突然发生"内闭外脱"的严重变证，以便及时有效地进行救治。

3. 上焦病证的转归 温病上焦病证中手太阴肺的病证一般属于发病初期，感邪轻者，因正气抗邪，邪气受挫而不传变，邪从表解；感邪重者，温邪由卫入气，演变为肺热壅盛等；也可因患者心阴心气素虚，肺卫热邪可内陷逆传心包，甚至内闭外脱而死亡。温病死证在上焦有二："一曰肺之化源绝者死；二曰心神内闭，内闭外脱者死。"

（二）中焦病证的辨证思路

温邪传入中焦一般为外感热病的中期或称为极期阶段，这一阶段证候类型较多，病情复杂，持续时间较长，是温病病程中的重要阶段，中焦病证包括位于脘腹部位的足阳明胃（肠）和足太阴脾等的病变。足阳明胃（肠）与足太阴脾同居中焦，互为表里，但两者的生理属性有阴阳、湿燥之分，反映在证候上也就有燥热和湿热的不同性质。这就决定了在辨证上各有其独特的规律。

1. 阳明胃肠病证 温病邪传阳明，其性质多属燥热，但有"经证"和"腑证"之别。

（1）审查主症，区别类型：阳明经证、腑证在性质上都具有发热、口渴、苔黄等里热实证，但其病机、治法各有差异，因此，临床上必须首先区别类型。阳明经证以热炽津伤，里热外蒸的四大见症为主，属无形邪热亢盛。阳明腑证以热结阴伤，腑气壅实为病机特点，症见腹满、便秘或纯利稀水，苔黄厚焦燥等燥屎内结肠腑证。所以正确区分阳明经证、腑证，是治疗上确定清、下两种治法的前提。

（2）明辨病邪，区分燥湿：温病腑实证在类型上有属于燥热内结的，还有因湿热夹滞搏结肠腑而成的可下之证，其证候共同点是腑气不通或腑气不畅。热结肠腑见身热腹满，大便秘结，苔黄燥，脉沉实等，治宜咸苦下之；湿热与肠道积滞糟粕相搏，肠道传导失司的病机变化。症见身热，烦躁，汗出不解，呕恶，脘腹胀满疼痛，大便溏垢不爽，如败酱，如藕泥，舌苔黄腻或黄浊，脉滑数等。病机不同于燥热内结，治法为清热化湿、理气为基础的轻法频下法。

（3）审兼变证，综合施治：温病阳明腑实证的兼证很多，如兼痰热阻肺、热闭心包、热结小肠等。病位上已不局限于胃家，而是两脏腑合病，因此病情较复杂。辨证必须全面，明确有无其他兼夹，从而采取相应的治法，如宣白承气汤、牛黄承气汤、导赤承气汤等。此外，阳明腑实还要注意虚实转换的变化，如气阴两虚腑实、阴虚腑实等"土燥水竭"的虚实错杂证，必须密切观察机体正气和阴液的盛衰状况以决定扶正祛邪治法，如新加黄龙汤、增液承气汤等方剂。

2. 足太阴脾病证 主要是指湿热病邪蕴阻中焦、困阻脾胃的一种病变，与《伤寒论》"六经"太阴之脾胃虚寒的阳虚寒湿不同，临床上应注意以下几个环节。

（1）辨查湿热，区别类型：温病湿热困阻中焦，在类型上有湿偏重、热偏重及湿热并重的不同，而足太阴脾的病证则属于湿重于热的一种类型；热重于湿其病机以阳明胃热为主，兼以太阴脾湿未化。临证时应根据热象、口渴情况、舌苔、脉象等进行区分，对辨别湿热轻重、病位重心，从而制订具体治法、方药具有十分重要的指导意义。

（2）把握动态，辨析演变：足太阴脾证主要见于湿温病过程中，湿热病病程较长，长期在气分迁延流连，证候变化复杂。湿困太阴证为湿中蕴热、湿重热轻，其传变一般表现为随着湿热的化热、化燥，证候由湿重于热逐渐转化成热重于湿。湿困太阴证病位虽以中焦为主，但在病证发展过程中中焦湿热之邪也可产生上蒙下流、外蒸内蕴等演变。因此临床上应注意病证的动态变化，辨析演变规律。

（3）审兼变证，辨察虚实：湿困太阴证是湿温病过程中的一个常见证候，但在不同阶段，由于病邪的弥漫在病机演变上可出现两证相兼的情况，即在湿困太阴基础上再兼有其他证候，如湿遏卫阳、邪郁少阳、湿郁上焦兼痰浊阻肺、积滞内停等。察虚实变化是诊治湿热病证过程中更为重要的一个环节。一般而言，湿热证的转化大多表现为随着湿热的化热、化燥，证候由湿重于热，而逐渐转化成热重于湿。但临床上也有特殊变化的，如阳气偏虚的体质或湿郁日久而损伤阳气者，可致"湿胜阳微"的严重变化；湿郁化热、化燥或灼伤肠道脉络，导致大便下血，或闭阻心包，或动风发痉。所以临床辨证必须知常达变，注意审察有无变证征兆，早作判断，采取有效的防治措施。

3. 中焦温病的转归　邪在中焦，虽为温病极期阶段，邪热虽盛，正气亦未大伤，可冀战汗透邪而愈。但土燥水竭，真阴耗尽，或湿热秽浊，阻塞机窍，均可威胁患者生命。温病中焦死证有二："一曰阳明太实，土克水者死""二曰脾郁发黄，黄极则诸窍为闭，秽浊塞窍者死"。

（三）下焦病证的辨证思路

温病下焦病证主要包括足少阴肾和足厥阴肝的病证，是温病的后期阶段，以肝肾阴精损伤，邪少虚多为特点。

1. 足少阴肾病证　是温病后期邪热耗损下焦肾阴所致的真阴欲竭证候，性属阴虚内热、虚多邪少。本证辨析应注意下列几点。

（1）辨明主症，区分证候：足少阴病证以肾阴虚损为主，邪热不盛，证属邪少虚多，所见身热不甚、面赤颧红、舌绛枯萎为阴虚内热表现，而非实火引起。临床见到心烦不得卧、舌红、脉细数等火旺阴伤症状者，即为心火炽盛，肾阴亏虚的水火失济的阴虚火炽证；热势低微，神惫形消，脉微细或虚软结代，实乃阴精严重亏损，重要脏器失养，心神疲惫的真阴虚损证；急重者则可出现嗜睡、昏睡、昏迷等阴精耗竭，阳不潜藏，阴阳不相维系，时时欲脱的险恶证候。

（2）审察变证，判断预后：足少阴肾病证以阴精耗损为主要变化，邪热虽不盛，但病势重，病情进一步发展可产生严重后果。其中比较常见的有"阴虚动风"和"阴竭气脱"两种趋向。临床上注意患者神志、面色、气息、形态及脉象、舌苔变化的审察。所以在临床辨证时，必须通过动态观察，分析其演变趋向，从而为正确救治和推断转归提供依据。

2. 足厥阴肝病证　足厥阴肝的病证主要是指肾阴耗损而导致肝风内动的虚风痉厥之证。本证辨析应注意下列几点。

（1）辨析虚实，区别类型：虽然，三焦辨证的足厥阴肝的病证是指阴虚动风，但温病病程中的动风之证，在性质上有虚实之分，反映在证候上则有热盛动风和阴虚动风两种类型，而且动风一般来说时间越长则病情越重，预后也越差，所以，区别证候类型，对患者的预后很重要。临床上可从痉的表现差异、热势、神志、舌苔、脉象及病程等方面进行全面辨析。

（2）审察兼证，辨明痰瘀：阴虚动风证主要见于温病后期阶段，此时邪热虽然不盛，病机以虚为主，但病程中也因实邪夹杂而有兼证存在，如常见的有夹痰瘀，留滞经脉，阻塞机窍，而形成虚中夹实的复杂局面。临床上应根据肢体震颤、神志、语言表达及舌苔、脉象等进行辨析。

3. 下焦温病的转归　邪传下焦多系外感热病的后期，一般为邪少虚多。若正气渐复，至正能敌邪，尚可祛邪外出而逐渐痊愈。但若阴精耗尽，阳气失于依附，则可因阴竭阳脱而死亡。如吴鞠通所说："在下焦则无非邪热深入，消铄津液，涸尽而死也。"

四、医案举例

案一　春温阳明热结证（清·王士雄. 王孟英医案. 北京：中国中医药出版社，1997）

王皱石弟患春温，始则谵语发狂。连服清解大剂，遂昏沉不语，肢冷如冰，目闭不开，遗溺不饮，医者束手。孟英诊其脉弦而缓滑，黄腻之苔满布，秽气直喷。投承气汤加银花、石斛、黄芩、竹茹、元参、石菖蒲，下胶黑矢甚多，而神稍清，略进汤饮。次日去硝黄，加海蜇、莱菔、黄连、石膏，服二剂而战解，肢和苔退，进粥……不劳余力而愈。

解析　此为春温邪结阳明，热厥似脱之例，证极险恶，阴阳疑似。孟英辨此，是从脉之弦而缓滑、苔之黄腻满布，更加口秽喷人等里实征象以把握其病机本质，而排除了昏沉肢冷如冰、目闭遗尿、口不渴等寒厥似脱的假象。再者，病初起即谵语发狂，不是邪气直中心包，就是热浊熏蒸上蒙。如是前者治应清心开闭，后者则须清热涤浊。前医大剂清解而变证生，以为后医审辨之借鉴，且苔黄、脉滑、口秽，邪结阳明，秽浊壅塞之象已明，为中焦病变，故王氏治用承气汤涤腑，加元参、石斛生津，银花、黄芩解毒，石菖蒲辟秽，证药相投，其效自捷。

案二　冬温气液亏虚（中国中医研究院. 蒲辅周医案. 北京：人民卫生出版社，2005）

张某，女，1岁。因发热咳嗽已5日，于1959年1月24日住某院。住院检查摘要：体温38℃，皮肤枯燥，消瘦，色素沉着，夹有紫癜，口四周青紫，肺部叩诊浊音，水泡音密集，心音弱，肝大3cm。血液化验：白细胞总数4.2×10^9/L，中性粒细胞0.61，淋巴细胞0.39，体重4.16kg。诊断：重症迁延性肺炎；3度营养不良；贫血。病程与治疗：入院表现为精神萎靡，有时烦躁，咳嗽微喘，发热，四肢清凉，并见拘紧现象，病势危重，治疗一个半月，虽保全了生命，但褥疮形成，肺大片实化不消失，体重日减，使用各种抗生素已一月之久，并多次输血，而患儿日沉困，白细胞总数高达38.4×10^9/L，转为迁延性肺炎，当时治疗非常困难。

于3月11日请蒲老会诊，症见肌肉消瘦，形槁神呆，咽间有痰，久热不退，脉短涩，舌无苔，属气液枯竭，不能荣五脏、濡筋骨、利关节、温肌肤，以致元气虚怯，营血消烁，宜甘温咸润生津，并益气增液。处方：干生地四钱，清阿胶（另烊）三钱，麦门冬二钱，炙甘草三钱，白芍药三钱，生龙骨三钱，生牡蛎四钱，制龟甲八钱，炙鳖甲四钱，台党参三钱，远志肉一钱五分。浓煎300ml，鸡子黄（另化服）1枚，童便（先服）1杯，分2日服。连服3周后，大便次数较多，去干生地、童便，加大枣（劈）3枚，浮小麦三钱，再服2周痰尚多，再加胆星一钱，天竹黄二钱。自服中药后，病情逐渐好转和恢复不规则发热，于2周后体温逐渐恢复正常；肺大片实化逐渐消失；用药1周后，褥疮消失，皮肤滋润，色素沉着渐退，一个半月后，皮下脂肪渐丰满；体重显著增加；咳嗽痰壅消失；食欲由减退到很好；由精神萎靡转为能笑、能坐、能玩。于同年5月8日痊愈出院。

解析　本案小儿冬季感受风温之邪，温邪上受，首先犯肺，初起病在上焦手太阴，发热无汗，邪在肺卫，正不敌邪，由表入里，邪入气分者，邪热壅肺，致肺失宣降，肺热炼津为痰、痰热阻肺，因小儿体质五脏柔弱，阴常不足，阳常有余，疾病易虚易实，易产生变证，出现肺热窜扰营络，引动肝风，并出现耗伤气阴等病机变化，临床上见精神萎靡，消瘦，色素沉着，夹有紫癜，有时烦躁，咳嗽微喘，发热，四肢清凉，并见拘紧现象等证候；久而迁延不愈，温热久稽，邪热深入下焦，灼烁肝肾阴血，气阴两伤，已成阴虚液涸虚怯之危候。阴虚水亏，心失所养，则肌肉瘦削、精神萎靡，虚热内扰则发热、时烦躁，水不涵木，虚风内动则四肢拘紧，脉短涩，舌无苔为肝肾阴亏之象，非大剂三甲复脉汤甘温咸润之品并用，不足以填补其虚，若不长期坚持"阳不足者温之以气，阴不足者补之以味"的原则，则难达到效果，故本例服药 2 周虚热始退，一个半月后气液始充，形神始复。

五、三焦辨证在杂病中的拓展运用

三焦辨证理论是吴鞠通综合历代医家的认识，并结合自己的临床实践总结而创立的。它将温病发展划分为上焦、中焦、下焦三个阶段，阐述了温邪在病变过程中由上及下、由浅及深所引起的各种病证的发生发展和变化规律，并用以说明病邪所犯脏腑的病理变化及其证候特点，作为指导温病临床辨证论治的依据。三焦辨证理论除可用于温热性温病外，还适合于湿热性温病的辨证施治，同时在临床各科中也有广泛应用。

上、中、下三焦证候不仅表示三焦所属脏腑的病理变化和证候表现，它同时也标志着温病发展过程中的不同阶段，体现了温病发展的规律。吴鞠通在《温病条辨》中说："凡病温者，始于上焦，在手太阴。"从三焦病机演变过程来看，上焦手太阴肺的病变为温病初期，中焦阳明胃的病变多为病程中期或极期，下焦足少阴肾及足厥阴肝的病变多为病程后期。王孟英谓："夫温热究三焦者，非谓病必上焦始，而渐及中下也。伏气自内而发，则病起于下者有之；胃为藏垢纳污之所，湿温疫毒，病起于中者有之；暑邪挟湿者，亦犯中焦，又暑属火，而心为火脏，同气相求，邪极易犯，虽始上焦，亦不能必其在手太阴一经也。"即由于感邪性质不同，体质类型有异，所以温病三焦病机的发生及演变，不一定都是按照上述步骤进行。同时人体是一个有机的整体，邪之所感，随处可传，在温病过程中，常有上焦证未解而又见中焦证者，或中焦证未解而又见下焦证者。故上焦、中焦、下焦的病变不是截然划分的，有时相互交错，相互重叠。

三焦辨证的主要理论基础还是以脏腑辨证为主，故内伤杂病也可用上、中、下三焦病位的三阶段辨别方法。但是内伤杂病具有多病位、多病机的因素，三个阶段可同时并见，相互兼杂，或以某一个病位、阶段为核心，其他病位、阶段则为兼证。三焦之间的分割并不清晰，多为三焦同病，或在治疗时需要三焦作为一整体系统考虑，这实与王孟英对三焦辨证的理解是一致的。

案一　抽动秽语综合征（聂娅. 熊继柏教授治疗抽动秽语综合征的经验. 光明中医，2008，23（5）：586-587）

刘某，男，3 岁，湖南华容县人。初诊：1991 年 10 月 6 日。诉今年夏天患"夏季热"，持续发热两月余，经治疗后，体温已正常，但近日出现时而皱眉弄眼，头、手不自主动摇，伴手足心热，大便较干。诊见形体消瘦，舌红无苔，指纹淡紫。予大定风珠加减。

处方：生地 10g，白芍 12g，阿胶（烊化）10g，火麻仁 6g，麦冬 10g，生牡蛎 10g，炒龟板 10g，炒鳖甲 10g，五味子 2g，炙甘草 5g，天麻 10g，僵蚕 10g，钩藤 10g。10 剂水煎服，嘱其浓煎。

1991 年 10 月 18 日二诊：诉近日手足动摇、皱眉弄眼之状明显减少，仍手足心热，舌红，舌苔花剥而薄，指纹淡紫。拟以原方再进 10 剂。

1991 年 11 月 3 日三诊：患儿手足动摇、皱眉弄眼症状已止，手足心热亦退，但食纳较差，精神疲倦，舌上花剥薄苔，指纹淡紫。再拟大定风珠加玉竹、石斛善后。

处方：西参片 5g，生地 10g，白芍 10g，阿胶（烊化）8g，火麻仁 5g，麦冬 10g，炙甘草 5g，五味子 2g，炒龟板 8g，炒鳖甲 8g，生牡蛎 8g，玉竹 10g，石斛 10g。10 剂水煎服。

解析　抽动秽语综合征是儿科神经系统疾病之一，临床上以多发性运动性抽动伴不自主发声为主要特征，多见于 2~15 岁儿童。西医多采用氟哌啶醇等药物治疗，虽有一定疗效，但有锥体外系不良反应及动作减慢、肌张力增高等副作用，使治疗难以坚持，因此探讨其中医治疗方法很有意义。本病多认为属中医"震颤"的范畴，为"内风"所致，临床上以肝阳化风、风痰相引及阴虚动风三种类型最为常见。

此案患儿因发热多日之后出现抽动症状，伴手足心热，形体消瘦，舌红无苔，乃热病伤阴，阴虚动风，故用滋阴息风之大定风珠治之。此亦符合吴鞠通所云"热邪久羁，吸烁真阴……神倦瘛疭"之论也。本方由加减复脉汤加味而成，原治温病后期，真阴大亏，虚风内动，现多用于内伤杂病，阴虚风动之证。《谦斋医学讲稿》提到肝病阴血极虚，内风煽动不息，常以此方加减。使用时应注意，本方以滋补为务，故其所主之风为虚风，若阴液虽亏而邪热犹盛者，禁用本方。方名定风者，盖因此方以养阴息风为功，且方中君药鸡子黄宛如珠形。方以鸡子黄、阿胶为君，滋养阴液，以息内风；生地、麦冬、火麻仁养阴生津，白芍、五味子、炙甘草酸甘化阴，柔肝缓急，以增君药养阴之力，其中五味子尚能收敛耗散之真阴，以防阴气虚极而脱，以上共为臣药；炒龟板、炒鳖甲、生牡蛎滋阴潜阳，用为佐药；炙甘草调和诸药，兼为使药。全方以大队浓浊填阴塞隙为主，佐以介类潜阳平肝，阴复阳潜，则虚风可定。

案二　汗证（闫海琳，吕文亮. 吕文亮运用三仁汤辨治验案举隅. 湖北中医杂志，2020，42（1）：17-19）

熊某，男，45岁，2018年11月3日初诊。自诉10余年前无明显诱因出现下半身汗出增多，以右侧明显，汗出后易感，大便2~3次/日，质稀而黏，有不尽感，曾用中药治疗未见明显好转，小便偏黄，无夜尿，纳眠可，胃中不和，口中异味。既往有淋巴瘤病史。舌质暗红，苔白厚，中有裂痕，脉缓。辨证为湿热蕴阻三焦，予三仁汤加减治疗。

处方：藿香10g，杏仁10g，白蔻仁15g，薏苡仁30g，滑石20g，生甘草6g，木通10g，茯苓30g，法半夏10g，瓦楞子20g，乌贼骨20g，黄芩15g，丁香6g，泽泻20g，白花蛇舌草20g，枳壳10g，焦白术10g。21剂，每日1剂，水煎服。嘱其忌辛辣饮食。

2018年11月24日复诊：服药21剂后下半身汗出缓解，口干、口苦较前改善，小便黄，大便2~3次/日，黏滞不爽，阴囊潮湿感。舌质暗红，苔黄腻，脉缓。守上方加吴茱萸6g、苍白术各10g、龙胆草15g。14剂后下半身汗出明显改善。

解析　汗证是指由于阴阳失调，腠理不固，而致汗液外泄失常的病证。阴虚、气虚皆可致汗出异常，湿热亦可致汗证。清代张璐《张氏医通》中言："手足汗，脾胃湿蒸，傍达于四肢，则手足多汗。"明代张景岳《景岳全书》云："湿气乘脾者，亦能作汗。"脾主运化水谷饮食，若湿热熏蒸于中焦，运化失司，水湿聚于脾胃，脾主四肢肌肉，郁热将水湿向外蒸腾，则四肢汗出。患者既往有淋巴瘤病史，正气虚损，后天不足。湿热蕴阻中焦，湿邪黏滞阻碍气机，脾运失健，清阳不升，湿浊下注，则大便质稀而黏，有不尽感；湿热蕴阻下焦，湿热向外蒸腾，则下半身汗出明显，舌脉从证，辨证为湿热蕴阻三焦。用三仁汤清利三焦湿热，宣畅气机。藿香芳化中焦湿浊；瓦楞子与乌贼骨制酸止痛；黄芩清中焦湿热；丁香温中降逆；泽泻利下焦水湿；患者既往淋巴瘤病史，白花蛇舌草清热解毒；茯苓、法半夏燥湿化痰；枳壳行气宽中，焦白术健运中焦，寓消瘰除痰于健脾行气之中，此乃枳术丸之意。复诊时下半身汗出缓解，口干、口苦较前改善，大便仍黏滞不爽，且有下身潮湿感，湿热仍在，用苍白术燥湿健脾，龙胆草清肝经湿热，吴茱萸辛温暖中，以防药物寒凉阻碍气血运行，《本草纲目》曰："茱萸辛热，能散能温。苦热，能燥能坚。故其所治之症，皆取其散寒温中，燥湿解郁之功而已。"同时，辛温之吴茱萸合苦寒之黄芩，两者相配伍辛开苦降，调畅中焦气机。此案患者下半身汗出多年，因脾为水湿生化之源，尤重中焦运化之功，脾胃健运，水湿得化，气机通畅，津液运行正常。从湿热来论治汗出，辛开苦降，一升一降恢复中焦气机，气行则水运。再者脾胃乃后天之本，通过健脾以资后天，运化水湿。

第三节　温病方证理论

　　温病方证论治思维是以温病方证理论为基础的辨证方法，该方法强调从患者错综复杂的临床症状中，见微知著地抓住与某一方证特征性表现相一致的关键脉症以确定方证的诊断，并据方证而用方。辨温病的方证与《伤寒论》辨经方方证的方法完全相同，是一种高层次的特殊辨治方法。方证辨治思维也是温病临床常用的思维模式，是辨证论治的重要环节。

一、方证概念及温病方证源流

　　方指方剂；证指证候、证据、征兆。所谓方证，是指方剂运用的依据，也称为方剂主治。方证包括了中医所论的"证"，既可以理解为症状、体征、体质等因素的综合概括，也可以是反映病机的特征性或主要的证候和症候群。方证对应指一方与一证（症）相对应，一证（症）与一方相适应的状态。

　　法由证出，方由法立。也即证下系方，方随证出，辨证论治，理法方药一体。唐代《千金翼方》序文中说："伤寒热病，自古有之，名贤睿哲，多所防御，至于仲景，特有神功……旧法方证，意义幽隐，乃令近智所迷，览之者造次难悟……今以方证同条，比类相附，须有检讨，仓卒易知。"所以，方证同条，比类相附，方证相对，成为千金方伤寒方证的一个特征。方证体系的倡导者首推柯琴及徐大椿。清代柯琴发现《伤寒论》中仲景有桂枝证、柴胡证等辞，由此悟出方证是《伤寒论》的核心，乃宗此义，以方证名篇，而以论次第之，著《伤寒论注》，阐发了《伤寒论》六经中的方证理论。徐大椿认为《伤寒论》不类经而类方，从流溯源，将仲景113方进一步归类为桂枝汤、麻黄汤、葛根汤等12类，各类主证中，先出主方，随以论中用此方之证列于方后，成为以方类证，证从方治。

　　温病学说源于仲景学，是中医临床经典的重要组成部分。《温病条辨》是温病学专著，吴鞠通不仅创立三焦辨证理论，并于三焦中兼辨卫气营血，强调与《伤寒论》六经辨证的"一纵一横"之妙，吴鞠通还"仿仲景《伤寒论》作法"，采集《临证指南医案》的处方脉证，结合个人心得，一条一辨，订立温病辨治238法，208方。证下有法，法下有方，如银翘散方证、桑菊饮方证、清营汤方证，规范了温病的证治，创立了温病的方证理论体系。

二、方证理论的内涵

　　1. 方证相应是方证理论的核心内涵　　方证理论源于《伤寒杂病论》，经方证治方药法度严密，是方证相应的典范。方证体系由"方"和"证"两方面组成，但其关键和核心在于"证"。即首先要患者身上确实有客观存在的"证"，才能去讨论相应的"方"。客观的证决定了主观的方。方证来源于大量临床的事实，反映了方与疾病之间的必然关系，掌握方证是临床医疗的重要环节。其次，方是药的组合，组方之义，不可不明，落到实处，对于方的解释有君臣佐使的组方原则，实际上包含了方中药的组合与所对应的证包含的主要病机和次要病机的关联对应，即是方与证的对应。方证辨证，即有是证，用是方的辨证方法，也是有是证，用是药的加减变化依据。如此则体现方与证相对应，证与治相对应，理法方药环环相扣且对应。方证对应体现出中医方剂是针对中医的证候而施，非是针对西医疾病的病名而设，且每一方对应和契合的是相对稳定的证，若不对应，则临床疗效必受影响。

　　2. 方证对应原则　　方证对应是方剂与主证相对应。证有主证、兼证、变证、夹杂证之分，主证是指决定全局而占主导地位的证候。针对主证处方才能解决主要矛盾，主证得以解决，对附属于主证的兼证、变证、夹杂证也就自然迎刃而解。方证对应指证不变方亦不变，方随证变，随证加减。《伤寒论》方剂配伍极其严谨，既有规范性，又有灵活性，往往是一味药的变动，或一味药的增减，作用就显著不同。论中小青龙汤、小柴胡汤、真武汤、通脉四逆汤、理中汤等方后都附有加法，为随证加减之范例。

三、方证对应与辨证论治的关系

《伤寒论》第 16 条云"……观其脉证，知犯何逆，随证治之"，即是辨证论治。辨证论治是法随证立，方由法出，理、法、方、药环环相扣，证不变则法、方、药都不变，即方证对应；证变则法、方、药亦变，即随证治之。由于方剂是根据证候立法选药配伍组合而成，方与证之间有着内在对应关系，所以，方证对应是辨证论治的重要环节。

方剂应用是辨证论治、方证对应的产物。成方产生于辨证论治，有其适应证，当方与证固定后，辨证论治其实就是对证用方，方证对应实际上也是遵循了辨证论治的原则。方证对应着重强调的是"方证"，方证的"证"是指方的适应证。刘渡舟谓："证之微妙之处，则在于机，何谓'机'，事物初露苗头的先兆，也叫机先。其在《辨奸论》则叫'见微知著'。"所谓辨证知机就是辨方证的方法。

非主诉的不起眼的个别症状往往是疾病本质的反映，是机先外露的马脚，是方证的精妙之处，辨方证在于见微知著，在于借助古人已有方证的"镜子"，透过细微的反映疾病病机的特征性表现抓住疾病的本质，这或许是"但见一证便是，不必悉具"的精髓。

四、温病方证理论的运用方法及意义

温病方证源于明清，已有数百年历史，同样是临床实践的总结，亦是对仲景方证的发展，《温病条辨》是集大成者。温病方证主要以《温病条辨》为主，杂以其他医家的有效验方。如吴又可《温疫论》的达原饮、三甲散，杨栗山《伤寒瘟疫条辨》的升降散，余师愚《疫疹一得》的清瘟败毒饮等，这些方证与《温病条辨》的方证共同构成了温病的方证体系。

1. 温病方证理论的运用方法　方证论治强调以经典原著的原始方证为依据。要求医者必须熟谙《温病条辨》等经典的原文，掌握其中方与证相关的规律、方证效应的规律及辨识方证的思路。因此，辨方证要有深厚的理论为依托，遵循前人已经建立的规范。

温病方证体系方法的运用重点在辨方证，即温病方剂的适应证，从而迅速定出有效方剂。这个辨方证的过程，同时也是辨认患病机体疾病演变的过程。常用方法有以下几种：一是先辨卫气营血、三焦病位，再辨方证；简便而准确地运用温病方，此方法在外感病中常用。二是辨特征症后用方，突出辨证重点。三是辨病机用方，可扩大用方范围。四是复合方证用合方，此为温病方扩展到杂病治疗常用的方法。

2. 温病方证理论的意义　温病方证理论与温病的卫气营血辨证、三焦辨证有很大的不同，一是每证必有与之紧密关联的症状或症状群。如"……身热不甚，但咳不已，辛凉轻剂桑菊饮主之""头痛恶寒，身重疼痛，舌白不渴，脉弦细而濡，面色淡黄，胸闷不饥，午后身热，状若阴虚，病难速已，名曰湿温……三仁汤主之"等。所列举的即为主症或具有特征性的症状，均表明某证必有其紧密联系的症状出现。那么，见到某几个症状，自然会联想到某方证。二是每证必有其内在的病机及具体的解决方法。原文中常以外在症状引出相应的病机描述，如上焦篇第 56 条说"燥伤肺胃阴分，或热或咳者，沙参麦冬汤主之"；上焦篇第 57 条"燥气化火，清窍不利者，翘荷汤主之"；下焦篇第 12 条"夜热早凉，热退无汗，热自阴来者，青蒿鳖甲汤主之"等。如此容易将反映主要病机的具体证候与方相联系，易于把握病机实质，便于临床运用。

卫气营血、三焦辨证是温病常用的辨证思维模式，它能确定外感疾病表里层次、病机阶段或脏腑部位。方证则是疾病在各阶段的较具体的病变形式的归纳，基于方证理论的辨方证法能使辨证进入比较深的层次，使之深入到方证与药证的层次，治疗更精准有效。例如，通过卫气营血与三焦辨证，仅确定出某患者病变在中焦，在胃、在脾，仍然无法指导施治用方，只有进一步辨识方证，才能确定患者的临床表现是白虎汤证，还是增液承气汤证，或者是甘露消毒丹证，从而具体地遣方用药。再如，某患者有明显的发热、恶风、咳嗽，用常规辨证确定其为上焦卫分证，但仍然是粗浅的，不能直接指导用方，只有进一步地辨析其是银翘散证，或是桑菊饮证，还是桑杏汤证等，才能具体地处方用药。因此，辨方证理论有其实际价值。

五、医案举例

案一　腺病毒肺炎案（中国中医研究院. 蒲辅周医案. 北京：人民卫生出版社，2005）

张某，男，一岁半。1964年5月3日初诊。4月24日发热，恶寒，咳嗽气急，体温39～40℃，住某医院确诊为腺病毒肺炎。用多种西药治疗未效，病情缠绵，其母心情焦急异常，经同道介绍前来治疗。患儿迄今发热未退，烦躁多哭，烦躁时头额有汗，咳嗽较甚，咳声不畅，不思食，不饮水，且拒食饮，大便溏软，腹不胀满，小便黄，脉沉滑，面黄，舌质淡，苔白黄腻带秽，因湿热郁闭，肺气不宣，治宜宣肺卫，化痰湿。处方：连皮茯苓二钱，法半夏二钱，杏仁（去皮）一钱五分，苡仁四钱，冬瓜仁二钱，白蔻（打）八分，芦根三钱，桑皮一钱五分，麦芽（炒）一钱五分，竹茹一钱，象贝一钱，枇杷叶（炙）二钱。慢火煎30分钟，取30毫升，每次两匙，两剂。

1964年5月5日再诊：服上药两剂后，周身漐漐汗出，即思乳食。今日体温已平，烦躁亦除，精神活跃，面色转红润，唯咳嗽较频，食欲渐增，大便每日一行，夹有少量黏物，脉沉滑微数，舌正红，秽腻苔已去，郁闭已开，湿痰未净，宗前法加减。处方：连皮茯苓二钱，法半夏一钱，橘红一钱，杏仁一钱五分，苡仁四钱，冬瓜仁二钱，芦根三钱，桑皮一钱五分，麦芽（炒）一钱五分，竹茹一钱，象贝一钱，枇杷叶（炙）二钱。两剂而愈。

解析　三仁汤源于《温病条辨·上焦篇·湿温》，"头痛恶寒，身重疼痛，舌白不渴，脉弦细而濡，面色淡黄，胸闷不饥，午后身热，状若阴虚，病难速已，名曰湿温，三仁汤主之"。治疗湿温初起，湿重于热，邪遏卫气。其方辨证以"胸闷，体重肢倦脘痞，口淡不知味，舌质暗红，舌苔白腻"为要点。如《医原·湿气论》所说"邪在气分，即当分别湿多热多……治法总以轻开肺气为主，肺主一身之气，气化则湿自化，即有兼邪，亦与之俱化。湿气弥漫，本无形质，宜用体轻而味辛淡者治之，辛如杏仁、蔻仁、半夏、厚朴、藿梗，淡如苡仁、通草、茯苓、猪苓、泽泻之类……兼寒者，恶寒、无汗：前法酌加苏梗、桔梗、豆豉、葱白、生姜之类。"三仁汤由杏仁、白蔻仁、薏苡仁、滑石、通草、半夏、厚朴、竹叶组成。组方特点有二：其一，以化湿为主，清热为辅，主要用于湿重热微之证；其二，方中杏仁用至五钱，重在宣肺，即偏于治上焦证。三仁汤所揭示的芳香宣透、行气化湿之法，已成为后世治疗湿重热轻证的基本治法。

本案患儿虽以咳嗽为主症，西医诊断为肺炎，中医似诊断为"风温"为宜。但从初起"发热未退，烦躁多哭，烦躁时头额有汗，咳嗽较甚，咳声不畅，不思食，不饮水，且拒食饮，大便溏软，腹不胀满，小便黄，脉沉滑，面黄，舌质淡，苔白黄腻带秽"为外感湿邪所致。辨证求因，春末多雨，气候偏湿，感受湿邪，湿阻上焦，肺气郁滞，卫失疏泄，肺失清肃，痰湿内聚，以致热不得越，符合三仁汤方证病机特点，"惟以三仁汤轻开上焦肺气，盖肺主一身之气，气化则湿亦化也"。故治以宣肺卫，化痰湿为法，以三仁汤加枇杷叶、象贝加重宣肺化痰之力，宣上、畅中、渗下，气机调畅，使湿热从三焦分消。服后上焦得通，胃气即和，遍身汗出，而体温恢复正常，但仍咳嗽较频，此为郁闭已开，湿痰外出之象，故因势利导，再予疏利痰湿，调理肺胃，两剂而获痊愈。

案二　温燥伤肺案（何廉臣. 全国名医验案类编. 北京：学苑出版社，2018）

王某，年三十五岁，业商，住南街柴场弄。初起头疼身热，干咳无痰，即咯痰多稀而黏，气逆而喘，咽喉干痛，鼻干唇燥，胸懑胁疼，心烦口渴。脉右浮数，左弦涩，舌苔白薄而干，边尖俱红。温燥伤肺。秋深久晴无雨，天气温燥，遂感其气而发病。治以辛凉为君，佐以苦甘，清燥救肺汤加减。

处方：冬桑叶三钱，生石膏（冰糖水炒）四钱，原麦冬钱半，瓜蒌仁（杵）四钱，光杏仁二钱，南沙参钱半，生甘草七分，制月石二分，柿霜（分冲）钱半，先用鲜枇杷叶（去毛筋）一两、雅梨皮一两二味煎汤代水。

二诊：连进辛凉甘润，肃清上焦，上焦虽渐清解，然犹口渴神烦，气逆欲呕，脉右浮大搏数者，此燥热由肺而顺传胃经也，治用竹叶石膏汤加减，甘寒清镇以肃降之。

二方：生石膏（杵）六钱，毛西参钱半，生甘草六分，甘蔗浆（冲）两瓢，竹沥夏钱半，原麦冬钱半，鲜竹叶三十片，雅梨汁（冲）两瓢，先用野菰根二两、鲜茅根（去皮）二两、鲜刮竹茹三钱煎汤代水。

三诊：烦渴已除，气平呕止，惟大便燥结，腹满似胀，小便短涩，脉右浮数沉滞。此由气为燥郁，不能布津下输，故二便不调而秘涩，张石顽所谓："燥于下必乘大肠也。"治以增液润肠，五汁饮加减。

三方：鲜生地汁两大瓢，雅梨汁两大瓢，生莱菔汁两大瓢，广郁金三支（磨汁约二小匙），用净白蜜一两，同四汁重汤炖温，以便通为度。

四诊：一剂而频转矢气，二剂而畅解燥矢，先如羊粪，继则夹有稠痰，气平咳止，胃纳渐增，脉转柔软，舌转淡红微干，用清燥养营汤，调理以善其后。

四方：白归身一钱，生白芍三钱，肥知母三钱，蔗浆（冲）两瓢，细生地三钱，生甘草五分，天花粉二钱，蜜枣（劈）两枚。连投四剂，胃渐纳谷，神气复原而愈。

解析　清燥救肺汤出自喻昌《医门法律·伤燥门》秋燥论，遵《内经》"秋伤于燥，上逆而咳，发为痿厥""诸气膹郁，皆属于肺""诸痿喘呕，皆属于上""燥化于天，热反胜之"之旨，一以甘寒为主，发明《内经》"燥者润之"之法，自制清燥汤，随症加减，此治秋伤温燥之方法也。组成：桑叶、石膏、甘草、人参、胡麻仁（炒研）、真阿胶、麦冬、杏仁、枇杷叶。咳多加贝母、瓜蒌；痰黏加生地。《温病条辨》录喻氏清燥救肺汤方证及按语，将方中枇杷叶量改为六分，麦冬量改为二钱。以此方为"辛凉甘润法"，治燥气伤肺证。

从清燥救肺汤的组成分析，辨方证要点为舌干红少苔，口舌干燥，肺胃气逆而咳、喘、哕、呕者。本方证主要有五个方面：一是桑叶、枇杷叶、杏仁对应的肺失清肃证，如咳嗽、喘；二是麦冬、真阿胶、胡麻仁对应的肺胃阴津损伤证，如干渴、咯血、咳嗽少痰、肌肤干燥等；三是与石膏对应的肺经燥热证，如口干、烦热、汗出等；四是人参、甘草对应的肺气不足证，如少气、乏力、食少等；五是桑叶、枇杷叶、杏仁配石膏，再配麦冬、真阿胶清降肺气，清宣肺热，滋阴润燥对应的肺胃燥热证，如呕吐、咳喘、痿证、肌肤枯燥等。辛凉是指方中桑叶、石膏以清宣犯肺之温燥，甘润则指方中有麦冬、真阿胶等养阴生津以润其燥，也是非常恰当的。印会河教授认为燥热咳喘的特点是：咳嗽无痰，或咳吐白色泡沫，质轻而黏，甚难咳出，常咳逆连声，状似顿咳，咽喉干痛，甚则引起干呕或咳血。内伤燥热，损伤阴津，见有清燥救肺汤证者，可用本方化裁治疗。此案初起头疼身热，干咳无痰，即咯痰多稀而黏，气逆而喘，咽喉干痛，鼻干唇燥，胸懑胁疼，心烦口渴，脉右浮数，左弦涩，舌苔白薄而干，边尖俱红，乃温燥伤肺，与清燥救肺汤方证相应。前后四方，大旨以辛凉甘润为主，对症发药，药随症变，总不越叶氏上燥治气、下燥治血之范围。

六、温病方证论治在杂病的拓展运用

温病方证辨治理论不仅有效地指导着温病临床,其能很好地拓展杂病的辨治思维,提高临床疗效。温病方之所以能够治疗杂病,其一是温病是外感热病,是热性病证,热证在杂病中占有相当大的比例。温病方以方证的形式存在,虽然时代变迁,疾病有异,但是,只要病机相同,即可异病同治,方证的存在不随疾病种类或时间、空间的变化而变化。如翘荷汤证,温病过程中会出现翘荷汤证,杂病中也会出现翘荷汤证。《温病条辨·上焦篇》秋燥第 57 条载:"燥气化火,清窍不利者,翘荷汤主之。"吴氏自注云:"清窍不利,如耳鸣目赤,龈胀咽痛之类。"掌握了这一方证,临床上不用考虑是否是秋天发病,只要见到因"燥胜则干"导致郁火上升的翘荷汤证,如咽痛、龈肿、目赤、耳鸣等,即可用之。辨方证的特点是无须考虑疾病种类与时间、空间而据方证用方,这是温病方能够用于治疗杂病的基础之一。

其二是由外感病与杂病的复杂关系决定的。临床事实表明,外感病与杂病很难截然分开,一是外感病可以转变为杂病;二是杂病过程中可以复感外邪;三是不少杂病早期多以外感的形式出现;四是部分疾病究竟是外感病还是杂病的确难以断然区分。吴鞠通深刻认识到外感温病与杂病的复杂关系,其在《温病条辨·下焦篇》寒湿第 42 条自注中强调:"寒湿、湿温,其间错综变化,不可枚举。其在上焦也,如伤寒;其在下焦也,如内伤;其在中焦也,或如外感,或如内伤。至人之受病也,亦有外感,亦有内伤。"因此,温病方本来就既能治外感病,又能治杂病。现今临床常见疾病更加复杂,许多疾病如免疫性疾病难以截然分清楚是外感病还是杂病,温病方在此类疾病的治疗中具有特殊的意义。

其三是当今临床上内生火热、内生湿热等疾病高发。因为辛辣、油腻高热量的饮食结构,快节奏的社会生存形态带来的精神压力及工作、生存压力,火热症越来越多。内生火热、湿热郁伏于体内,其外发的多种疾病形态,具有与外感温病类同或相同的病机,辨治这类疾病最直接的方法就是能用温病的理法指导。卫气营血理论、三焦理论,特别是温病的方证理论能够很好地揭示这类疾病的病机,温病方是治疗这类疾病的有效方剂。

温病方证辨治杂病思维具有重要的意义:其一,可以开拓杂病临床辨治的思路。杂病用温病方能够拓展内、外、妇、儿等学科临床用方的思路。如《温病条辨》清宫汤,主治"神昏谵语",可以拓展此方清心凉营开窍的作用,治疗癫痫、精神分裂症、强迫症、抑郁症等神经系统疾病,从而为内科学辨治这类疾病开拓新的思路。其二,有利于拓展温病的研究范围,将温病的研究引向深入。不拘泥于温病方证辨治温病的研究,响应中医药解决疑难病的社会需求,拓展温病方证辨治杂病的思维研究,不仅具有广阔的前景,而且可为中医的现代研究提供新的思路。例如,《温病条辨》安宫牛黄丸的开发研究,不仅研制出了新的制剂清开灵,而且,以之治疗中风等病的临床研究取得了突出的成就,也获得了可观的经济效益与社会效益。

温病方证辨治杂病思维,其最基本的方法有三步:其一,把某一有效方的适应证特别是特征性表现把握清楚;其二,把某方与其适应证紧密连接在一起形成一个个独立的"方证",如清营汤方证、宣白承气汤方证;其三,临床上不管是什么病,不管患者的表现多么错综复杂,只要能发现某一方证的特征性表现,就紧紧抓住这一特征性表现,确定为某"方证",径投该方予以治疗。这一临床思路就是所谓的"方证辨治"的思维方法。

临床上常见的内伤杂病,如恶性肿瘤、脑血管并发症、糖尿病、慢性肾炎、干燥综合征、系统性红斑狼疮、结节性红斑等难治性疾病,在病变过程中具有内生火热,或内生湿热,或内生寒湿的病机,就可用温病方证思维辨治,可取得很好的疗效。

案一　脱发案（梅青青，吕文亮. 吕文亮运用王氏连朴饮验案举隅. 湖北中医杂志，2018，40（9）：25-27）

刘某，男，56 岁，2017 年 8 月 12 日初诊。患者自诉 2 个月前因情志因素导致脱发，以巅顶为甚，头皮油腻瘙痒，自行口服养血生发胶囊未见明显好转，口干，但欲漱水不欲咽，纳眠可，小便黄，大便不成形，舌质暗红，苔黄腻，脉缓而涩。辨证为湿热蕴阻，气滞血瘀，毛发失养，予以王氏连朴饮化裁治疗。

处方：黄连 10g，厚朴 15g，栀子 10g，枳壳 10g，茵陈 30g，滑石 20g，山楂 20g，红花 10g，当归 30g，丹参 10g，白鲜皮 20g，焦白术 10g，生甘草 10g。14 剂，每日 1 剂，水煎服。另嘱患者清淡饮食，保持情志舒畅。

2017 年 8 月 26 日二诊：自诉脱发较前减轻，口干较前好转，仍头皮瘙痒，小便偏黄，大便不成形，纳眠可，舌质暗红，苔黄稍腻，脉缓。守上方改焦白术为 15g，加地肤子 10g。7 剂，每日 1剂，水煎服。

2017 年 9 月 2 日三诊：诸症减轻，仍头皮瘙痒，舌质暗红，苔黄黏，脉缓，守上方去黄连、栀子，加苦参 20g，薄荷 6g，茯苓 20g。14 剂，每日 1 剂，水煎服。

2017 年 9 月 16 日四诊：诸症减轻，未诉特殊不适，守上方加车前草、车前子各 20g，蝉蜕 6g，桑叶 20g。14 剂，每日 1 剂，水煎服。服药后诸症明显减轻，1 个月后随访未见脱发，有新发生长。

解析　连朴饮源自王士雄《霍乱论》，其曰："湿热蕴伏而成霍乱，兼能行食涤痰。"方选制厚朴、川连、石菖蒲、制半夏、淡豆豉、炒山栀清热与燥湿并行，用于治疗湿热并重，湿热蕴阻中焦，脾胃气机郁滞而出现的发热汗出不解，口渴不欲多饮，脘痞腹胀，泛恶欲吐，小便短赤，苔黄滑腻之证。王氏连朴饮方证特点是以脘痞腹胀、苔黄腻为证候特点的脾胃湿热证，临床只要符合上述证候特点的脾胃湿热证皆可以王氏连朴饮加减治疗。

《内经》曰："饮食自倍，肠胃乃伤……多食甘则骨痛而发落。"本案患者虽然以脱发为主诉，但其大便溏垢，苔黄腻符合王氏连朴饮方证特点，故以王氏连朴饮加减治疗。头皮油腻瘙痒，小便黄，大便不成形，苔黄腻，均为湿热在里之象；中焦湿热内生，上攻于头，熏蒸发根之血，渐成枯槁，可致脱发。久患湿热，湿性黏滞易阻滞气机，气阻则血液运行不畅而致血瘀，加之近期情志因素影响导致肝失疏泄，肝气郁结，气血运行不畅，头皮局部血虚，风邪乘虚而入，引起脱发。

王清任在《医林改错》中言："伤寒、瘟病后头发脱落，各医书皆言伤血，不知皮里肉外血瘀，阻塞血络，新血不能养发，故发脱落。"叶天士在《临证指南医案》中亦云："初病湿热在经，久则瘀热入血。"气血运行不畅而血瘀，故舌质暗红，脉缓而涩；血瘀津液不布，不能上濡，故口干，但病由血瘀，并非津亏，故虽口干却只欲漱水不欲咽。四诊合参，辨证为湿热蕴阻，气滞血瘀，毛发失养，予以王氏连朴饮辛开苦降、清热燥湿。加枳壳行气宽中；加茵陈、滑石清利湿热；山楂、红花、当归、丹参活血祛瘀通络；白鲜皮清热燥湿止痒；焦白术健脾祛湿；生甘草清热解毒，调和诸药。药后症状缓解，故在上方基础上化裁治疗，共服药约 50 剂，疗效佳。

案二　自汗案（胡正刚，连建伟. 连建伟教授温病方桑菊饮运用经验浅析. 浙江中医药大学学报，2018，42（11）：904-907）

患者，男，6 岁。2014 年 6 月 12 日初诊。患儿自汗一年加重半个月。喑哑，咳嗽，少许痰，难以咯出，多动，动辄汗出，口渴喜冷饮，夜眠易打鼾，口唇红，舌边尖红，苔白，扁桃体肿大，脉五六至，小便黄，大便成形。中医诊断：自汗，属于风热犯肺证。治法：疏风散肺热。拟桑菊饮加减。

处方：冬桑叶 30g，连翘 6g，蝉衣 5g，菊花 6g，芦根 10g，薄荷 5g，桔梗 9g，生甘草 5g，淡竹叶 5g，杏仁 6g，浙贝母 9g，猫爪草 6g。7 剂，每日 1 剂，水煎 250ml，分早晚两次餐后温服。

2014 年 6 月 19 日二诊：患儿服上方 7 剂后，喑哑、咳嗽、咳痰均改善，舌质转淡，风热减轻，嘱继续守方以善后。

处方：冬桑叶 30g，连翘 6g，蝉衣 5g，菊花 6g，芦根 10g，薄荷 5g，桔梗 9g，生甘草 5g，淡竹叶 5g，杏仁 6g，浙贝母 9g，猫爪草 6g。5 剂，每日 1 剂，水煎 250ml，分早晚两次餐后温服。

解析　桑菊饮为辛凉解表剂的代表方之一。桑菊饮方源自叶天士《临证指南医案》，叶氏未立方名，后经吴鞠通化裁之并起名为桑菊饮。由桑叶、菊花、杏仁、连翘、薄荷、桔梗、甘草、芦根组成，由于剂量较辛凉平剂银翘散偏小，辛凉透表力量偏弱，故名辛凉轻剂，是温病风热犯卫分证常用方之一，本方证临床常见风温呛咳、喑哑、咽痛、头涨、身重、脉虚或者脉右搏数等脉症。《温病条辨》云："温病由口鼻而入，自上而下，鼻通于肺，始手太阴。太阴金也，温者火之气，风者火之母，火未有不克金。"故风温入侵，以肺卫表热证为主，患者表现为喑哑，咳嗽，口渴喜冷饮，小便黄，口唇红，舌边尖红。此外，肺合皮毛，主表，今太阴自汗为肺热皮毛开也。《温病条辨》云："太阴风温，但咳，身不甚热，微渴者，辛凉轻剂桑菊饮主之。"此例患者肺热甚，故冬桑叶重用至 30g，加强清宣肺热止咳之力，加浙贝母止咳化痰，淡竹叶清热除烦，猫爪草消肿、散瘰疬。全方疏风清热，宣肺止咳，消肿散核。《丹溪心法》"焙干为末，空心米饮调服，止盗汗"也属于明证。风热犯肺，亦多汗出，本方好在用大量冬桑叶（30g），于桑菊饮中既疏风宣肺止咳，又能止汗，其良方如法也。所谓"知其要者，一言而终也"。古人曾用一味桑叶止汗有神效。

第二章 温热类证治

第一节 邪犯肺卫

一、证治概要

"凡温病者，始于上焦，在手太阴"，邪犯肺卫证见于温热类温病初起之时，如风温、瘟疫、温毒等。证候特点为"太阴之为病，脉不缓不紧而动数，或两寸独大，尺肤热，头痛，微恶风寒，身热自汗口渴，或不渴而咳，午后热甚者名曰温病"。即以发热、微恶风寒、咳嗽、口微渴、咽痛、舌边尖红苔薄白，脉浮数为主，病机以温邪袭肺，卫受邪郁、肺失清肃为特点，临证当在表初用辛凉轻剂，宣肺泄热。

二、医案举例

案一　风温案（叶天士. 临证指南医案. 苏礼整理. 北京：人民卫生出版社，2006）

僧，五二，近日风温上受，寸口脉独大，肺受热灼，声出不扬。先与辛凉清上，当薄味调养旬日。牛蒡子、薄荷、象贝母、杏仁、冬桑叶、大沙参、南花粉、黑山栀皮。

案二　乳蛾案（《三十年临证经验集》）

邹某之孙，幼年乳蛾屡发，发则高热鸱张，咽喉痛剧肿甚。打针服药，总须六七日，甚至及旬方愈。1979 年 12 月 1 日晚高热又作，体温达 39℃。次日由余诊治，查见双侧扁桃体Ⅱ度肿胀，尚未化脓。触其肌肤，身躯热而无汗，扪及额头与四肢，均无明显热象。自觉恶寒较甚，咽中干痛，妨碍饮食。且往昔发作时，俱是下午热盛，半夜后热衰，上午热轻。脉浮数有力，舌淡红，苔薄黄。法当清解肺卫，泻火利咽。方拟银翘散去芦根、竹叶，加黄芩、元参。处方：银花 6g，连翘 3g，荆芥 6g，薄荷 2g，生甘草 2g，桔梗 2g，牛蒡子 4g，豆豉 6g，黄芩 6g，元参 6g。

日间服完一帖，傍晚体温降至 37.4℃，夜间又进一帖，次日清晨热即退清。再进一帖，以撤余邪。以后再发之时，均以此方服一二帖即解。复作二次后，病竟解除。今已二十余岁，乳蛾一症，自治愈后从未再作。

解析　"伤于风者上先受之"，肺位最高，风热病邪从口鼻而入，首先入肺，即叶天士所谓"温邪上受，首先犯肺"，病位以肺为主则寸口脉独大，肺受热灼则声出不扬。"治上焦如羽非轻不举"，辛凉薄剂如薄荷、冬桑叶、栀子轻清透泄，轻可去实；牛蒡子、杏仁、象贝母宣肺止咳；"风挟温热而燥生"，大沙参、南花粉甘凉生津，以平肺燥。"肺系上达咽喉"，咽喉为肺胃之门户，邪郁于肺，稽留咽喉，肺热郁阻，卫不疏表，肺卫失宣，以致患者乳蛾高突、寒热频作、舌淡红、苔薄黄、脉浮数有力。吴鞠通认为银翘散为辛凉平剂，"纯然清肃上焦，不犯中下，无开门揖盗之弊，有轻以去实之能"。该方中银花、连翘用量独大，为君药，"取其辛凉达肺经之表，纯从外走，不必走中也"，辛凉透散"领邪出卫"透内郁之热出于卫表，从外而散。少量辛温之品荆芥、豆豉配伍大队辛凉药物有"热因热用之妙"，辛温走表，透达肺中郁热外出。清肺即所以利咽，热清卫疏，乳蛾自消。但方中芦根虽清肺热，然性甘寒，嫌其力逊而入浅。喉蛾屡发，必有伏热深踞肺脏之患。黄芩苦寒，泻肺火有单刀直入之功，故以黄芩易芦根。盖肺热不清则乳蛾不消，蛾不消则发热不退也。黄芩实为此方之"将"药，伏热清解则病根除。元参善养阴、解毒、清火、利咽，可助诸药共建大功，故于方中加入元参，全方药量甚轻而复杯即应，是知药贵对症，不贵蛮用。对症者轻灵即效，蛮用者重投反伤。即吴鞠通所谓"治上焦如羽，非轻不举"。桔梗为舟楫载药上行兼能宣肺止咳，牛蒡子辛平润肺，解热散结，除风利咽，桔梗、牛蒡子、生甘草助全方清热宣肺利咽之力。

银翘散与桑菊饮均为辛凉解表方剂，适用于风热侵犯肺卫之证，但两者清解之力有轻重之别。银翘散中荆芥、豆豉等辛凉透表之品合于大队辛凉药物中，其解表之力较胜，故称为"辛凉平剂"，且银花、连翘用量大，并配合竹叶，清热作用较强。桑菊饮中多辛凉之品，力轻平和，其解表之力逊于银翘散，称为"辛凉轻剂"，方中杏仁肃降肺气，止咳作用较银翘散为优。所以风温初起邪袭肺卫而偏于表热较重，以发热微恶寒、咽痛为主症者，宜用银翘散；偏于肺失宣降，表证较轻，以咳嗽为主症者，宜用桑菊饮。

三、辨治思路

1. 辨证思路　本证见于风温初起，为风热病邪侵袭肺卫所致。邪犯于表，卫气被郁，开阖失司，可见发热、微恶风寒、无汗或少汗。头为诸阳之会，卫气郁阻，经脉不利则见头痛。风热之邪侵犯肺经，肺气失于宣畅则咳嗽。风热之邪易于损伤阴津，病邪初犯人体，津伤不甚故口微渴。舌苔薄白，舌边尖红，脉浮数，均为风热袭表之征。以发热微恶寒、口微渴、咳嗽为辨证要点。

本证当与伤寒初起风寒袭表之证相鉴别。两者均为外感病初起，邪犯肌表之证，临床均可见发热恶寒、头痛等表证。但伤寒初起，风寒袭表，卫气郁阻，腠理闭塞，故恶寒重于发热、身无汗；寒性收引、凝滞，故头痛、身痛较重而脉浮紧；寒邪在表，故舌淡红、苔薄白。风温初起，乃温邪袭肺，肺主气属卫，外合皮毛，故云在表，即杨栗山所谓的"有表证无表邪"，卫气奋而抗邪故发热，卫气郁滞，肌肤失于温养而恶寒，故发热重于恶寒、脉浮数；热邪易于伤阴，则见口渴；风热袭肺，热在上焦，则舌边尖红。

2. 治疗思路

治法：辛凉解表，宣肺泄热。

方药：银翘散、桑菊饮。

（1）**银翘散**（《温病条辨》）：连翘一两，银花一两，桔梗六钱，薄荷六钱，竹叶四钱，生甘草五钱，荆芥穗四钱，淡豆豉五钱，牛蒡子六钱。

上杵为散，每服六钱，鲜苇根汤煎，香气大出，即取服，勿过煎。

吴鞠通说："治上焦如羽，非轻不举。"本方取轻清宣透之品以清宣肺卫之邪。方中荆芥穗、淡豆豉、薄荷解表透邪，祛邪外出；牛蒡子、生甘草、桔梗轻宣肺气以除咳嗽；连翘、银花、竹叶辛凉清解，轻清泄热以解热；苇根生津止渴。本方以辛凉为主，而稍佐辛温之品，如荆芥穗、淡豆豉，以增强疏表散邪之力，用于风热客表，邪势较盛而表气郁闭较甚，临床表现为发热恶寒、无汗者较为合适。按《温病条辨》中该方之用："鲜苇根汤煎，香气大出，即取服，勿过煎。肺药取轻清，过煎则味厚而入中焦矣。病重者，约二时一服，日三服，夜一服；轻者三时一服，日二服，夜一服；病不解者，作再服。"突出了本方不宜久煎，且一日之中可以多次服用的用法。

（2）**桑菊饮**（《温病条辨》）：杏仁二钱，连翘一钱五分，薄荷八分，桑叶二钱五分，菊花一钱，苦桔梗二钱，苇根二钱，生甘草八分。

水煎服。

本方亦为辛凉解表之剂。药用桑叶、菊花、连翘、薄荷辛凉轻透以泄风热；苦桔梗、生甘草、杏仁宣开肺气以止咳嗽；苇根生津止渴。

四、方药运用于杂病的辨治思路

（一）风热犯卫证与杂病相关证候的关系

风热犯卫证是风热侵袭肺卫证，是风热证，风气通于肝，风热内应肝胆，故内生风热，符合风热特点的也可运用本法指导治疗，如风热上攻头面清窍，出现头面部红肿、头痛、耳聋耳鸣等；"温邪上受，首先犯肺，肺主气属卫，心主血属营"，风热犯卫证是实证、热证，病机主要包括卫分郁滞和肺失清肃两个方面。所以，杂病主要表现为一是上焦肺热，包括鼻、咽喉等肺系的热证，如鼻塞流浊涕、鼻衄、鼻渊、咽喉红肿热毒、咽痒痛、咳嗽；二是肺卫郁滞，包括头面部、皮毛、四肢的热证，如头痛、头面部红肿、皮肤瘙痒、出汗异常、四肢疼痛等，均可参照本证病机指导。"疹为太阴风热"，肺主气属卫，外合皮毛，肺朝百脉主治节，肺热郁闭，卫表不宣，邪热内窜营络，故会出现皮疹，所以，对于系统性红斑狼疮、皮肌炎、结节性红斑等变态反应性疾病也可参照本证病机拓展思路；肺主气通调水道，肾主水，金水相生，上焦肺热可波及下焦，灼伤肾脉，出现小便不利、尿血、水肿等，所以，对于水肿、血尿如肾炎、尿毒症等现代疾病符合风热犯卫证特点的也可参考本证辨治。

（二）银翘散运用于杂病的辨治思路

银翘散，吴鞠通谓辛凉平剂，它的组方特点是辛凉复辛温法。其一是在辛凉清解中配伍少量辛温发散之品，增强了辛凉疏卫，透邪外达的作用，又无辛温发汗伤阴之弊端。"……未传心包，邪尚在肺，肺主气，其合皮毛，故云在表。在表初用辛凉轻剂。挟风则加入薄荷、牛蒡之属……或透风于热外"，银翘散针对的是风热犯卫证，所以，方中的薄荷、牛蒡子为"透风于热外"的代表药，即疏风泄热之品。但是，寒则血泣而不行，卫气的宣畅需要温通，所以配伍辛温而不峻猛的荆芥穗、淡豆豉，其疏风泄卫透热的作用就更强。火郁发之，银花、连翘，与薄荷、荆芥穗、淡豆豉相合，辛凉清宣上焦热毒，所以，不仅是温病，其对杂病中的咽喉肿痛、牙痛龈肿、目赤涩痒、头痛、心烦、急躁等上焦火郁证具有临床指导意义。

其二，"疹为太阴风热"，辛凉复辛温的组方特点，具有外散风热，内清热毒之功，清疏相合，以疏为主，具有透疹的作用。所以临证常配伍生地、元参、赤芍、丹皮等药，可以透发血分郁火，治疗鼻衄、皮肤病发疹、疔肿疮疡等血分火郁证，如银翘散去豆豉加细生地丹皮大青叶倍元参方。

其三，银花、连翘、竹叶清解心经热毒，少阴心火亢，少阴肾阴伤，肾主水功能失调，出现水肿、血尿等。本方清热解毒在辛凉疏透宣散的同时，配用苇根、竹叶甘寒淡渗通利之品，对邪郁少阴，为风热诱发的少阴热证有较好疗效，常用于治疗肾炎、尿毒症等上焦肺卫热证。

（三）桑菊饮运用于杂病的辨治思路

桑菊饮出自于《温病条辨》，"太阴风温，但咳，身不甚热，微渴者，辛凉轻剂桑菊饮主之"。针对的是风热犯卫证病机偏于肺失清肃者，如书中自注"咳，热伤肺络也。身不甚热，病不重也。渴而微，热不甚也。恐病轻药重，故另立轻剂方"。乃辛甘化风、辛凉微苦之方，即吴鞠通所谓的辛凉轻剂，组方特点是辛凉法。此方与银翘散均有薄荷、连翘、桔梗、甘草、苇根，同样具有疏风透表，宣肺泄热之功。但此方有桑叶、菊花，风气通于肝，桑叶善平肝风，春乃肝令而主风，木旺金衰之候，故抑其有余。桑叶芳香有细毛，横纹最多，故亦走肺络而宣肺气。菊花芳香味甘，能补金水二脏，故用之以补其不足。所以，桑菊饮可用于临床以风热袭表，肺气不宣为主要病机的病证，不仅可以用于皮肤瘙痒等变态反应性疾病，还可以用于杂病肺燥阴伤，木火刑金之咳嗽，也可用于杂病之内生风热之头痛、眩晕、耳鸣之证。

（四）医案举例

案一　小儿抽动症案（张喜莲，张美菁，李瑞. 马融教授巧用银翘散治疗小儿癫痫及抽动症. 中国中西医结合儿科学，2016，8（3）：364-366）

患儿，男，6岁，2015年2月11日初诊。因眨眼、吸鼻、咧嘴2个月就诊。患儿2个月前出现频繁眨眼、吸鼻、咧嘴，曾多处诊治，效果不佳，5日前出现耸肩、清嗓子、打嗝，遂求诊于本院儿科门诊。诊时见患儿眨眼、吸鼻频繁，伴清嗓子，偶咧嘴、耸肩，情绪激动时症状明显。偶咳，有痰，不易咳出。纳可，寐欠佳，入睡困难，二便调，舌淡红，苔薄黄，脉浮数。查体：咽稍充血，双肺（-），余未见阳性体征。家长诉患儿平素易打喷嚏、鼻咽部痒。美国耶鲁综合抽动严重程度量表（TGTSS）：严重程度总分55分（提示重度异常）。诊为抽动症，辨证属外感风热证，予银翘散加减。药用：银花、连翘、牛蒡子、荆芥穗、桔梗、枳壳、蜜枇杷叶、柴胡、前胡、紫苏子、黄芩、菊花、青葙子、辛夷、白芷各10g，芦根、钩藤（后下）各15g，苍耳子、薄荷（后下）、甘草各6g，全蝎5g。

服药14剂后患儿症状明显减轻，眨眼消失，偶咧嘴、清嗓子、耸肩，仍吸鼻频繁。无发热、鼻塞，偶咳，入睡仍困难，纳可，二便调。查体咽部仍稍充血。继用前方，去菊花、青葙子，减全蝎为3g。继服14剂后，抽动症状进一步减轻。患儿咧嘴消失，吸鼻、耸肩、清嗓子偶见。其间因过食牛羊肉、海鲜后出现双侧眼皮、口唇四周红肿，手心发红蜕皮，坚持服用上方后症状减轻，眼皮仍稍红肿。患儿纳可，寐安，便调，咽不红，舌淡红，苔薄黄，脉数。仍以疏风清热为主，佐以祛风解毒活血法，予初诊处方减全蝎为3g，去菊花、青葙子、柴胡、前胡、蜜枇杷叶、紫苏子，加蝉蜕6g，白鲜皮、地肤子、当归、白花蛇舌草各10g。患儿服用银翘散方药加减治疗4个月，症状基本消失，仅于情绪明显紧张时出现一过性吸鼻子，余无不适。复查TGTSS示：严重程度总分13分（轻度异常）。嘱其家长平时注意合理调护，保证规律作息，培养良好生活习惯，劳逸结合，增强免疫力，并重视心理状态，多予安慰和鼓励，不在精神上施加压力，不责骂或体罚。饮食宜清淡，不过食辛辣炙煿食物或兴奋性、刺激性的饮料。尽量避免看紧张、惊险、刺激的影视节目，不宜长时间看电视、玩电脑和游戏机。

解析　抽动症是儿童常见的神经精神障碍性疾病，以身体某部位或者肌群突发快速、不自主抽动和（或）伴有口中频繁发声为主要症状，多发生于学龄期，近年来发病率逐渐增高。因本病病情反复发作，给患儿身心造成一定影响。古今医家均重视从肝论治本病，认为由肝风内动所致，采用平肝息风等方法，取得了良好效果。根据小儿抽动症的发病特点，结合小儿"肺常不足""肝常有余"的生理特点与风邪致病的症状特点，小儿易外感风邪，与内风相合而发病，临床以"宣肺祛邪、清肺平肝"为主法，运用银翘散加减治疗，注重外风与内风同治，取得了肯定的疗效。肺居膈上，为脏腑之华盖，开窍于鼻，《杂病源流犀烛》云："风邪袭人，不论何处感受，必内归于肺。"小儿脏腑嫩弱，肺常不足，腠理疏松，更易受袭。肺脏感邪，宣肃失司，窍道不利，故频频清嗓、咳痰，且平素易打喷嚏、鼻咽痒。风气外犯于肺，由于小儿肝常有余，外风触动，引动内风，内外相招，风动不止。肝主筋，开窍于目，肝风内动则出现眨眼、咧嘴、耸肩等症。风善行数变，故症状易反复。风热上扰，致心神不宁，故入睡困难。如《温病条辨·小儿痉病瘛疭共有九大纲论》"风温痉……

风温咳嗽致痉者，用桑菊饮、银翘散辛凉例"所示，本案予银翘散辛凉平剂以疏散风热，宣肺祛邪；并合菊花、青葙子清肝明目；辛夷、白芷、苍耳子疏风通鼻窍；全蝎、钩藤息风止痉。复诊时抽动症状明显减轻时，减全蝎用量，去菊花、青葙子等对症之药，因患儿食物过敏，合蝉蜕、白鲜皮、地肤子、当归、白花蛇舌草清热解毒，祛风止痒。方药加减灵活，疗效可见。在治疗抽动症早期风气犯肺引动肝风亢动之证型，宣肺疏风的同时兼疏肝平肝，谨防肝气郁而化热、风火相煽，亦体现了古人"既病防变"之思想。抽动症治疗要明病机，察脏腑虚实及彼此间的关系，预先调治，以防其变，善用古方，又灵活变通，继承而又有创新，是提高临床疗效的关键。

案二　肾病综合征（邵翠，吴智兵，杨德福. 吴智兵教授临床应用桑菊饮验案 3 则. 新中医，2015，47（7）：300-301）

吕某，男，19 岁，因双眼睑浮肿 3 日，加重 1 日，于 2011 年 4 月 13 日入院。患者感冒后症状缓解但出现双眼睑水肿，在本院门诊服用补肾化湿固涩中药及呋塞米治疗无效。症见：神疲，双眼睑浮肿，以右眼为甚，眼裂呈一细线，鼻塞无流涕，偶有咳嗽，胃纳差，恶心欲呕，腹胀无腹痛，口苦口干，小便量少，每日约 600ml，大便调，舌红，苔厚偏黄，寸脉浮、关尺脉沉弦。血液分析：白细胞计数 10.83×10^9/L，中性粒细胞比例 84.3%；血总蛋白 30.3g/L，白蛋白 15.6g/L，球蛋白 18.4g/L，尿蛋白 3＋，24 小时尿蛋白 6.0g/L。既往有肾病综合征病史 6 年，水肿反复发作。查体：腹部微胀满，移动性浊音阳性，双下肢无水肿。中医诊断：水肿病，辨证：风水泛滥，脾肾两虚，本虚标实之证；治法：疏风宣肺，健脾利水；方药：桑菊饮加减。

处方：桑叶、菊花、桔梗、杏仁、连翘、芦根、白术各 10g，黄芪、玉米须、茯苓各 15g，薏苡仁 30g，炙甘草 6g。4 剂，每日 1 剂，同时停用呋塞米，加用青霉素钠 480 万 U 静脉滴注，每日 2 次。

4 月 18 日：患者双眼睑浮肿消失，口微干，尿量增至 2000ml，胃纳增，腹部胀满减轻，守上方去苦寒之连翘，加桑螵蛸 10g，芡实 15g 以补肾收涩，病情明显好转，2 日后患者要求出院。

解析　水肿病不外乎肺失通调，脾失转输，肾失开阖，三焦气化不利，水湿停聚，泛溢肌肤，发为水肿。本案患者因风热袭表，肺气郁闭，宣降失职，通调水道不利，风水相搏而出现眼睑浮肿、小便不利等症状。因久病损伤脾肾，脾肾不足，脾失运化，肾失蒸腾气化，水湿停滞，一旦劳累或为外邪引动即发，故水肿反复发作。此案为本虚标实之证，为风热外袭，风水相激而发，应按风水论治而重标，所以通过开宣肺气，使肺气宣畅，则水道通调，有利于膀胱气化，小便利，水肿消，即"提壶揭盖"之法。同时也应考虑久病脾肾不足，应予以健脾补肾，培土制水，助其运化水湿，淡渗通利，调畅气机，虚实兼顾，标本同治而收功。方以桑菊饮加减，桑叶、菊花、连翘疏散肺经风热，宣肺透邪，桔梗、杏仁升降相因，取叶天士《温热论》"或素属中冷者，虽有脘中痞闷，宜从开泄，宣通气滞，以达归于肺，如近俗之杏、蔻、橘、桔等，是轻苦微辛，具流动之品可耳"之意，宣通肺气郁滞，流气化湿利水，佐以健脾化湿利水之黄芪、白术、茯苓、薏苡仁，佐以淡渗利湿之玉米须，开上、畅中、渗下，也有叶天士分消上下之寓意，故药后小便量增多，使邪有出路而水肿消退。复诊应培元固本，健脾补肾利水为主，以巩固疗效，防止复发。

第二节　燥干清窍

一、证治概要

本证多见于秋燥病中，由上焦燥热病邪从卫入气，化火上扰头目清窍所致。证候特点以"清窍不利，耳鸣目赤，龈胀咽痛"为主，临床表现以发热，口渴，耳鸣，目赤，龈肿，咽痛，舌红，苔薄黄而干燥，脉数为主。病机以上焦气分燥热化火，犯于清窍为特点，治当轻清宣透，清泄燥热。

二、医案举例

案一　燥火上郁案（叶天士. 临证指南医案. 苏礼整理. 北京：人民卫生出版社，2006）

燥火上郁，龈胀咽痛，当清凉上焦。薄荷梗、连翘壳、生甘草、黑栀皮、桔梗、绿豆皮。

案二　秋燥案（彭胜权，刘仕昌. 刘仕昌学术经验集. 广州：广东高等教育出版社，1996）

肖某，男，28岁，1985年10月6日初诊。

患者2日前感冒，觉头痛、恶寒、咽喉疼痛，自服"复方感冒灵"等药。今见发热，体温38.7℃，无恶寒，口鼻干燥，咽喉疼痛，两眼发红，牙龈肿痛，纳差，小便黄短，大便干结，舌红苔微黄，脉数。诊断：邪入气分，燥干清窍。治则：清解燥热，宣通清窍。

处方：桑叶12g，连翘12g，薄荷10g，山栀子12g，桔梗10g，甘草6g，菊花12g，黄芩10g，天花粉15g，火麻仁15g，2剂。

10月8日二诊：自诉诸症减轻，大便通畅，下午仍有低热、咽干口渴、舌红苔薄黄、脉细数。照上方去黄芩、火麻仁。加青蒿（后下）10g，麦冬15g，服3剂而病愈。

解析　吴鞠通指出"燥气化火，清窍不利者，翘荷汤主之""清窍不利者，如耳鸣目赤，龈肿咽痛之类。翘荷汤者，亦清上焦气分之燥热也"，说明翘荷汤证以"燥火"为病因，"上郁"为病机，即燥气化火，燥火郁于上焦，火邪干扰，乃致清窍不利。《素问·阴阳应象大论》云："燥胜则干"，故上焦清窍不利除可见耳鸣、目赤、龈肿、咽痛外，还可见目干、咽干、口渴等孔窍干涩燥热之症。案一、案二均是燥热化火，上干清窍所致，燥火侵扰阳明、肝胆二经则龈胀咽痛、耳鸣、目干涩；火郁肺胃二经，则咽干痛、纳差、小便略热、舌红苔薄黄、脉弦微数、寸关尤甚。治以清凉清肃上焦以宣通清窍，方以桑叶、连翘、薄荷、山栀子、菊花、黄芩等轻清透泄之品，以清泄上焦，透邪外达；桔梗、甘草肃降肺气；天花粉、火麻仁养阴制火。二诊时诸症减轻，大便通畅，低热、咽干口渴、舌红苔薄黄、脉细数说明热势得减，但余热未除，阴伤未复，故去苦燥伤阴的黄芩，因大便已通畅，去润肠通便之火麻仁而加清透之青蒿、甘凉濡润之麦冬而愈。

秋燥燥干清窍证与风温初起均属邪在肺卫，两者所不同的是：在感邪和发病季节上，风温为感受风热病邪而引起，多发生在冬春季；本病为感受燥热病邪而引起，多发生在秋季。在证候表现上，秋燥除具有与风温基本相同的肺卫症状外，尚有津液干燥的特征。据此两者不难辨别。临证运用时，若感燥不甚，类同风热外感者，亦可采用桑菊饮以轻透肺卫之邪。

三、辨治思路

1. 辨证思路　本证为上焦气分燥热上扰清窍所致。燥热化火上犯，清窍不利则耳鸣、目赤、龈肿；燥热扰于肺胃之门户则咽喉肿痛；发热、口渴、苔薄黄而干、脉数为气分燥热之象。以发热，口渴，耳鸣，目赤，龈肿，咽痛，苔燥为本证辨证要点。

本证在审证时应紧紧抓住症状所在部位，耳、目、龈、咽之部位均偏于上，属于清窍，显系燥热上犯所致。苔薄黄而干，是上焦气分热盛，而兼津液已伤。本证与秋燥邪袭肺卫证相比，邪袭肺卫证有明显表证，而本证已入气分。

2. 治疗思路

治法：轻清宣透，清泄燥热。

方药：翘荷汤（《温病条辨》）。

薄荷一钱五分，连翘一钱五分，生甘草一钱，黑栀皮一钱五分，桔梗三钱，绿豆衣二钱。

水二杯，煮取一杯，顿服之，日服二剂，甚者日三服。

本证由上焦气分燥热上扰清窍所致，其病位在上，病势轻浅，故用药主以轻清宣泄，方用翘荷汤，此为辛凉清火之轻剂，符合"治上焦如羽"之大旨。若用药过重而药过病所，苦重之品尤当禁用。从本方组成来看，用药以轻见胜。

四、方药运用于杂病的辨治思路

（一）燥干清窍证与杂病相关证候的关系

燥干清窍证是上焦燥热病邪从卫入气，化火上扰头目清窍证，虽有清窍干燥，但邪气在里，不在表，此时即为燥热入里，肺金本燥，病位在肺。"燥万物者，莫熯于火"，此时与内伤燥火同为燥火在里。肺系上达咽喉，肺金本燥，心中郁火伤津则发热、呛咳、口渴。因此，内生燥火符合上扰清窍头面特点的急性咽炎、咽喉炎、口疮、急性结膜炎、干燥综合征等可参照本证拓展思路。金水相生，肺金受邪，燥热伤津，下源乏竭，不能荣养耳目则见耳聋、耳鸣、视物模糊等。因此，临床上突发性耳聋、耳鸣、慢性肾病血尿等亦可参照本证拓展思路。

（二）翘荷汤运用于杂病的辨治思路

翘荷汤是根据"治上焦如羽，非轻不举"，《内经》"火郁发之"原则而制订的清宣之剂，吴鞠通谓之"辛凉法"，方用栀子豉汤去辛温之豆豉，改用性味辛凉的薄荷梗，而非薄荷叶，防其过散伤津，而轻清宣散上焦燥热郁火；另加生甘草、桔梗利咽；连翘壳、绿豆衣清泄上焦燥热。方中药物以轻见长，且不用过辛、过寒与滋润药，是取其燥热怫郁上焦头面清窍病机。本方原治《临证指南医案》中"燥火上郁"证，结合方中栀子配薄荷分析，本方证还包括心烦、心中懊侬等栀子豉汤证。由于内伤郁火亦可伤津化燥，怫郁上焦而见心烦、耳鸣、目赤、龈胀、咽痛等头面孔窍燥热表现。因此，本方可以运用于内伤杂病而火怫郁于头面的多种病证。

（三）医案举例

案一　干燥综合征案（余春，童安荣，魏冬梅.翘荷汤治疗早期干燥综合征体会.陕西中医，2011，32（12）：1695-1696）

张某，女，28岁，2010年3月16日初诊。口眼干燥半年，伴发热10日。2010年2月在某医院经抗体检测确诊为原发性干燥综合征，晨起发热，T 38℃，恶热不恶寒，汗出口渴，咽干痛，牙龈肿痛，纳差，舌红苔黄腻，脉滑数。辨证属邪留气分，治疗给予清气透热、利咽消肿、通泻里热。

处方：生石膏30g，蒲公英20g，板蓝根、牛蒡子各15g，连翘、桔梗各12g，荆芥、薄荷、栀子、淡竹叶各10g，大黄（后下）6g，甘草8g。食少苔腻加陈皮、苍术、焦山楂各10g，以祛湿健脾，水煎服，7日为1个疗程。

2010年4月29日随访：4月1日之后未再出现发热等明显不适。

解析　干燥综合征是一个主要累及外分泌腺体的慢性炎症性自身免疫病，又名自身免疫性外分泌腺体上皮细胞炎或自身免疫性外分泌病。临床上除有唾液腺和泪腺受损功能下降而出现口干、眼干外，尚有其他外分泌腺及腺体外其他器官受累而出现的多系统损害的症状。干燥综合征属中医的"燥证""燥痹"等范畴，古代医家认为此病为素体阴虚，复感火热温燥之邪；或嗜食辛辣香燥，或过服补阳制剂；或房劳过度，均伤津耗液，致阴虚燥甚所致，治疗以滋阴润燥为大法。辨证之时当知"燥火"既可外感，也可内伤，故不宜局限于外感温病范畴。

《宣明论方》云："燥干者，金肺之本，肺藏气，以血液内损，气虚感风，则皴揭，风能胜湿，热能耗液，皆能成燥。"肺居上焦，主气，司宣发肃降，通调水道，为水之上源，肺的功能直接影响津液的敷布和扩散，津液输布障碍，诸脏腑及关节失其濡润，则燥证由生。多见于疾病早期，一般系统性损害较轻，早期以上焦内燥为主，病位在肺。肺阴不足，或肺失宣肃，津液生成、敷布障碍为主要发病机制，症见口干、眼干、鼻干；或有腮腺肿胀，伴发热、周身不爽，并可有干咳无痰或痰少黏稠，难以咳出，舌红苔干，脉浮数。清代叶天士在《温热论》中提出"上燥治气，下燥治血"，故内伤郁火化燥伤津，怫郁上焦出现清窍不利者，也可归属翘荷汤证。病属气分，位在上焦，病属轻浅，用药必当以轻见长，不可选用过辛、过寒与滋润药。案中方以薄荷辛凉宣透，清头目而利诸窍；连翘、栀子等轻清之品，能走上焦而清气分在上的燥热；桔梗、甘草辛散甘缓，以宣透润燥，兼能利咽喉而消龈肿。诸药合用，使上焦气分燥热得解，则诸窍自宁。

案二　口唇疱疹案（张文选. 温病方证与杂病辨治. 北京：中国医药科技出版社，2017）

李某，男，46岁，2005年3月8日初诊。因工作压力过重，心情急躁，进而郁火上逆，口唇出现疱疹，牙龈肿胀，自觉鼻息之气火热，口气浊热，心烦急躁。脉弦数，舌红尖赤，苔薄黄。辨证为翘荷汤证。

处方：薄荷6g，连翘15g，生栀子10g，绿豆15g，蝉蜕6g，升麻6g，大黄3g，3剂告愈。

解析　口唇疱疹属于单纯疱疹的一种，单纯疱疹是由单纯疱疹病毒引起的皮肤和黏膜疾病，病变以口唇部位为主者名口唇疱疹，属于传统医学"口疮"范畴。古代医家多认为其由外感湿热或内伤热郁，积于胃脘，损于口舌所致，从湿热、阴虚、血瘀、气虚论治。本案患者由工作压力过重而致肝郁化火，木火相煽则心情急躁，肝火犯胃，胃开窍于口，其华在唇，肝郁不达，胃失和降，郁火随肺胃上逆之气，升腾上跃，熏蒸口鼻则口唇出现疱疹、牙龈肿胀、自觉鼻息之气火热、口气浊热。证属气分，清解为主，病位在上，"治上焦如羽，非轻不举"，以质轻味薄之薄荷、生栀子疏散风热，"透风于热外"；火气通于心，热盛扰神，以连翘、绿豆清心泻火；"火郁发之"，以升麻、蝉蜕透达郁热，以防郁火伤津化燥；热随气逆，为防其痉厥，以大黄通泄郁热，导热下行，以复其气而取效。肺胃肠一气相通，肝升于左，肺降于右，肝火犯胃，胃气不降，腑气不通而邪热上熏；通其腑气则热下行，邪有外达之机，此即有可下之机。因此，本案证虽属上焦，未见阳明腑实，仍可少佐大黄通下泄热。

第三节　肺热壅盛

一、证治概要

本证是温邪入里，邪热壅阻肺经气分，肺失宣降所致，多见于风温肺热病。证候特点以"喘咳息促，吐稀涎，脉洪数，右大于左，喉哑；是为热饮，麻杏石甘汤主之"为特点，临床表现为身热，汗出，口渴，咳喘，或咯痰黄稠，或带血，或痰呈铁锈色，胸闷胸痛，舌红苔黄，脉数。病机有侧重于肺气壅阻或侧重于肺热化火之别：如胸闷、咳嗽、喘急为肺热壅阻之象；热盛、胸痛、咳吐腥臭黄痰或铁锈色痰、舌红苔黄、脉滑数为肺热化火之象。总体病机以邪热壅肺，肺失宣降为特点，治当清热宣肺平喘。

二、医案举例

案一　何拯华治风哮案（何廉生，唐文奇，郭奇逸. 全国名医验案类编. 北京：学苑出版社，

2018）

朱姓儿，年九岁，素有奶哮，由风伤肺而发。初起恶寒发热，面赤唇红，继则痰涎上壅，喉中鮖齁如水鸡声，或如拽锯，鼻扇口干，二便不利。脉右浮滑搏数，左浮弦，舌苔黄白相间。脉证合参，此由于痰火内郁，风寒外束。

麻黄五分，光杏仁钱半，生石膏（研细）四钱，清炙草五分，广皮红一钱，姜半夏钱半，瓜蒌仁（杵）四钱，生枳壳一钱，生姜汁四滴，淡竹沥（分冲）两瓢。一剂知，二剂诸症皆减，后用清金丹（莱菔子一两拌炒猪牙皂五钱研细，姜汁竹沥打面粉糊丸，如绿豆大，每服十丸，朝晚各一次，用金橘脯一枚，剪碎泡汤送下），调理旬日而痊。

案二　俞长荣治肺炎医案（陈明. 伤寒名医验案精选. 北京：学苑出版社，1998）

邱某，患肺炎，高热不退，体温40℃，咳嗽频剧，呼吸喘促，胸部疼痛，痰中夹有浅褐色血液，间有谵妄如见鬼状，脉弦洪大。辨证为邪热迫肺，肺气闭塞，拟方麻杏石甘汤加减。

处方：石膏72g，麻黄9g，杏仁9g，甘草6g，水煎，分三次服，每次间隔1小时。

1剂后，诸症减十之七八。后分别予以蒌贝温胆汤、生脉散合泻白散2剂，恢复健康。

解析　麻杏石甘汤出自《伤寒论·太阳病篇》："不可更行桂枝汤，汗出而喘，无大热者，可与麻杏甘石汤。"原方是治疗外感风寒、郁热致喘之主方。后世温病学家通过方药配伍比例的调整将其作为辛凉疏泄卫表的经典方剂。在病机方面，其起病及病机转变过程虽各有不同，或为外感风寒，入里化热，或为外感风热、温毒，内舍于肺，但却殊途同归。以上两案在就诊时均已具备肺热壅盛这一主证，并多以咳、痰、喘、发热等为其主要临床表现，舌多为质红赤而苔黄，脉多见数象。《内经》所谓"肺病者，喘咳逆气……身热不得卧，上为喘呼"是也，小儿奶哮，往往由患儿伤风，乳母不知忌口，凡荤酒、油腻、盐醋、酸咸、姜椒等一概乱食，以致乳汁不清，酝酿而成。案一乃风寒外来，痰火内郁，非麻黄不足以开其肺窍，非石膏不足以清镇痰火，故以为君；然痰为有形之物，故又以广皮红、姜半夏、瓜蒌仁、生枳壳为臣，辛滑涤痰，化浓为薄，化薄为无；佐以光杏仁下气降痰，使以清炙草调和诸药。案二症见高热不退、脉象洪大，虽似白虎汤证，但咳嗽频剧，呼吸喘促，胸部疼痛，又不见大汗、大渴，仍为内热郁闭于肺之病机，用而见效。若以白虎汤治之，非但喘不能平，有可能因热遏不散而变证诸端。麻杏石甘汤与白虎汤二方均可用于肺胃热盛者。但前者宣肺作用较强，用于咳喘较甚者为宜；后者以清泄阳明，透热外达为主，适用于阳明热盛，气郁不达者。

三、辨治思路

1. 辨证思路　本证为风热病邪由卫分传入气分，而致热壅肺经气分，肺热炽盛，肺气郁闭。邪已化热入里则身热而不恶寒；肺热郁蒸，迫津外泄，津液亏耗则汗出而烦渴引饮；邪热壅肺，肺气郁闭，宣降失常，则咳喘；络脉不通则胸闷胸痛；舌红苔黄、脉数为气分热盛之象。以身热、咳喘、口渴、苔黄、脉数为辨证要点。

本证与邪袭肺卫之桑菊饮方证虽均以身热咳嗽为主症，但与邪袭肺卫证显然有别。不同之处在于邪袭肺卫属卫分证，见于风热上受，病发初起，病情轻浅，临床表现以发热并见恶寒，无汗或少汗，口渴不甚，苔薄白，脉浮数等为主；本证则为肺热炽盛之气分证，多从前证进一步发展而来，病情较重，系热邪壅肺，肺气不能宣降所致，临床多见咳而兼喘，并有热盛，舌红苔黄等气分里热之象。

2. 治疗思路

治法：清热宣肺平喘。

方药：麻杏石甘汤（《伤寒论》）。

麻黄（去节）四两，杏仁（去皮尖）五十个，甘草（炙）二两，石膏（碎，绵裹）半斤。

上四味，以水七升，先煮麻黄，减二升，去上沫，内诸药，煮取二升，去滓，温服一升。

《伤寒论》曰："发汗后，不可更行桂枝汤。汗出而喘，无大热者，可与麻黄杏仁甘草石膏汤。"《温病条辨》曰："喘咳息促，吐稀涎，脉洪数，右大于左，喉哑，是为热饮，麻杏石甘汤主之。"可见邪热壅肺为肺热炽盛，肺气不利而为咳喘，以麻杏石甘汤为主方。本方以麻黄配杏仁重在宣肺定喘，麻黄配石膏重在清宣肺热，甘草调和诸药，合之共奏清宣肺热之效。如柯韵伯所说：盖以石膏清里热，有汗者得麻黄疏泄，则壅者亦宣；无汗者得麻黄疏泄，而闭者亦开。麻黄与石膏用量比例：一般石膏为麻黄的5～10倍（麻黄常用量在10g以下）。如发热，喘而汗出者，麻黄用量偏小，石膏与麻黄用量比可加大；如身热，无汗而喘者，石膏与麻黄用量可同时加大。本方重在清气热宣肺气而不在化痰，故苦寒之品要少用。如蒲辅周所说：麻杏石甘汤为辛凉宣闭方，加三黄，往往冰伏其邪，开不了肺气郁闭。本证痰之由来，为肺热不能肃化，肺气郁闭，津液聚而变为痰，故一般清气热宣肺气则痰可去。但如为痰热壅盛，则有肺痈之虞，故可合用千金苇茎汤以化痰热。如《温病条辨》所说"太阴湿温喘促者，千金苇茎汤加杏仁、滑石主之。《金匮》谓喘在上焦，其息促。太阴湿蒸为痰，喘息不宁，故以苇茎汤轻宣肺气，加杏仁、滑石利窍而逐热饮"。

四、方药运用于杂病的辨治思路

（一）肺热壅盛证与杂病相关证候的关系

肺热壅盛证是肺热证，病机主要包括两个方面：肺热津伤和肺气郁滞。所以杂病主要表现一是上焦肺热证，包括肺脏本身的气分热盛与肺失宣肃，如壮热、汗出、咳喘等，因此，现代临床上的上呼吸道感染、慢性支气管炎急性感染、支气管哮喘发作、慢性阻塞性肺疾病的急性感染等急性呼吸系统感染性疾病可参照本证病机治疗。二是表寒里热，肺卫郁滞，包括头面、四肢、皮毛的热证，如头痛、四肢酸痛、皮肤瘙痒、鼻塞流涕等，因此过敏性鼻炎、变应性鼻炎、鼻窦炎等五官科疾病等可参照本证病机治疗。"疹为太阴风热"，肺主气属卫，外合皮毛，肺热郁闭，卫表不宣，邪热内窜营络，故会出现皮疹，因此麻疹、系统性红斑狼疮、结节性红斑等疾病也可参照本证病机拓展思路。三是因肺热导致的水肿。肺主通调水道，"少阳属肾，肾上连肺，故将两脏"，肺热炽盛，肺气壅滞，水道不调，上焦肺热波及下焦，灼伤肾脉，膀胱失约则遗尿、小便不利、水肿等，对于遗尿、肾炎、尿毒症等现代疾病由肺热壅盛证所引起或加重的也可参照本证辨治。

（二）麻杏石甘汤运用于杂病的辨治思路

麻杏石甘汤属"辛凉重剂"，亦可为辛凉复辛温法。一是在辛凉清解中配伍少量辛温发汗之品，增强辛凉疏卫，透邪外达的作用，又无辛温发汗伤阴之弊。二是辛温与辛凉并举，辛温以解表寒，辛凉以透泄里热，针对外寒里热证亦可。两种作用重点在于石膏与麻黄的药物配比，石膏：麻黄在5:1之上，则重在辛凉疏卫，以泄里热。石膏：麻黄在2:1之上，则表里双解，祛寒清热。因此，凡杂病中病机涉及肺胃热盛，内壅不达或外寒里热之喘促不宁证候者均可参照麻杏石甘汤加减运用。

（三）医案举例

案一 遗尿案（陈明. 伤寒名医验案精选. 北京：学苑出版社，1998）

患者甲，男，8岁，1967年7月22日初诊。家长代诉：患儿夜间遗尿已4年余。4年多以来，每夜必遗尿1～2次，经常咳嗽，口渴，舌苔黄而微白，脉数，右脉偏大，大便正常，小便微黄。

处方：麻黄 6g，杏仁 6g，生石膏（另包先煎）18g，甘草 3g。水煎服，2 剂。

3 日后复诊，家属代诉服前方后，昨夜未遗尿，胃纳减少，余症同前。原方加山药 18g，谷芽 18g。水煎服，2 剂。

3 日后三诊，家属代诉服前方后，近 3 日已无遗尿，咳嗽与口渴减轻，食量增加，二便正常，舌苔薄白，脉略数。右脉已无大象，原方再进 2 剂，以清肺之余热。以后随访，得知患儿自服前方以后遗尿症已痊愈，未见复发。

解析　小儿遗尿症是指 5 岁以上的小儿不能自主控制排尿，经常睡中小便自遗，醒后方觉的一种病证。《诸病源候论》曰："遗尿者，此由膀胱有冷，不能约于水故也。"古代医家多将此病责之肾气不足、膀胱寒冷、下元虚寒，或病后体虚、肺脾气虚、肝胆实火、下焦湿热所致。肺主治节，通调水道，下输膀胱，膀胱气化如常则小便自利，若肺虚不能制约膀胱则小便自遗，如朱丹溪所说："肺为上焦，膀胱为下焦，上焦闭则下焦塞。"本案乃痰热郁肺伤阴而成咳嗽气喘，肺阴虚，则治节无权，不能起到正常通调水道之作用，以致膀胱开阖失司，故见遗尿之证。本证因痰热郁肺而咳嗽、气喘、吐稠痰、右脉滑数；痰热郁久伤阴而口渴、舌苔黄白少津、舌质红、小便黄、左脉细数；肺阴虚，则肺之治节失权，不能通调水道，导致膀胱之开阖失常，而每夜必睡中遗尿。遂立宣肺清热，佐以祛痰养阴法，用麻杏石甘汤加味治之。此遗尿症舍肾与膀胱不治，而从肺治者，因小儿体质"肺阴常不足"，易为邪侵，水道失调，则小便自遗，病位以肺为主。治当遵《内经》"上归于肺，通调水道，下输膀胱，水精四布，五经并行"，肺为水之上源，水道通调，下输膀胱，小便自利之意，即吴鞠通所谓："启上闸，化肺气，宣上即利下。"方中用麻黄、石膏清肺中之郁热，杏仁降气行痰，甘草和中。加入桔梗以开胸膈滞气，沙参与麦冬泻热养阴。宗法而效，故二诊时夜间未曾遗尿，惟胃纳少，故以山药、谷芽助胃纳运，诸症减轻，以原方加减 2 日清肺之余热以利膀胱。

案二　水肿案（王维杰，杨彦伟. 周晓卿运用麻杏石甘汤验案举隅. 中医临床研究，2017，9（2）：129-131）

患者丁，女，62 岁，2014 年 6 月 3 日初诊。眼睑水肿 3 日。3 日前无诱因出现晨起上眼睑水肿，眼皮困重，伴口干便秘，稍恶风，有汗不畅，纳可寐差，小便稍不畅，舌红，苔薄白腻少津，脉浮滑数。查尿常规、肾功能、心脏彩超无特殊。辨证属风邪袭表，肺失宣肃，水热上泛，治以疏风清热为主。

处方：生麻黄 12g，杏仁 15g，石膏 30g，蝉衣 10g，浮萍 15g，甘草 6g，紫苏叶 15g，滑石 30g，桑白皮 15g，生姜皮 15g，茯苓皮 15g，白茅根 30g，3 剂，每日 1 剂，分 3 次服。

随访：药进 2 剂，眼睑水肿已退。

解析　水肿是指组织间隙过量的体液潴留，可表现为局部性或全身性的水肿，全身性水肿时往往同时有浆膜腔积液，如腹水、胸腔积液和心包腔积液。古代医家将此病分为阴水和阳水论治，阳水主要治以发汗、利小便、益肺健脾，水势壅盛则可酌情暂行攻逐，总以祛邪为主；阴水则主要治以益气健脾、益肾补心，兼利小便，酌情化瘀，总以扶正助气化为治。《灵枢·水胀》曰："水始起也，目窠上微肿，如新卧起之状，其颈脉动，时咳，阴股间寒，足胫肿，腹乃大，其水已成矣。以手按其腹，随手而起，如裹水之状，此其候也。"《素问·水热穴论》指出："其本在肾，其末在肺。"本案患者恶风脉浮，为外受风邪之象；"伤于风者，上先受之"，肺为水之上源，通调水道，肺气不利，失于肃降则上为眼睑水肿，下为小便不畅；口干便秘，寐差，苔腻脉滑，此因里饮夹热扰及心神，阻滞气机，腑失通降所致。本证虽有便秘，但苔腻、脉滑，是因肺肠一气相通，肺气不降，腑气不通所致，非腑实热结所成。温病虽强调"下不厌早"，但也需有可下之证，不可随意攻下，以防损伤正气，引邪深陷。本案患者病位在肺，治疗当以疏风宣肺，清热利水为主。案中方选麻杏石甘汤疏风清热，加蝉衣、浮萍、紫苏叶疏风走表，桑白皮泻肺利水，生姜皮、茯苓皮利水消肿，滑石、白茅根清热利尿以助化饮。

第四节　燥　热　伤　肺

一、证治概要

本证见于秋燥病中，由肺经燥热较盛，耗伤阴液所致。证候特点以"诸气膹郁，诸痿喘呕"为特点，临床表现为发热，干咳无痰或少痰，甚则痰中带血，气逆而喘，胸满胁痛，鼻咽干燥，心烦口渴，舌边尖红，苔薄白干燥或薄黄而燥，脉数。本证虽有时出现苔薄白而燥、舌边尖红，是因燥热迅即由卫及气，化火伤阴所致，故舌面干燥而苔色未及转变。一俟邪留气分时间稍久，苔必由白转黄，舌面必进一步干燥，对此种薄白而燥之苔切不可误为表未解而津已伤的表热之证。病机以燥热灼伤肺阴为特点；治当辛凉甘润，清肺润燥。

二、医案举例

案一　秋燥案（范文甫. 近代名医学术经验选编·范文甫专辑. 北京：人民卫生出版社，1986）

宋老婆婆，素有痰饮气喘，新感秋后燥热，以致内热气紧加甚。大生地 12g，炙甘草 3g，麻仁 12g，生石膏 12g，杏仁 9g，麦冬 9g，枇杷叶 9g，鳖甲 9g，沙参 9g，桑叶 9g。

二诊：身热见减，咳喘未止。燥热伤肺，当以甘润。沙参 9g，甘草 3g，枇杷叶 9g，石膏 12g，阿胶 9g，麦冬 9g，麻仁 9g，桑叶 9g，杏仁 9g。

三诊：清燥救肺汤。另用麻黄 3g，生梨 1 只，蒸服。

案二　燥咳案（董建华. 中国现代名中医医案精华. 北京：北京出版社，1990）

周某，女，50 岁，1978 年 10 月 9 日初诊。主诉：干咳，入夜尤甚，咳时无痰，胸中闷胀。诊查：唇舌及咽喉灼干，声音略带嘶哑，心烦，食欲减退，无苔，脉数无力。辨证：燥热伤津，心火刑金。治以清火生津润肺。方选清燥救肺汤，加知母、贝母。

处方：霜桑叶 10g，生石膏 10g，党参 10g，生甘草 5g，胡麻仁（捣细）8g，阿胶 10g，麦冬 15g，杏仁 10g，枇杷叶 6g，贝母 10g，知母 10g。

二诊：服药 3 剂后，咳嗽减轻，胸闷、心烦、声哑等症虽也相继减轻，但未全除。咽喉仍有干燥之感，脉数亦无力，应以甘寒生津，清养肺胃为主，兼用止咳宁嗽之品。

处方：沙参 15g，霜桑叶 10g，生扁豆 12g，玉竹 12g，天花粉 12g，净枇杷叶 6g，贝母 10g。

服上方药 3 剂后，食欲增加，脉象缓和，咽喉干燥、口渴、胸闷、声哑等症全部消除而愈。

解析　吴鞠通指出："诸气膹郁之属于肺者，属于肺之燥也""以喘属肺"，燥热在肺，临床表现以发热、津液受损的干燥证候、肺气郁闭的咳喘为主。案一内热气紧，为燥热犯肺，引动痰饮之证；案二乃燥热伤津，心火刑金证，两者均为燥热伤肺所致，肺之气阴两伤，治疗应以清肺润燥为主。燥者润之，既不可因胸中闷胀而用辛香之品，以防耗气，亦不可因火盛而用苦寒泻火之品，以防伤津。故以清燥救肺汤加减，以清肺、润燥、养阴。方中桑叶、杏仁、枇杷叶轻宣肺气而止咳，生石膏清肃肺金燥热，桑叶清宣肺热；《临证指南医案》指出治燥"其法以纯阴静药，柔养肝肾为宜"，故以阿胶、麦冬、麻仁、知母润肺滋液，党参、甘草之用是取《难经·十四难》"损其肺者益其气"之法，对燥热伤肺者，益气以生津，且党参、甘草亦兼益阴之效，诸药共奏清燥泄热、滋肺养阴之功。

本方为吴鞠通所言"辛凉甘润法"之代表方剂。它的组方特点主要表现一是桑叶量重而其他药分量相对较轻。石膏虽寒凉而量少，不影响桑叶轻宣之性；桑叶得石膏，性具辛凉而有利于清宣燥热；二是佐人参以补肺之气阴。本方与桑杏汤都可治疗温燥，但清燥救肺汤以清肺燥与养气阴为主，较桑杏汤的养阴润肺作用强。所以温燥外袭，肺津受灼之轻证，症见身热不甚、干咳少痰、右脉数大者，宜桑杏汤；若燥热甚而气阴两伤之重症，症见身热、干咳、气逆而喘、胸膈满闷、脉虚大而数者，宜清燥救肺汤。

三、辨治思路

1. 辨证思路　本证是肺经燥热化火，耗伤阴液之证。肺为热灼，肺气失于清肃，则见身热，干咳无痰，气逆而喘；热壅于肺，气机失畅，则胸满胁痛；燥热上干，耗伤津液，故咽喉干燥，鼻燥，齿燥，舌边尖红赤；热灼阴伤故见心烦口渴。以身热，干咳无痰或少痰，气逆而喘，鼻咽干燥，脉数苔薄白燥为本证辨证要点。

本证之咳嗽气喘，当别虚实寒热，本证干咳无痰，气粗而喘，是燥热属实。胸满胁痛，为肺络不畅，气机郁滞，可见于多种疾病，必须结合全身症状分析。本证之胸满胁痛，是因燥热伤肺，气机郁滞所致。本证舌象见苔薄白而燥，是因燥热迅即由卫及气，化火伤阴所致，故舌面干燥而苔色未及转变，是邪在气分，舌质必见红赤，切不可以为是表未解而妄发散。

2. 治疗思路

治法：辛凉甘润，清肺润燥养阴。

方药：清燥救肺汤（《医门法律》）。

石膏（煅）二钱五分，冬桑叶三钱，甘草一钱，人参七分，胡麻仁（炒研）一钱，真阿胶八分，麦门冬（去心）一钱二分，杏仁（去皮，麸炒）七分，枇杷叶（去毛，蜜炙）一片。

水一碗，煮六分，频频二三次温服。

本证为燥热化火，肺之气阴两伤，既不可因见胸满胁痛而用辛香之品，以防耗气，亦不可因火盛而用苦寒泻火之品，以防伤津，治疗当以清肺润燥为主，方用清燥救肺汤，以取清泄肺热、润燥养阴之效。若肌表尚有邪热，可去真阿胶加薄荷叶、连翘、牛蒡子等增强透表之力；若热重津伤明显者，以北沙参或西洋参易人参，加知母、麦冬、桔梗甘寒润燥，增强清润之力；痰多者，可加贝母、竹沥、瓜蒌皮以化痰；咳痰带血者，可加侧柏叶、旱莲草等以凉血止血；胸满胁痛明显者，可加丝瓜络、橘络、郁金等以和络止痛。临证时应慎用苦寒降火之品，以免重伤肺津。

四、方药运用于杂病的辨治思路

（一）燥热伤肺证与杂病相关证候的关系

燥热伤肺证，是燥热病邪侵犯肺胃引起的以燥热、气逆、气阴两虚为病机特点的证候。即《温病条辨·上焦篇》谓："诸气膹郁，诸痿喘呕之因于燥者。"从病位来讲，燥热在肺，胃土为肺金之母，金水相生，而病位涉及肺、胃、肾。肺胃主降，为邪所困，气机上逆则咳、喘、呕。因此，肺炎、支气管炎、支气管扩张、肺结核等呼吸系统疾病出现本证者可参照本证病机拓展思路。肺主气外合皮毛，肺系上达咽喉，胃开窍于口，燥热在肺，邪热循经上扰，则咽喉肿痛、口唇皲裂、皮肤干燥，因此，扁桃体炎、咽炎、口唇皲裂、银屑病、皮炎、干燥综合征等亦可参照本病机治疗。肺与大肠相表里，胃主肌肉，"诸痿独取阳明"，胃失腐熟，四肢失养而无力，燥热在肺，邪热下迫则泄泻，因此，重症肌无力、泄泻等也可参照本证。肺通调水道，肾主水，金水相生，上焦之水不充，下焦之水乏源，耗伤肾精则消渴不已，所以糖尿病等现代疾病符合燥热在肺证特点的也可参照本证辨治。

（二）清燥救肺汤运用于杂病的辨治思路

吴鞠通称此方为"辛凉甘润法"，它的组方特点是辛凉清宣配合甘凉濡润之品，即一是以辛凉之冬桑叶、枇杷叶、杏仁轻清疏透肺燥，宣降肺气，布散津液，针对肺气不宣证；肺司肃降，肺气失宣则症见咳嗽、喘。二是以麦门冬、真阿胶、胡麻仁甘凉濡润之剂，清滋肺肾，生津润燥，针对肺胃阴津损伤之证，"燥之为病，血液衰少，不能荣养百骸故也"，肺为水之上源，通调水道，上源之水不充，下源乏竭而症见干渴、咯血、咳嗽少痰、肌肤干燥等。三是石膏辛寒清泄肺胃燥热，不影响冬桑叶轻宣之性，针对肺胃燥热炽盛，热盛伤津耗液则症见口干、烦热、汗出。四是以人参、甘草益气生津，补土生金，针对胃气不足证；脾胃为后天之本、气血生化之源，气虚不运则症见少气、乏力、食少，即柯琴所论："石膏、麦冬秉西方之色，多液而甘寒，培肺金主气之源，而气不可郁。土为金母，子病则母虚，用甘草调补中宫生气之源，而金有所持。金燥则水无以食气而相生，母令子虚矣，取阿胶、胡麻黑色通肾者，滋其阴以上通生水之源，而金始不孤。西方虚，则东方实矣，木实金平之，二叶秉东方之色，入通于肝，枇杷叶外应毫毛，固肝家之肺药，而经霜之桑叶，非肺家之肝药乎？损其肺者，益其气，人参之甘以补气。气有余便是火，故佐杏仁之苦以降气，气降火亦降，而治节有权，气行则不郁，诸痿喘呕自除矣。要知诸气膹郁，则肺气必大虚，若泥于肺热伤肺之说，而不用人参，必不开而火愈炽，皮聚毛落，喘而不休，此名之救肺，凉而能补之谓也。若谓实火可泻，而久服芩、连，反从火化，亡可立待耳。"因此，凡杂病中属于燥热在肺，气阴两伤证者皆可利用清燥救肺汤加减运用。

（三）医案举例

案一　燥热犯肺案（杨进. 温病学. 北京：中国中医药出版社，2016）

张某，女，62 岁，1978 年 10 月 23 日初诊。去年炎夏初病，咳嗽少痰，当时天气燥热，汗出多，咳嗽时休时作。曾服抗生素、止咳药、中药宣肃止咳化痰，均无效，至今年余。近来咳嗽转剧，呛咳不断，痰黏不爽，入夜尤甚，不得安卧，性情烦躁易怒，口中干渴。胸透未见异常，周围血象正常。诊时见口唇干裂，舌质苍老，红瘦少津，无苔，脉弦数，不恶寒，喜饮水。证属燥热气逆咳嗽，治宜甘寒润燥止咳。

处方：桑叶 10g，南沙参 10g，北沙参 10g，生地 10g，麦冬 10g，杏仁 10g，炙甘草 6g，天花粉 12g，枇杷叶（去毛）4 片。2 剂，水煎服。

10 月 25 日复诊时见呛咳减，夜寐渐安，痰易咳出，口渴减轻，精神较前好转，口唇亦较前濡润。舌质苍老色红，脉细数，此为津液渐回之象。近日肩痛。

处方：上方减天花粉量至 10g，加桑枝 12g，秦艽 10g。2 剂，水煎服。

药后呛咳止，诸症亦平。

解析　咳嗽是中医病名，但在现代医学中常指一种呼吸道疾病常见症状，是由气管、支气管黏膜或胸膜受炎症、异物、物理或化学性刺激引起的，表现先是声门关闭、呼吸肌收缩、肺内压升高，然后声门张开，肺内空气喷射而出，通常伴随声音。古代医家常将其分为外感咳嗽与内伤咳嗽论治，病位主在肺，即《景岳全书·咳嗽》说："咳证虽多，无非肺病。"治疗总以分清邪正虚实为主，其中外感咳嗽，为邪气壅肺，多为实证，治以祛邪利肺为原则；内伤咳嗽，多属邪实正虚，治以祛邪扶正，标本兼顾为原则。《河间六书·咳嗽论》谓："寒、暑、湿、燥、风、火六气，皆令人咳嗽。"本证虽因外感燥热病邪而起，但病已延及年余，故严格而论，并不属温病秋燥之列。然外感燥热，"燥胜则干"，体内津液受损，而生内燥，即《素问玄机原病式》所言："诸涩枯涸，干劲皴揭，皆属于燥"，是内生五邪之燥热病邪。本案刻诊所见咳嗽，呛咳不断，痰黏不爽，入夜尤甚，不得安卧，口中干渴喜饮水，口唇干裂，舌质苍老，红瘦少津，无苔是肺为热灼，气阴两伤，失其清润肃降之常所致。性情烦躁易怒，是热扰心神之象。病机属肺有燥热，与秋燥有互通之处，可参照秋燥病燥热在肺证论治。病在气分，仍以清解为法，然亦有气阴两伤，虚实夹杂，当攻补兼施，治以清燥热，养气阴之清肺保金立法。方中桑叶质轻性寒，清透肺中燥热之邪，《素问·脏气法时论》说"肺苦气上逆，急食苦以泄之"，以杏仁、枇杷叶之苦，降泄肺气；南沙参、北沙参、生地、麦冬、天花粉、炙甘草养阴润肺，肺得滋润，则治节有权。二诊见呛咳减，夜寐渐安，痰易咳出，口渴减轻，精神较前好转，口唇亦较前濡润。舌质苍老色红，脉细数，此为热退，津液渐回之象。因此，原方减天花粉量，近日肩痛，加桑枝、秦艽舒筋活络止痛。

案二 糖尿病案（张国珍. 清燥救肺汤新用. 四川中医，2008（6）：120）

柳某，男，62 岁，2003 年 10 月 15 日初诊。患者有糖尿病病史 8 年，长期服用二甲双胍、格列吡嗪治疗，半个月前因感冒发热病情加重而就诊。症见：形体怯弱，面色紫红，干咳无痰，呃逆频作，食入气逆欲呕，胸中烦热，口干舌燥欲凉饮，午后低热，失眠出汗，大便干结 1 周未行，舌红光剥如镜面，脉细数。检查：空腹血糖 16.4mmol/L，餐后 2 小时血糖 19.2mmol/L。尿常规：蛋白（＋＋）。中医诊断：消渴，呃逆，咳嗽。证属肺胃津涸，燥热内炽。治宜：清燥救肺，滋养肺胃。

处方：西洋参、麦冬、桑叶、乌梅、枇杷叶、地骨皮、阿胶各 10g，杏仁、石斛各 12g，胡麻仁 6g，生石膏 50g，天花粉 15g，生甘草 3g。3 剂，水煎服。

二诊：呃逆止，胸中烦热除，咳嗽大减，大便畅行，睡眠出汗、口渴改善。上方生石膏减至 30g，6 剂，水煎服。

三诊：睡眠转佳，口不渴，纳可便调。前方去石斛、乌梅、桑叶，加葛根、枸杞子、桑白皮各 15g，停服格列吡嗪，连服月余，食量未增，舌淡红苔薄白，诸症若失。复查空腹血糖 5.8mmol/L，餐后 2 小时血糖 8.6mmol/L，尿蛋白（＋）。后易汤为散剂，每次 6g，每日 3 次。1 年后复查血糖正常。

解析 糖尿病是一组因胰岛素绝对或相对分泌不足和（或）胰岛素利用障碍引起的碳水化合物、蛋白质、脂肪代谢紊乱性疾病。临床表现为"三多一少"，病久可引起多系统损害，导致眼、肾、神经、心脏、血管等组织器官的慢性进行性病变、功能减退及衰竭。此病归属于中医"消渴"范畴，古代医家认为其多由先天禀赋不足，复因情志失调、饮食不节等原因所致，临床期病机主要在于阴津亏损，燥热偏盛，而以阴虚为本，燥热为标，两者互为因果，阴愈虚则燥热愈盛，燥热愈盛则阴愈虚。消渴病的三多症状，往往同时存在，但根据其表现程度上的轻重不同，分为上消、中消、下消。上消以肺燥为主，多饮症状较突出；中消以胃热为主，多食症状较突出；下消以肾虚为主，多尿症状较突出。病变的脏腑主要在肺、胃、肾，尤以肾为关键，三脏之中，虽可有所偏重，但往往又互相影响。治疗以清热润燥、养阴生津为主。本案患者面色紫红、干咳无痰、呃逆频作、食入气逆欲呕、胸中烦热、口干舌燥欲凉饮、大便干结、失眠出汗、脉数乃肺燥津伤，热郁化火扰神，气机上逆，失于通降之征；午后低热、舌红光剥如镜面，脉细乃是肺胃阴伤之象。案中病位在肺胃，病属上消，《医学心悟·三消》说"治上消者，宜润其肺，兼清其胃"，以西洋参、麦冬、地骨皮、石斛、天花粉等甘寒之品滋养肺胃阴液，生石膏、桑叶、枇杷叶、生甘草清泄肺胃邪热，杏仁肃降肺气以下气通便止咳。本病尤以肾为关键，基于"务在先安未受邪之地，恐其陷入易易耳"的治未病思想，又以阿胶、乌梅、胡麻仁酸寒、咸寒之剂滋养肝肾。二诊时呃逆止，胸中烦热除，咳嗽大减，大便畅行说明肺胃热势得减，故生石膏减量。三诊时睡眠转佳，口不渴，纳可便调说明肺胃功能得复，阴伤得复，故去前方中滋阴的石斛、乌梅、桑叶，加葛根、枸杞子、桑白皮补其虚损不足，以固其肾本。本案采取的是以辨证为主，结合辨病的方式，证属气分，内生燥热在肺，兼有气阴两伤，据证以清燥救肺汤为基础清解燥热、益气养阴，据病程进展又加以考虑，防其内陷，病虽在气分，以清解为主，但"卫之后方言气，营之后方言血"，燥热久羁，亦可入血，耗伤肝肾阴精，因此要提前顾护其虚，予以滋阴养血之剂。

第五节　毒壅肺胃

一、证治概要

本证多见于大头瘟、烂喉痧等温毒类温病中，多由温毒犯卫失治、误治而内传入里，邪气深入气分，热毒蕴阻肺胃所致。证候特点以"初觉憎寒体重，次传头面肿盛，目不能开，上喘，咽喉不利，口渴舌燥"为主，即临床表现除具有一般温病特点外，还有上焦局部红肿热痛等肿毒的特征，主要表现为壮热口渴，烦躁不安，头面焮肿疼痛，咽喉疼痛，舌红苔黄，脉数实。病机以肺胃热盛，攻窜头面为特点，临证治当清热解毒，疏风消肿。

二、医案举例

案一　大头瘟肺胃火炽，热毒上攻案（丁甘仁. 丁甘仁医案. 北京：人民卫生出版社，2007）

朱左，头面肿大如斗，寒热，口干，咽痛，腑结，大头瘟之重症也。头为诸阳之首，风可到，风为天之阳气，首犯上焦，肺胃之火，乘势升腾，三阳俱病，拟普济消毒饮加减。

荆芥穗钱半，青防风一钱，软柴胡八分，酒炒黄芩钱半，酒炒川连八分，苦桔梗一钱，连翘壳三钱，炒牛蒡二钱，轻马勃八分，生甘草八分，炙僵蚕三钱，酒制川军三钱，板蓝根三钱。

二诊：肿势较昨大松，寒热咽痛亦减，既见效机，未便更张。

处方：荆芥穗钱半，青防风一钱，薄荷叶八分，炒牛蒡二钱，酒炒黄芩一钱，酒炒川连八分，生甘草六分，苦桔梗一钱，轻马勃八分，大贝母三钱，炙僵蚕三钱，连翘壳三钱，板蓝根三钱。

三诊：肿消热退，咽喉未愈，外感之风邪未解，炎炎之肝火未清也，再与清解。

处方：冬桑叶三钱，生甘草六分，银花三钱，甘菊花二钱，苦桔梗一钱，连翘壳三钱，粉丹皮钱半，轻马勃八分，黛蛤散（包）五钱，鲜竹叶三十张。

案二　花粉过敏致头面肿胀案（冯刚，郑宏，郑启仲. 郑启仲应用普济消毒饮临证经验. 中华中医药杂志，2016，31（7）：2615-2617）

患者，女，17岁，2013年3月21日初诊。主诉：头面肿胀2日。2日前患者采摘油菜花后用手挖鼻，2～3小时后自觉鼻孔瘙痒，喷嚏不断，流清涕，自认为是感冒，服药不效。次日醒后头面肿胀，双目难睁，皮色光亮，伴发热恶寒，某医院考虑为油菜花过敏，予以抗过敏等对症治疗，面目仍肿胀，发热稍缓解。中医门诊就诊。诊见：头面肿胀，双目可稍睁开，结膜充血明显，发热恶寒，乏力，头痛，心烦，纳差，溺短赤，大便正常，舌红苔黄厚，脉滑数。西医诊断：花粉过敏，中医诊断：大头瘟。中医辨证：风热上壅，清窍不利。治则：清热解毒，疏风散邪。方用：普济消毒饮加减。

处方：黄芩10g，黄连6g，陈皮10g，生甘草6g，元参10g，连翘10g，板蓝根15g，马勃6g，牛蒡子10g，薄荷（后下）6g，僵蚕10g，升麻6g，柴胡9g，桔梗6g，辛夷6g，蝉蜕6g。2剂，每日1剂，水煎分两次服，嘱禁食肥甘厚味及辛辣之品。

3月23日二诊：服药后患者可睁眼如初，面目稍肿胀，仍鼻塞流涕，发热恶寒缓解，尿色转清，舌稍红苔稍黄，脉数。

处方：黄芩10g，黄连6g，牛蒡子10g，陈皮10g，元参10g，连翘10g，麻黄6g，薄荷6g，荆芥 6g, 防风 6g, 升麻 6g, 柴胡 10g, 桔梗 10g, 茯苓 10g, 泽泻 10g。3 剂, 每日 1 剂, 水煎分两次服。

3 月 26 日三诊: 患者面目浮肿已缓解, 偶有鼻塞流涕, 舌淡红苔薄白, 脉略数。嘱其继续饮食调理而安。

解析 普济消毒饮出自李东垣《东垣试效方》卷 9: "治大头天行, 初觉憎寒体重, 次传头面肿盛, 目不能开, 上喘, 咽喉不利, 口渴舌燥。"吴鞠通在《温病条辨》以此方加减治疗大头瘟, "温毒咽痛喉肿, 耳前耳后肿, 颊肿、面正赤, 或喉不痛, 但外肿, 甚则耳聋"。案一为大头瘟毒热壅遏卫气分之证。风热时毒窜扰部位广泛, 毒窜阳位则头面肿大, 邪郁卫表则寒热, 热炽肺胃则口干咽痛, 热结大肠则腑结。故首诊治疗在普济消毒饮清泄肺胃的基础上, 加用荆芥穗、青防风增强疏散在表之风热, 加酒制川军通腑泄热, 而去升麻、陈皮以防升、温太过, 方药中的。二诊时病势大减, 依法追击, 此时腑实已通, 故去酒制川军而加大贝母化痰散结, 终以清泄余火而善后。案二患者头面肿大由油菜花花粉过敏所致, 发病在春季, 起病急骤, 头面尤甚, 结合春季属风, 风性轻扬升散, "伤于风者上先受之", 致病易伤人体上部。结合本案病位在头面部, 起病急骤, 发展迅速, 当知此属风邪为患, 临床表现有局部红肿热痛之象, 是为风热时毒所致, 符合中医"大头瘟"诊断, 结合舌脉等, 辨证为风热毒邪上壅, 清窍不利, 故治疗予普济消毒饮清热解毒, 疏风散邪。后期热毒之势变弱, 而风邪尚盛, 风邪影响肺气宣降则水液代谢不畅则水肿, 因此, 后期加用麻黄、荆芥、防风等祛风利湿, 泽泻、茯苓等淡渗利湿, 湿退而病愈。

三、辨治思路

1. 辨证思路 本证是肺胃热毒内盛, 上攻头面所致。风热时毒外袭, 内传入里, 热毒渐炽, 充斥肺胃则壮热渴饮、烦躁不安、咽喉疼痛; 头为诸阳之会, 热毒上冲头面, 搏结不泄, 则出现头面焮肿; 舌赤苔黄和脉数实等, 皆是火毒偏盛的征象。以壮热不恶寒、渴饮、舌赤苔黄、脉数实为辨证要点。

本证与一般温病初起的临床表现有相似处, 但本证很快出现头面红肿等上焦部位肿毒特征的症状, 这是本病的特点。同时, 在辨证时还应重视其卫分症状是否存在, 一般来说, 如见恶寒、舌尖边红、脉浮数等症状, 多意味着表邪未尽, 卫分证仍在。若壮热不恶寒, 渴饮, 则是表证已罢而里热炽盛的表现。

2. 治疗思路

治法: 清热解毒, 疏风消肿。

方药: 普济消毒饮、代赈普济散。

(1) **普济消毒饮**(《东垣十书》): 黄芩二钱, 黄连八分, 元参三钱, 连翘三钱, 板蓝根三钱, 马勃一钱半, 牛蒡子三钱, 薄荷一钱, 僵蚕二钱, 桔梗一钱, 升麻八分, 柴胡一钱, 陈皮一钱半, 生甘草一钱。

汪昂《医方集解·泻火之剂》谓: "此手太阴、少阴、足少阳、阳明药也。芩连苦寒, 泻心肺之热为君; 玄参苦寒, 橘红苦辛, 甘草甘寒, 泻火补气为臣; 连翘、薄荷、鼠粘辛苦而平, 蓝根甘寒, 马勃、僵蚕苦平, 散肿消毒定喘为佐; 升麻、柴胡苦平, 行少阳、阳明二经之阳气不得伸。桔梗辛温为舟楫, 不令下行, 为载也。"方中薄荷、牛蒡子、僵蚕等辛散以凉泄肺卫风热, 得轻可去实之妙。用黄芩、黄连苦寒以直折气分火热, 并用板蓝根、连翘、马勃解毒消肿, 元参则滋肾水而上制邪火, 以升麻、柴胡、桔梗升载诸药, 并可疏散在表之邪, 佐陈皮可利壅滞之气, 生甘草既可解毒又可和中。

（2）**代赈普济散**（《重订广温热论》）：苦桔梗、升麻、浮萍、银花、连翘、元参各十两，牛蒡子、荆芥穗各八两，蝉衣、黄芩、大青叶、白僵蚕各六两，苏薄荷、人中黄、马勃、射干、制大黄各四两。

上药各为粗末，秤和匀，以滚水煎三五沸，去渣热服。

代赈普济散为普济消毒饮类方，出自《重订广温热论》。何廉臣在该方按语中说："此方载在吴鞠通医案，通治风温温毒，喉痹项肿面肿，瘟疹麻痘，杨梅疮毒，疙瘩。凡上中二焦及肌腠一切风热等证。外则身热恶风寒无汗，内则懊侬烦郁，咳呛不寐，二便不畅。势重者，昼夜服至十二包，至轻者服四包，量病增减。大人每包五钱，小儿减半，如喉痹滴水难下咽者，噙一口，仰面浸患处，少顷有痰涎吐出，再噙再吐，至四五次，喉自能开，或绞取汁，从鼻孔灌之，毒尽则愈。如服至八九次，外不怕冷，内则大便不通，腹中满痛，每包加酒炒大黄一钱，牙皂三分，研入同煎。"

本证还可配合外治法，用三黄二香散外敷。

（3）**三黄二香散**（《温病条辨》）：黄连一两，黄柏一两，生大黄一两，乳香五钱，没药五钱。

研极细末，初用细茶汁调敷，干则易之，继则用香油调敷。

方中用黄连、黄柏、生大黄泻火解毒，用乳香、没药活血散瘀，全方具有清火解毒，消肿止痛的作用。此外，还可用金黄散、芙蓉叶各一两研末，菊花三钱浸汁，加蜜糖适量拌和，每日两次，外敷局部。

四、方药运用于杂病的辨治思路

（一）毒壅肺胃证与杂病相关证候的关系

毒壅肺胃证是风热时毒内蕴肺胃，肺胃火盛，上攻头面所致。如刘河间在《素问病机气宜保命集·大头论第三十》所谓："大头病者，是阳明邪热太甚，资实少阳相火为之也。多在少阳，或在阳明，或在太阳，视其肿势在何部分，随经取之。湿热为肿，木盛为痛。"病机主要包括内生风热和热毒上攻两个方面。所以凡阳明热盛，致少阳风火上攻，蕴毒夹秽，符合上焦风火热毒为主的可运用本法指导治疗。杂病主要表现一是阳明热毒炽盛，内生风热证，包括壮热、烦渴、舌赤苔黄等肺胃里热证和胁肋疼痛、目赤、眩晕等风火证。因此，现代疾病呼吸道感染高热、天行赤眼、带状疱疹等可参照本证病机拓展思路。二是上焦部位蕴毒病证，出现头面肿大，咽喉肿痛、溃烂，目赤，目痛等局部肿毒征象。因此，现代临床中急性扁桃体炎、急性咽喉炎、口腔感染等机体上焦病证可参照本证病机拓展思路。"斑为阳明热毒，疹为太阴风热"，肺主气外合皮毛，胃主肌肉，肺胃热盛，内迫营血，窜于血络，外迫肌腠则斑疹显露，因此现代疾病水痘、丹毒、多形性红斑、痤疮、扁平疣等均可参照本病机治疗。

（二）普济消毒饮运用于杂病的辨治思路

吴鞠通称此方为"时时轻扬法"，普济消毒饮的组方特点是清疏并用，以清为主，表里双解；升降并用，气机调畅，通泄三焦。方中重用黄连、黄芩苦寒，清泄心肺之热，降其上部之热邪；又恐黄芩、黄连性降，病有所遗，以苦平行少阳、阳明经气之升麻、柴胡举之，疏散风热，并引诸药上达头面，不使其速下，又有"火郁发之"之意，升降相因，气机调畅。配合牛蒡子、连翘、薄荷、僵蚕辛凉疏散头面风热，祛上焦头面热毒，前后相伍，清疏并用，表里双解。元参、马勃、板蓝根加强清热解毒之功；配生甘草、桔梗以清利咽喉；陈皮理气疏壅，以散邪热郁结。普济消毒饮不仅用于温病，杂病中的咽喉肿痛、头面肿大等上、中、下三焦，或表或里，或内外俱病，皆可参照本方随证加减灵活运用。

本方辛凉、辛温复苦寒的组方特点，具有外散风热，内清热毒之效，清疏相合，疏以透疹，方中元参可透发血分郁火，治疗皮肤病发疹的血分火郁证亦可。

（三）医案举例

案一 带状疱疹案（吴银根. 温病汤证新解. 上海：上海科学技术出版社，2018）

熊某，女，78岁。2005年3月7日就诊。胁肋疼痛1月余，精神倦怠，气短乏力，食欲不振，夜寐不安，二便调，舌暗红，苔薄，脉弦。查：左腰肋部见密集细小疱疹，基底部淡红微肿。诊断为带状疱疹。处方：升麻10g；柴胡10g；牛蒡子10g；板蓝根15g；黄芩12g；黄连6g；僵蚕12g；薄荷6g；元参15g；连翘12g；当归12g；白芍12g；蒲公英30g；延胡索12g。3剂水煎服，外敷如意膏。

二诊：上症大减，大便稍稀，原方去牛蒡子、元参，加泡参30g，茯苓15g，继服3剂而愈。

解析 带状疱疹是一种由水痘-带状疱疹病毒所致的常见的急性皮肤黏膜感染性疾病，春秋季多发，儿童较少见。属于祖国医学"蛇串疮""缠腰火丹""火带疮""蜘蛛疮"范畴，《外科启玄》云："蜘蛛疮，此生于皮肤间，与水窠相似，淡红且痛，五七个成攒，亦能荫开。"临床上以突然发生的、沿神经带状分布、单侧分布、密集成群的疱疹为特点，疼痛明显，病程一般为2~3周，病后极少复发。部分患者局部易有"遗留神经痛"，可持续数月乃至数年。古今医家多从热毒、湿盛、血瘀论治，病位涉及肝、肺、脾，早期以热毒为主。《外科正宗·火丹》言："火丹者，心火妄动，三焦风热乘之，故发于肌肤之表，有干湿不同，红白之异，干者色红……此属心、肝二经之火，治以凉心泻肝，化斑解毒汤是也。"根据风热时毒致病特点，风气内应肝胆，外风与内风相应，本案患者老年人，肝阴不足，相火偏旺之体，为风热时毒外袭，肝胆气郁，相火"内郁为厥阴，外发为少阳"，风火相煽，热毒夹湿蕴结肌肤而致疱疹，病位涉及肝、胆、三焦。肝热阴虚，热扰心神，神不内藏则夜寐不安；肝火内郁，木不疏土，胃纳失健，则食欲不振。热毒内蕴，久耗气阴则精神倦怠，气短乏力。热毒炽盛，则当三焦同泄，临床予以"清肺平肝，养阴安神"为法。普济消毒饮加减可清肺平肝，疏风消肿，合当归、白芍益阴养血安神，延胡索、僵蚕平肝理气。此案带状疱疹本虚标实，标实为重，乃肺胃热盛，引动肝火，属气分阶段，"到气才可清气"，即属正治，然肝藏血，金囚木旺，肝火即胜，为"务在先安未受邪之地"。因此，清疏肺胃时当兼疏肝平肝，益阴活血之法，谨防肝火炽盛，暗耗阴血而精血匮乏，体现"既病防变"的思想，灵机活变。

案二 水痘案（吴银根. 温病汤证新解. 上海：上海科学技术出版社，2018）

朱某，女，10岁。2003年10月19日以周身皮肤斑疹2日就诊。其母诉3日前出现发热、头痛、微咳、流涕、厌食等症，继则皮肤出现斑疹、抓之瘙痒，破后流水，间有结痂，此起彼伏，同时出现。现观患者坐立不安，不时抓挠皮肤；视其痘疹分布较密，呈椭圆形、大小不一，色紫暗、包浆浑浊，有结痂，以躯干为主；伴口渴、心烦、便结、溺赤；望其舌红苔黄而干，且其脉浮滑而数。血象检查：中性粒细胞轻度升高，其他无异常改变。诊断：水痘，风热疫毒壅遏型。治则：疏风清热，解毒透邪。方药：普济消毒饮加紫草、大黄。3剂，水煎服。

二诊：药后新疹未出，旧者大多结痂，大便已畅，小便近常，心烦、口渴等症也大减，舌苔微黄，脉浮，前方见效，仍宗前法，减马勃、升麻、柴胡、桔梗，而加谷麦芽、地肤子，续投6剂而愈。

解析《幼幼集成·水痘露丹证治》曰："水痘似正痘，外候面红唇赤，眼光如水，咳嗽喷嚏，涕唾稠粘，身热二三日而出，明净如水泡，形如小豆，皮薄，痂结中心，圆晕更少，易出易靥，温之则痂难落而成烂疮。"水痘是由水痘-带状疱疹病毒引起的原发感染，临床上以全身症状和皮肤、黏膜分批出现迅速发展的斑疹、丘疹、疱疹与结痂为特征，多见于儿童，具有高度传染性，易造成小区域的流行，愈后可获终身免疫。属于祖国医学"水花""水疮""水疱"等范畴，治疗以清热解毒利湿为总则。《医宗金鉴》指出："水痘发于脾肺二经。"本案为风热疫毒蕴阻肺胃，内迫营分，营气郁滞外窜肌腠所致。热盛伤津扰神则口渴、心烦、便结、溺赤；舌红苔黄而干，脉浮滑而数是风热疫毒客阻肺胃，邪毒壅盛的表现。"口鼻之气通乎天气"，"天气通于肺"，"口气通于胃"，肺主气，外合皮毛，胃主肌肉，肺胃之气与外界相通，邪有外达之机，治疗重在透邪外达。"斑点隐隐……参入凉血清热方中……急急透斑为要"，此透当以辛凉宣透为宜，禁一味辛温升提。初入营分之热，"入营犹可透热转气"，热势均有外达之机，治当清疏并用。案中以普济消毒饮清以泄热，疏以透邪，加紫草清热解毒，大黄攻下以通腑泄热，导热外达。全方清疏并用，透热外达而效。二诊里热减而疹退，故减马勃、升麻、柴胡、桔梗透疹之品，而加谷麦芽、地肤子调和脾胃，清热止痒。

第六节　肺热腑实

一、证治概要

本证多见于风温病，是既有肺经痰热壅阻，又有肠腑热结不通之肺肠同病证。证候特点以"喘促不宁，痰涎壅滞，右寸实大，肺气不降"为特点，临床表现以发热、痰涎壅盛、喘促不宁、便秘、苔黄腻或黄滑、脉右寸实大为主。由于肺与大肠相表里，肺气不降则腑气不易下行；肠腑中热结不通，腑气不得下降，则肺中之邪亦少有外泄之机，所以本证实系肺与大肠之邪互相影响所致，即肺与大肠同病，脏腑同病，互为因果。病机以上有痰热阻肺，下有肠热腑实为特点，治当宣肺化痰，泄热攻下。

二、医案举例

案一　肠痹案（叶天士. 临证指南医案. 苏礼整理. 北京：人民卫生出版社，2006）

张，食进脘中难下，大便气塞不爽，肠中收痛，此为肠痹，肺气不升降。

大杏仁、枇杷叶、川郁金、土瓜蒌皮、山栀、香豉。

案二　哮喘案（王少华.宣白承气汤运用经验.江苏中医，1990（2）：28-29）

王某，男，6岁。1981年7月30日初诊。哮喘三载，每发于小暑、大伏之间，今则宿疾甫作4日，昨午骤然发热，无汗，头痛，入暮即嗜睡，今日依然身热不退，入院后西医作对症治疗。刻诊：壮热（体温39.5℃），项强，面赤，神昏不识人，烦躁不安，惊搐，哮喘气促仍盛，腹微满，起病后未大便，小便深黄，脉象滑疾，一息七八至，舌红、苔底自中心黄厚腻。

处方：陈香薷、光杏仁（打碎）、川贝、锦纹大黄（后下）各6g，粉葛根、银花、连翘、瓜蒌皮、钩藤各10g，生石膏60g，竹叶30片。2剂，水煎，分4次服，每6小时鼻饲1次。

7月31日复诊：药后大便二行，身热稍退（体温39℃），腹满亦消，哮喘之势渐衰，惟仍昏神惊搐、项强，是肺胃之闭已开而手足厥阴之邪未能外达。前方去陈香薷、粉葛根、瓜蒌皮，加川雅连3g，陈胆星3g，黛蛤散（布包）10g，炙地龙10g，锦纹大黄减为3g，2剂，服法同前。

8月1日三诊：今日未大便，身热又退其半（体温37.9℃），目已张，能饮水，哮喘迭减，惊搐停止。上方续服1剂。

四诊时体温已降至37.5℃，哮喘亦减七八，能进食，舌偏红、苔白罩黄，用竹叶石膏汤合清络饮出入调治而愈，无后遗症。

解析 《中西汇通医经精义·上卷》曰："肠中物至此，精汁尽化，变为糟粕而出，其所能出之故，则大肠为之传导，大肠之所以能传导者，以其为肺之腑，肺气下达，故能传导，是以理大便必须调肺气。"案一中虽是肠痹之便闭，但较之燥屎坚结欲便不通的阳明腑实稍缓，是由肺气不降所致的腑气不通而见食进脘中难下，大便气塞不爽，肠中收痛。当知叶天士所谓"腑病治脏，下病治上之法"，宜开降上焦肺气，上窍开泄，下窍自通矣。但当肺气壅塞，肠道腑实已成上下同病时就不单只开泄肺气，同时当兼通下之承气汤类，上下同治。案二证属暑温，邪在太阴阳明之分，肺气闭于先，胃家实于后也，宣白承气汤主之，新加香薷饮亦主之。《温病条辨·中焦篇》指出："阳明温病，下之不通……喘促不宁，痰涎壅盛，右寸实大，肺气不降者，宣白承气汤主之。"宣白承气汤证，与案二所治的暑温不一定完全相同，但两者肺气不降，阳明腑实的病机基本一致，因而也主以宣白承气汤，合新加香薷饮，以透暑托肺邪外达，胃热下泄。

邪热壅肺证也见发热、咳喘，与本证相似，但其属无形邪热壅肺，以肺失宣肃为主，而本证见痰涎壅盛、潮热便秘，属有形之邪阻于肺肠。正如吴鞠通所说："以杏仁、石膏宣肺气之痹，以大黄逐肠胃之结，此脏腑合治法也。"

三、辨治思路

1. 辨证思路 本证是肺经痰热壅阻，肠腑热结，腑气不通所致。肺与大肠相表里，肺气不降则肺津不能下润大肠，大便秘结难解，邪热与肠腑糟粕搏结则潮热、便秘；热郁于肺，灼津为痰，痰热壅阻，肺气不降，痰涎上涌则痰涎涌盛、喘促不宁；苔黄腻或黄滑、脉右寸实大为痰热内阻于肺之征。以喘促痰壅，潮热便秘为本证辨证要点。

本证与痰热结胸证皆为痰热互结，兼有便秘之证，病机却不相同。痰热结胸证为痰热结于胸脘，而邪不在肺，故以胸脘痞闷，按之作痛，渴喜冷饮，得水则呕为主。其便秘虽似阳明腑实，但无潮热、腹部硬痛，可以此为辨。肺热腑实证为痰热阻肺，肺之宣降失司，故喘咳痰嗽为必有之症。其潮热、便秘，甚则腹满硬痛，为兼阳明腑实无疑。

本证与邪热壅肺证在病位上都属于肺，在症状上虽均见身热、咳嗽等，但邪热壅肺证为单纯的肺热壅盛，虽亦见咳喘，而以咳痰不爽为主。肺热移肠为肺与大肠同病，故喘咳痰多，而兼有腑实。

2. 治疗思路

治法：宣肺化痰，泄热攻下。

方药：宣白承气汤（《温病条辨》）。

生石膏五钱，生大黄二钱，杏仁粉二钱，瓜蒌皮一钱五分。

水五杯，煮取二杯，先服一杯，不知再服。

本方取白虎、承气二方之意而变其制。药由生石膏、生大黄、杏仁粉、瓜蒌皮组成。方中生石膏两清肺胃之热；杏仁粉、瓜蒌皮宣降肺气，化痰定喘；生大黄攻下阳明腑实。所以本方为上清宣肺热、下通降腑气的合治之剂。吴鞠通说："其因肺气不降，而里证又实者，必喘促寸实，则以杏仁、石膏宣肺气之痹，以大黄逐肠胃之结，此脏腑合治法也。"因有宣肺通腑之效，故名宣白承气汤。

四、方药运用于杂病的辨治思路

（一）肺热腑实证与杂病相关证候的关系

肺热腑实证是肺肠同病之候，病机在里，病位涉及肺与大肠，以肺肠热盛，气机不降为病机特点。一是肺经热盛，肺系上达咽喉，肺热炽盛，循经上炎则见咽喉、支气管等为邪熏蒸之象，因此，现代临床的支气管炎、肺炎、哮喘、急性扁桃体炎、急性上呼吸道感染等肺系常见病、多发病凡有发热、咳嗽喘促、大便干燥等表现，辨证符合邪热蕴肺、腑气不通者，均可参照本证拓展思路。二是腑实内壅，脑为奇恒之腑，位置最上，元神所居之地。大肠为传化之腑，腑之最下，糟粕汇集之所。精汁之清藏于脑，不容浊气侵。水谷之浊聚于肠，排出须有时，肠腑不通，浊气蕴结成毒，浊毒上扰则神不能安，因此，临床上的肝性脑病、中风、癫痫、癫狂、帕金森病等出现喘促不宁、大便秘结者可参照本证拓展思路。三是气机不降，肺胃肠一气相通，阳明胃经起于鼻，入上齿中，肺气不降，腑实不通，郁热不达，随胃气上逆，熏蒸头面，而见头面肿痛、齿龈疼痛等。因此，临床上的面部痤疮、酒糟鼻、慢性胃炎、口疮、牙痛、鼻衄等因肺热腑实而胃热炽盛者亦可参照本证拓展思路。

（二）宣白承气汤运用于杂病的辨治思路

吴鞠通自注宣白承气汤运用"辛苦辛淡法"，其组方特点是肺肠同治，清上通下，上则清热达邪，下则通降腑气，即吴鞠通所言："肺气不降，而里证又实者，必喘促寸实，则以杏仁、石膏宣肺气之痹，以大黄逐肠胃之结，此脏腑合治法也。"病位重在肺，肺气通则腑实易行，此时通腑是为攻逐内在热结而设，明代之后有"伤寒下不厌迟，温病下不厌早"之说，温病下法是热病中攻邪救阴的重要治法，不必里实坚满已成。因此，杂病中凡有肺中痰涎壅盛，难以下行而喘促不宁，大便难以下行者均可以宣白承气汤加减论治。

（三）医案举例

案一　痤疮案（邵荣世.从脾胃论治疑难病.吉林中医药，2014（9）：882，908）

李某，女，22岁，未婚，2011年8月6日初诊。患者面部痤疮反复发作，经中西药物治疗效果不佳，发作时局部痤疮色红瘙痒，伴脓性分泌物，平素口干苦，大便干结，诊见形体较胖，痤疮色红，舌质红苔薄黄，脉弦。证属肺胃实热内蕴，通降失司。治予清肺通腑泄热法，选宣白承气汤加减。

处方：冬桑叶10g，槐花10g，桑白皮10g，桃仁10g，杏仁10g，制大黄10g，厚朴10g，炒枳壳10g，赤芍10g，连翘10g，白蒺藜30g，甘草3g。7剂。

二诊：药后大便通畅，口干苦显减，痤疮色淡，前方显效，守方共进30余剂，痤疮渐退，大便日行偏烂，舌质淡红苔薄腻，脉弦。痰湿之体者，予化痰祛湿之方口服，以防湿蕴化热。随访1年，未见复发。

解析　痤疮是皮肤科最常见的毛囊皮脂腺慢性炎症性疾病，皮损好发于面颊、额部和下颌，亦可累及躯干，如前胸、背部及肩胛部，以粉刺、丘疹、脓包、结节、囊肿等为特征，常伴皮脂溢出，有发病率高、易复发、难根治等特点。属于祖国医学"痤痱"范畴，中医主要从外感风热、湿热内蕴、血热郁滞和冲任失调论治。本案患者有明显的口干苦、大便干结、舌质红苔薄黄等症，辨证为阳明胃腑通降失司，肺气失于宣降、气血郁滞所致，予以通降胃腑、清肺泄热、凉血解毒治疗。证属气分，何以活血化瘀？"阳明者，十二经脉之长也，其血气盛"，阳明多气多血，肺主气，肺胃邪郁，腑气不通，热蕴成毒，易乘血分。叶天士曰："在阳明胃与肠也，亦须用下法，不可以气血之分就不可下也。"胃肠腑气不通，气不行血而血滞，病虽属气分，然涉及于血，气行则血行，活血而行气。因此，案中以冬桑叶、槐花、连翘、甘草清泄肺热，制大黄、厚朴、炒枳壳通泄胃腑，杏仁、桑白皮肃降肺气，配以桃仁、赤芍活血化瘀，以助气行。白蒺藜祛风止痒，美容美肤。二诊后大便通畅，口干苦显减，痤疮色淡，前方显效，效不改方，守方继进。

案二 鼻衄案（王少华.宣白承气汤运用经验.江苏中医，1990（2）：28-29）

王某，男，25岁。1988年4月2日初诊。初罹风温，经治后热已退而咳未除。两日前突然鼻衄量多，两服犀角地黄汤合四生丸加味，量稍减而衄未已，色鲜红有块，且胸痞、眩晕、神疲、口臭、干渴顿饮、纳少、小溲赤、大便三日未下，脉弦有力、舌红苔黄而厚。为肺火内蕴，阳明热盛，灼伤脉络而血热妄行。用凉血止血效欠佳，须去其肺胃火热，主以宣白承气汤加味。药用生石膏30g，淡黄芩、川贝母各6g，瓜蒌皮霜、马兜铃、光杏仁、锦纹黄（后下）、黄郁金、白茅根各10g，粉甘草3g。2剂。

4月4日复诊。服1剂而血减十之七八，2剂即止，咳嗽大减，胸闷已开，渐思纳谷。惟仍神疲乏力，眩晕，此病后气血两伤使然，予归脾汤合泻白散加蒌贝增损，调治而愈。

解析 鼻衄是临床常见的症状之一，俗称鼻出血，可由鼻部疾病引起，也可由全身疾病所致。鼻出血多为单侧，少数情况下可出现双侧鼻出血；出血量多少不一，轻者仅为涕中带血，重者可引起失血性休克，反复鼻出血可导致贫血。中医多从外感六淫化火，内伤五志郁而化火论治。《医学入门》云："衄血热溢肺与胃。"本案患者始病风温，发热、咳嗽，病位在肺，肺开窍于鼻，热退后突然鼻衄，已服凉营止血之剂而不应，乃是风热犯肺，迫血妄行，循肺窍上溢而出则鼻衄。本案症见口臭、口渴欲饮、大便秘、苔黄厚等是肺热于先，上焦病传至中焦，胃肠亦随之热闭所致，病在气分。肺胃热盛，肺胃之气失于肃降，腑气不通，其气不得下行则热不得泄越，内迫入血，损伤络脉而出血，此乃气病及血。《医宗必读·辨治大法论》曰："有因气病而及血者，先治其气。"此时肺胃肠同病，单纯泻肺，肠胃之热不得下泄，势难收全功。《景岳全书·血证门》曰："衄血之由内热者多在阳明经。"基于此，清太阴肺热、泻阳明腑实，实为两全之策。今选宣白承气汤为主方，清热即是止血，结果不用止血而血自止。二诊时见血止，咳嗽大减，胸闷已开，渐思纳谷是热势已退之征。但仍神疲乏力、眩晕，是气血未复所致，故以归脾汤补益气血，泻白散加蒌贝以清涤余热，降气止咳。

第七节 肺热发疹

一、证治概要

本证多见于风温病，也可见于许多出疹性疾病如麻疹、风疹、烂喉痧等。吴鞠通指出："太阴温病，不可发汗，发汗而汗不出者，必发斑疹。"多因肺卫病邪不解，失治误治而邪气内陷入里，肺经气分热邪外窜肌肤，波及营络所致。临床表现为身热，咳嗽，胸闷，肌肤发疹，疹点红润，苔薄白，舌质红，脉数。病机以热入肺经气分，波及营络为主，临证治当宣肺泄热，凉营透疹。

二、医案举例

案一 陈作仁风温发疹案（何廉臣，唐文奇，郭奇逸.全国名医验案类编.北京：学苑出版社，2018）

刘小孩，年甫2岁，初起热咳微喘，涕泪交流，显系风疹现象。前医妄投辛温风药，以致风助火势，陡变哭无涕泪，皮里隐隐见点，手足抽搐，目睛直视，角弓反张。面赤兼青，指纹沉紫。急急救济，议以重剂清解法。

处方：净银花三钱，清连翘二钱，苦桔梗七分，川贝母一钱，荆芥穗一钱，紫背浮萍钱半，苏薄荷七分，冬桑叶一钱，双钩藤钱半，滁菊花钱半，天竹黄半钱，生甘草五分。

二诊：前方连进2剂，痉瘛已平，遍身已现红点。险象既除，谅无意外之虞。前方减去荆芥穗、双钩藤，加杭白芍钱半、广陈皮八分，接进 2 剂。外用西河柳芽、鲜芫荽共煎水，洗前后手心足心，日洗 2 次。

三诊：遍体疹点满布，烧热渐退。惟咳嗽口干，大便未通，此系热邪伤阴所致。再当养阴清肺热，以为善后调理。

处方：元参心二钱，杭麦冬（去心）二钱，鲜石斛二钱，川贝母钱半，白芍钱半，广陈皮五分，北沙参二钱，生甘草三分。

连进 3 剂，各症痊愈。

案二　发疹案（高新彦. 常见病医方医案医论系列丛书. 西安：西安交通大学出版社，2016）

杨某，男，8 岁。1971 年 12 月 3 日初诊。主诉：发热 4 日，出疹 2 日。患儿于 4 日前起病，突然发热、头痛、咽痛，2 日前颈部开始出疹，1 日前红疹遍布全身，疹色鲜艳而红，刻诊见高热，体温 39.2℃，目赤，咽痛呕恶，全身红疹，状如涂丹，两颊潮红，环唇苍白，脉浮而数，舌赤如杨梅。中医辨证：卫分热毒未解，温病初犯营血。治以辛凉透邪，凉血解毒。用《温病条辨》银翘散去豆豉加细生地丹皮大青叶倍元参法。

处方：银花 12g，连翘 12g，大青叶 12g，芦根 12g，淡竹叶 12g，荆芥 6g，薄荷 6g，丹皮 6g，桔梗 9g，大力子 6g，赤芍 9g，细生地 9g，甘草 3g。水煎服，3 剂。

二诊：诉连服 2 剂诸症悉减，继服 1 剂，热退疹消，余症消失。惟唇红舌赤，脉细而数。此属营热未尽，阴津耗伤之证。治以养阴清热，凉血解毒之法。

处方：元参 9g，生地 9g，连翘 9g，板蓝根 9g，大力子 9g，银花 12g，甘草 3g。

此方连服 3 剂而愈。

解析　《温病条辨·上焦篇》说："太阴温病，不可发汗。发汗而汗不出者，必发斑疹……发疹者，银翘散去豆豉加细生地丹皮大青叶倍元参主之。"本方为银翘散加减而成。银翘散系辛凉平剂，原用于风温初起，邪袭肺卫之证，原方去豆豉加细生地、丹皮、大青叶，倍元参，取清营凉血解毒之品借辛凉清透之药以透发营血分热毒外出之效。案一发病时值春令阳升，适被温风袭肺，本当辛凉疏散，然医家不识，妄用辛温风药，以致风助火势，疹毒内郁，热盛生风。本证重用净银花、清连翘清热解毒为君，以荆芥穗、苏薄荷、紫背浮萍、苦桔梗透疹宣发为臣，意在取其轻清上行，宣泄肺热，体现了"治上焦如羽，非轻不举"的用药原则。因本证邪不在表，故去温散透表之豆豉，以防助长热势，耗伤营阴；又以冬桑叶、滁菊花、双钩藤息风镇痉，川贝母、天竹黄利窍豁痰，佐以生甘草和诸药解毒是也。案二患儿初受风热病邪，小儿"肺阴常不足，肝阳常有余"，风热犯肺，肺系上达咽喉，邪热循经上扰则见发热、头痛、咽痛、目赤、两颊潮红、呕恶、脉浮；肺外合皮毛，邪热蕴肺，内迫营血，外窜肌腠，气郁不达则出疹，状如涂丹，环唇苍白，脉数，舌赤如杨梅。治以辛凉透邪，凉血解毒，方以银花、连翘、大青叶、薄荷、淡竹叶辛凉清肺达邪，赤芍、细生地、甘草、芦根、丹皮滋阴凉血解毒，桔梗、荆芥透疹外达。

三、辨治思路

1. 辨证思路　本证多为肺经气分热邪波及营络，窜扰血络所致。邪热内郁于肺不得外解，则身热而不恶寒；热郁于肺，肺气不宣则咳嗽、胸闷；肺热波及营分，窜于血络则外发为红疹；舌红苔薄黄、脉数为邪热入里之征。以肌肤发疹，发热咳嗽为本证辨证要点。

本证发疹是肺热波及营分，窜入血络所致，疹点一般红润，多粒小而稀疏，常见于胸部，按之可暂退。正如陆子贤在《六因条辨》中所说："疹为太阴风热。"其病变中心在肺，病机重点仍在气分，与营分证之见斑疹隐隐者不同。

2. 治疗思路

治法：宣肺泄热，凉营透疹。

方药：银翘散去豆豉加细生地丹皮大青叶倍元参方（《温病条辨》）。

连翘一两，银花一两，苦桔梗六钱，薄荷六钱，竹叶四钱，生甘草五钱，荆芥穗四钱，牛蒡子六钱，细生地四钱，大青叶三钱，丹皮三钱，元参一两。

本方以银翘散为基础，因系肺热发疹，邪热未在卫分，故银翘散去解表之豆豉，凉解邪热，透邪外达。肺热已涉及营分而发疹，故加细生地、丹皮、大青叶，倍元参凉营养阴。全方具有宣肺泄热、凉营透疹之效。

四、方药运用于杂病的辨治思路

（一）肺热发疹证与杂病相关证候的关系

"疹为太阴风热"，是风热犯肺，肺热壅盛，波及营络所致。病位在肺，是实证、热证，病机主要包括两个方面：肺热炽盛，营络受损。所以杂病主要表现一是肺经热盛，蒸腾内外，出现急性扁桃体炎、流行性脑脊髓膜炎（简称流脑）等，可参考本证辨治。因肺主气，外合皮毛，肺热壅盛，波及营络，外窜肌腠则外发斑疹，小儿体质"肝阳常有余，肺阴常不足"，因此，幼儿急疹、病毒性发疹样传染病、麻疹、猩红热、药疹、荨麻疹、过敏性紫癜等疾病可参照本证论治。

（二）银翘散加减运用于杂病的辨治思路

银翘散为辛凉平剂，辛疏透表，凉泄里热，是两清卫气之品。肺不疏卫所致，无表邪郁滞，因此银翘散适用于肺有里热，气机不畅证，重在清透并用。以银翘散轻清上行，宣肺透热，透邪外达；邪不在表，去豆豉以防助热耗伤营阴；肺热波及营络而发疹，佐以入营之品如细生地、丹皮、大青叶，倍元参等凉营泄热解毒。银翘散既可向外疏卫达表以透热外达，又可入内辅以凉营之品，清泄营热，透热转气。因此，杂病中风热蕴郁，内伏不解或内生热毒夹风，壅郁上焦所致的咳嗽、咽喉肿痛、目赤肿痛、耳痛流脓等病证，以及热毒夹风郁于皮肤，窜于营络所致的发疹、发斑、发痘等病证，均可用本方化裁治疗。

（三）医案举例

案一 过敏性紫癜案（朱进忠. 中医临证经验与方法. 太原：山西科学技术出版社，2018）

刘某，男，32岁，紫斑遍布2个多月。诊断为过敏性紫癜。先以西药治疗1个多月无效。后又配合清热凉血之剂治之仍不效。审其全身，特别是腰以下，尤其是小腿部有大量密集的小出血点，身微痒，时见少量鼻衄，舌苔白，脉浮。综合脉证，思之：此病热在肺也，治宜从肺论治。拟疏风清热，凉血消斑。

处方：银花15g，连翘15g，荆芥6g，薄荷10g，赤芍10g，丹参15g，生地15g，元参15g。服药1剂，诸症大减，继服7剂，愈。

解析 过敏性紫癜又称自限性急性出血症，是一种侵犯皮肤和其他器官细小动脉、毛细血管的过敏性血管炎，主要表现为紫癜、腹痛、关节痛和肾损害。属于祖国医学"血证""紫癜""肌衄""斑毒"等范畴。古代医家多从虚实两方面论治，实证以清热凉血为主，虚证以益气摄血、滋阴降火为主。《温热论》曰："斑属血者恒多，疹属气者不少。"本案患者见紫斑遍布，病机考虑阳明热毒入血，正当中的，清热凉血本为大法，何以前用清热凉血之剂而不效？陆子贤虽名言："斑为阳明热毒，疹为太阴风热。"斑多为气血同病，疹为气营同病，然营血同属，本质相同，浅深轻重有别。肺主气属卫，外合皮毛，开窍于鼻，本案患者身痒、鼻衄、脉浮是肺气郁滞、营卫不和之征，病位在肺。前用清热凉血之剂，重在治胃，药不达病所而不效。《温热经纬·叶香岩外感温热篇》曰："斑疹皆是邪气外露之象，发出宜神情清爽，为外解里和之意。如斑疹出而昏者，正不胜邪，内陷为患，或胃津内涸之故。"斑疹之治重在透邪外达而外解里和。本案病位在肺，邪有外达之机，故当宣气疏卫，清热解毒，凉血消斑。银翘散去豆豉加细生地丹皮大青叶倍元参方原方在《温病条辨》中主治太阴温病，发汗而汗不出，以致发疹者，正合清热宣肺，透疹外达之意。本案患者紫斑遍布，有入血迫血妄行之势，又配以赤芍活血化瘀，丹参养阴生新以散血。

　　案二　慢性咽炎案（朱秀梅. 银翘散临床新用. 中国民族民间医药，2009（6）：93）

　　曲某，女，38岁，机关干部。2006年10月就诊。自述患慢性咽炎2年，咽部常有不适感，如有异物阻隔，吐之不出，吞之不下，每于情绪波动、工作劳累或闻有刺激性气味则加重，查喉镜未见异常。患者现咽干口渴，喜清嗓，咽痒干咳，二便调，舌红，苔薄黄，脉浮数。查：咽部充血，咽后壁散在淋巴滤泡增生。证属痰热互结，肺肾阴虚。方用银花20g，连翘15g，薄荷5g，桔梗10g，牛蒡子10g，元参20g，生地20g，瓜蒌15g，蝉蜕10g，麦冬20g，沙参15g，代赭石20g，甘草5g，每日1剂，水煎服。服药7日，症状明显好转，偶有干咳。原方加川贝母粉7.5g，用汤汁冲服，继服10剂，病情获愈。

　　解析　慢性咽炎为咽黏膜、黏膜下及淋巴组织的慢性炎症，临床主要表现为咽部分泌物不易咯出，咽部不适感、异物感、痒感、烧灼感、干燥感或刺激感，还会有微痛感。本病归属于祖国医学"喉痹"范畴。中医认为其病因以肺肾阴虚导致的虚火上炎、咽喉失养为主，多从痰、热、虚论治。《顾氏医镜》曰："咽为辛热之魁。"咽喉为肺胃之门户，肝脾肾三脏经脉皆走行于此处；风热病邪、燥热病邪皆表现出"温邪上受，首先犯肺"的特点，病位以肺为主。《扁鹊心书》曰："喉痹，痰气上攻，咽喉闭塞……此治肺也。"邪热犯肺，结聚于咽喉，灼津生痰，痰热互结，气机闭阻而见咽部常有不适感，如有异物阻隔，吐之不出、吞之不下、舌红苔薄黄、脉浮数。肺金受邪，金克木，肝木无制，情绪激动助长肝阳，闻有刺激性气味，损伤肺气，均可使肝木反侮肺金而症状加重；金水相生，肺金不足，肾水难生，工作劳累耗伤精气，肾水不足，肺阴难养亦可使证候加重而症见咽干口渴，喜清嗓，咽痒干咳。此外，本案患者由外感而致内伤，病程日久，虚热内生，耗竭阴液，又兼阴虚内热之征。病机涉及痰、热、虚，虚实错杂，治当攻补兼施。案中以银花、连翘、薄荷、桔梗、牛蒡子、蝉蜕取其轻清之性，入肺而疏散风热，透邪外达；元参、生地、麦冬、沙参、甘草含增液汤之意，泻火解毒，滋养肺肾；代赭石、瓜蒌散结化痰。二诊诸症减轻，偶有干咳，说明方药中的，惟肺气肃降不及，加川贝母粉增其肃降之性而病愈。

第八节　气分郁热

一、证治概要

　　本证多由邪热入里，蕴阻三焦，气郁不达所致。证候特点如《伤寒瘟疫条辨》所谓以"温病亦杂气中之一，表里三焦大热，其证不可名状"为主。临床表现以发热、烦躁、大便秘结为主。总体病机是三焦气分火郁、气机失畅为主。治以清热解毒，燮理气机。

二、医案举例

　　案一　外感热证案（张腾，王四平，张拴成. 李士懋教授升降散临床运用举隅. 新中医，2011，

43（2）：175-176）

邵某，男，3岁，1977年4月24日初诊。因外感发热入院，经输抗生素、注射退热剂后，体温已降至正常，精神亦可，准备出院。恰值其父准备出差，其母恐孩子发热再作，无法照应，故请师相商。师诊其脉仍沉而躁数，便告其母，郁热未透，虽用退热药热暂降，恐至午后复热，且脉躁数较甚，可能将发热较高，其母慌慌，严拒其夫出差，夫妻争执一番。至日晡，果热至39.7℃。师处以新加升降散治之。

处方：僵蚕7g，大黄、蝉蜕各3g，淡豆豉、连翘各9g，薄荷4g，姜黄、栀子各6g，羚羊角（先煎）2g。2剂，每6小时水煎服1剂。

4月25日上午再诊：2剂已服完，昨日通体汗出，至后半夜身热渐降，今晨已正常，诊其脉已静。嘱其饮水，饮食清淡，勿滋腻，恐食复，曰其夫可安心出差矣。

案二　急性淋巴结炎案（彭建中，杨连柱. 赵绍琴临证验案精选. 北京：学苑出版社，2013）

张某，女，24岁。该患者就诊时发热9日，体温波动于38.5～39℃，颌下有一5cm×5cm大小之肿物，西医诊为"急性颌下淋巴结炎"，用青霉素、四环素效果不佳。现患者发热不退，仍觉恶寒，面色黧黄，颌下有一包块，大如鸡卵，质地坚硬，按之疼痛，皮肤不红，抚之亦不灼手，咽喉红肿而痛，纳谷不甘，大便3日未解，脉沉弦而数，按之有力，舌红苔白根腻。此属火郁三焦，少阳枢机不利，气血壅滞而成，拟升降散加散。

处方：白僵蚕（为末，冲服）3g，蝉衣6g，片姜黄10g，生大黄6g，柴胡6g，银花10g，皂角刺5g，黄芩10g，苦桔梗6g，生甘草6g，3剂，水煎服。

二诊：药后热退身凉，诸症霍然，颌下肿物仅有枣核大小，唯食纳不甘，乏力。以竹叶石膏汤、益胃汤加减收功。

解析　《伤寒瘟疫条辨》曰："天地之杂气，由口鼻入，直行中道，流布三焦，散漫不收，去而复合，受病于血分，故郁久而发。"温病杂气因中焦受邪，升降失司，无以升降何以出入？表里出入失常，气郁不达，则"杂气热郁三焦表里，阻碍阴阳不通"。方以升降散清热解郁，疏利气机。案一中所见之脉沉而躁数是典型的郁热未透之象，脉躁乃正不胜邪，阳邪独亢，有阳无阴也，故主邪盛而病进。案一中小儿因外感用退热之法而体温暂降，然小儿"肺阴不足"，热虽降而邪热稽留阴分未尽，故至午后而复热，脉躁数益甚。治当疏风泄热，清透阴分之邪。予以连翘、蝉蜕、栀子疏风散热；大黄、姜黄通泄于下，使邪有出路；蝉蜕、僵蚕轻清上达；羚羊角清解阴分之热，全方升降上下、疏调表里，气机通调而邪热外达。《读医随笔》曰："通行内外，应腠理而主一身之半表半里者，为少阳三焦之气。"《金匮要略》言："腠者，是三焦通会元真之处，为血气所注；理者，是皮肤脏腑之文理也。"邪郁三焦，入于腠理，外并于表则见案二中发热恶寒。时邪毒气郁阻，气血壅滞，结聚而不得发越则见颌下核起而肿痛、咽红肿痛、大便秘结。案二中以升降散疏利气机，气血通行，加柴胡、黄芩疏解少阳枢机，银花清热解毒，皂角刺消痛破结，苦桔梗、生甘草清咽利膈。二诊热退身凉，颌下肿块消散大半，说明方药中的，惟食纳不甘，乏力，乃是高热久郁，伤津耗气所致，故以竹叶石膏汤、益胃汤清泄胃中余热，益气养阴而效。

三、辨治思路

1. 辨证思路　本证多由邪热入里，蕴阻三焦，气郁不达所致。杂气伤人由口鼻而入，"先注中焦"，直伤脏腑，阳明受病，流布三焦气分，邪火内郁，气血沸腾，则上下冲逆，一派火毒炽盛的证候。症状表现多样复杂。其中可见恶寒、发热、汗出、肢冷而类伤寒表证，此表是"里证浮越于外也"，亦即"有表证而无表邪"，所以临床治疗逐秽解毒，主用清泄，不可辛温发表。临床以火热内郁，烦躁，大便干结不畅，舌红苔黄为辨证要点。

2. 治疗思路

治法：清热解毒，升清降浊。

方药：升降散（《伤寒瘟疫条辨》）。

白僵蚕（酒炒）二钱，全蝉蜕（取土）一钱，广姜黄（去皮）三分，川大黄（生）四钱。

称准，上为细末，合研匀。病轻者分四次服，每服一钱八分二厘五毫，用黄酒一盅，蜂蜜五钱，调匀冷服，中病即止。病重者，分三次服，每服重二钱四分三厘三毫，黄酒盅半，蜜七钱五分，调匀冷服。最重者，分两次服，每服三钱六分五厘，黄酒二盅，蜜一两，调匀冷服。胎产亦不忌。炼蜜丸，名太极丸，服法同前，轻重分服，用蜜、酒调匀送下。

方中白僵蚕、全蝉蜕清轻升散以疏透郁热，用广姜黄、川大黄解毒泄火降浊，一升一降可使热毒升散降泄而外出。

四、方药运用于杂病的辨治思路

（一）气分郁热证与杂病相关证候的关系

气分郁热证乃三焦火郁证，郁是气机郁滞，气郁不达，疏泄失司，主要包括肝经郁热不得宣泄，肝火上扰，心火炽盛；肝火犯胃，胃火伤津的病机表现，即一是肝经郁热，疏泄失司，升发太过，热随气逆上冲则头痛、目眩。肝经郁热耗伤阴血，肝血不足则月经量少，甚则闭经；肝不藏血则月经提前、崩漏等。肝不藏血，失于疏泄，不能助脾胃运化而生血则血虚。因此，现代疾病高血压、冠心病、功能性子宫出血、更年期综合征、闭经、再生障碍性贫血、慢性粒细胞白血病等见火郁证者可参照本证拓展思路。二是心火扰神，神不内守则心烦不寐、情志障碍，因此，现代疾病癫痫、癔症、失眠等亦可参照本证拓展思路。三是肝火犯胃，失于和降则泄泻，因此，现代疾病过敏性结肠炎等亦可参照本证拓展思路。

（二）升降散运用于杂病的辨治思路

升降散的组方特点是补泻兼行，无偏胜之弊，寒热并用，得时中之宜，升降相因，得气机之调，即一是白僵蚕味辛苦气薄，轻浮而升阳中之阳，全蝉蜕为清虚之品，辛凉升散郁热；广姜黄辛苦、温，川大黄苦寒下行，升降相因。二是川大黄得米酒大热，辛苦而甘，上行头面，下达足膝、外周毛孔，内通脏腑经络，驱逐邪气，无处不到，通泄一身表里内外。因此，杂病中见发热、烦躁易怒、夜寐不安、口苦咽干、便干尿赤等火郁三焦，表里不通证可参照本方加减治疗。

气郁不达，火热炼津为痰，内陷营血，破血妄行；治疗热郁证，不能一味拘泥苦寒清热，否则将冰遏邪气，现代医家注重寒凉与辛散并用，因此，杂病中因火热内炽，血脉瘀滞，络脉不通而见关节、肌肉疼痛，活动不利等风、痰、瘀阻滞络脉的诸多病证可参照本方加减治疗。

（三）医案举例

案一　低血压案（彭建中，杨连柱. 赵绍琴临证验案精选. 北京：学苑出版社，2013）

李某，男，36 岁。1992 年 5 月 7 日初诊。自述血压偏低已近 2 年，现头目眩晕，神疲乏力，心烦急躁，夜寐梦多，心慌气短，饮食无味，大便偏干，舌红苔厚且干，脉沉细滑数，血压 75/53mmHg。证属湿热郁滞，气机不畅。治以芳香宣化，疏调气机。

处方：蝉蜕 6g，片姜黄 6g，川楝子 6g，僵蚕 10g，大黄 1g，藿香 10g，佩兰 10g，大腹皮 10g，槟榔 10g，焦三仙各 10g，水红花子 10g。

嘱其停服一切营养补品，饮食清淡，每日散步 2 小时。

二诊：服药 7 剂后，诸症减而大便偏稀，血压 98/68mmHg，原方加荆芥炭 10g，防风 6g，灶心土（先煎）30g。以此方加减服用 20 余剂后，精神爽，纳食香，血压维持在 98～120/68～75mmHg，而告病愈。

解析 低血压是指体循环动脉压力低于正常的状态，成年人血压<90/60mmHg，老年人由于动脉硬化，血管弹性降低，故收缩压≤100mmHg 时即为低血压。归属于祖国医学"虚劳""眩晕"范畴。古代医家多从心脾阳虚论治。《丹溪心法·头眩》曰："头眩，痰夹气虚并火……无痰不作眩……又有湿痰者。"本案患者虽因心脾气血亏虚而见头目眩晕、神疲乏力、心慌气短、脉细，气虚不运，内生湿热，气机郁滞，三焦不畅又见心烦急躁、夜寐梦多、饮食无味、大便偏干、舌红苔厚且干、脉沉滑数，是"至虚而有盛候"。因此，断不可以为纯虚而投以频补之法，案中因虚而致气郁生湿化火，当予芳香宣化，疏调气机之品，蝉蜕、僵蚕轻清疏调，升阳中清阳，片姜黄、大黄味苦而沉降，降阴中浊阴，气机升降条达，出入可行而透热外达；再以藿香、佩兰芳香化湿，大腹皮、槟榔、焦三仙、水红花子疏利三焦。二诊时诸症减而大便偏稀，血压渐复，说明药已中的，然胃气未复，故以荆芥炭、防风、灶心土疏散邪气，温中和胃止泻而效。

案二 小儿遗尿案（彭建中，杨连柱. 赵绍琴临证验案精选. 北京：学苑出版社，2013）

阎某，男，11 岁。1992 年 1 月 26 日初诊。患儿自幼至今，每夜尿床 1～2 次，形体瘦弱，心烦急躁，夜寐梦多，时有梦语，啮齿，乏力，食欲不振，精神不集中，经常腹痛，大便干结，小便黄，气味臭秽。舌红苔黄，脉弦数。

处方：蝉衣 6g，片姜黄 6g，白僵蚕 10g，大黄 2g，柴胡 6g，黄芩 6g，川楝子 6g。7 剂。

二诊：服药后大便泄泻 4～5 次，3 剂后正常，遗尿未作，除心烦急躁外，余症皆减。脉弦滑，舌红。原方去柴胡、黄芩、川楝子，加焦三仙各 10g，水红花子 10g。7 剂。

三诊：近 1 周来仅尿床 1 次，舌红苔白，脉弦细。继用前法。

处方：钩藤 10g，蝉衣 6g，僵蚕 10g，枳壳 6g，郁金 10g，覆盆子 10g。7 剂。

四诊：遗尿未作，饮食增，夜寐安，精神爽，二便正常。

处方：黄连 2g，蝉衣 6g，僵蚕 10g，覆盆子 10g，钩藤 4g，川楝子 6g，生牡蛎 20g。巩固疗效。

解析 《灵枢·经脉》言："肝所生病者，遗溺。"《灵枢·本输》曰："三焦者，足少阴太阳之所将，实则闭癃，虚则遗溺。"《类证治裁·闭癃遗溺论治》曰："遗溺者，小便不禁。虽膀胱见症，实肝与督脉三焦主病也。"遗溺与肝、肾、三焦关系极为密切。本案患者自幼遗尿，脾肾不足，运化无力则形体瘦弱、乏力、食欲不振，先天不足，后天失养。薛立斋在《万病回春》中言："经云：膀胱不约为遗溺……人之漩溺，赖心肾二气之所传送。"气虚不运则久郁生火，火热上扰，心神不安则心烦急躁、夜寐梦多、时有梦语；火热伤津，气阴不足则经常腹痛，大便干结，小便黄，气味臭秽。肾水不足，水不涵木则啮齿；舌红苔黄，脉弦数是里热内蕴之证。本案病证乃本虚标实之证，急则治标，必先祛其里热。案中予以疏调气机，清热平肝，透邪外达之法。"治水必先治气"，以蝉衣、白僵蚕升气中清阳，片姜黄、大黄通腑泄热，降阴中浊阴，升降相因，调其气运，泄热外达；柴胡、黄芩、川楝子清热平肝，肝疏气达。二诊时因里热外达，诸症减轻，但里虚未平，心烦急躁，心火难下，故去升阳苦燥之柴胡、黄芩、川楝子，加水红花子、焦三仙平调脾胃以助运化而利水。三诊尿床 1 次，舌红苔白，脉弦细，里虚仍有，故以钩藤、枳壳郁金、覆盆子疏肝理气，固肾缩尿。四诊诸症除，为巩固疗效，加调和气血之黄连、蝉衣、僵蚕、覆盆子、钩藤、川楝子、生牡蛎使气血各行其道而诸脏安和。

第九节　阳明热炽

一、证治概要

本证多见于风温、春温、暑温病等，或由暑热直入阳明，或由肺热传变到阳明胃经，邪正剧争，热炽伤津所致，其热势为无形邪热弥漫。在临床上，肺热传至阳明后，肺热仍存在，可表现为肺胃热盛之证。证候特点以"太阴温病，脉浮洪，舌黄，渴甚，大汗，面赤，恶热者""形似伤寒，但右脉洪大而数，左脉反小于右""烦渴而喘"为主，病机以胃经热盛，里热蒸迫为特点。临证治当清热保津。

二、医案举例

案一　缪希雍热病案（缪希雍. 先醒斋医学广笔记. 王淑民整理. 北京：人民卫生出版社，2007）

史鹤亭太史，丁亥春患瘟疫，头痛、身热、口渴吐白沫，昼夜不休。医师误谓太史初罢官归，亡投解郁行气药，不效；又投以四物汤，益甚。诸医谢去，谓公必死。遣使迎仲淳至，病二十余日矣，家人具以前告。仲淳曰：误也。瘟疫者，非时不正伤寒之谓，发于春故谓瘟疫。不解表，又不下，使热邪弥留肠胃间，幸元气未尽，故不死。亟索淡豆豉约二合许炒香，麦门冬两许，知母数钱，石膏两许。一剂，大汗而解。时大便尚未通，太史问故？仲淳曰：昨汗如雨，邪尽矣；第久病津液未回，故大便不通，此肠胃燥，非有邪也。另日食甘蔗二三株，兼多饮麦门冬汤。不三日，去燥粪六十余块而愈。

案二　樊伯贤医案（董建华. 中国现代名中医医案精华（五）. 北京：北京出版社，1990）

蓝某，女，36岁。1976年9月10日初诊。前日在田间工作，烈日当头，中午用冷水洗头拭面，下午3时突然头痛如劈，双眼如冒火，以额前眉心鼻颊为剧，不能抬头，但无发热。诊查：面色红赤，痛苦病容，双手抱头，舌滑腻苔垢，脉象弦缓滑大。

处方：生石膏45g，知母12g，甘草6g，陈仓米30g，藁本12g，白芷10g，苦丁茶15g，川芎6g，莲房15g，3剂。每日1剂复煎再服。

二诊：上方药服1剂，头痛即大减轻，3剂3日服完，头痛若失。

解析　陆子贤《六因条辨》曰："面赤神烦，大渴多汗，热燔阳明之经也，白虎汤为主方。"上两案均有明显的阳明热炽之象，故用清胃泄热的白虎汤为主，案一中头痛、身热、口渴，邪热充斥表里内外。《素问·生气通天论》云："体若燔炭，汗出而散。"淡豆豉辛温宣透，麦门冬养阴生津以滋汗源，石膏、知母清退阳明之热，一剂汗大出而热退。热盛伤津，大汗亦伤津，故肠燥，大便不通，药补不如食补，饮麦门冬汤外，嘱多食甘蔗，生津润燥，增水行舟，燥粪去而病愈。阳明头痛，早见《兰室秘藏》记载是发热头痛，又见于《冷庐医话》头痛条谓："痛在额前，连及目珠，是阳明经脉头痛。"但案二所见之症为阳明经脉循经之处，虽不发热，仍选用白虎汤以泄之，加川芎、白芷、藁本等以祛风止痛及引经之味，再加莲房、苦丁茶清窍消暑，故亦取效。

邪热壅肺证亦可见发热、汗出，与本证相似，均属气分证候，但其证病位在肺而尚未影响到胃，以咳喘咯痰，舌苔黄或黄滑为主要表现。痰热结胸证可见面赤、身热、渴欲凉饮，亦与本证相似，但其同时见胸脘痞满，按之疼痛，舌苔黄滑，而无本证壮热、汗大出、苔黄燥等症。

三、辨治思路

1. 辨证思路　本证因温热之邪内传，由上焦转入中焦气分，无形之邪热燔炽阳明经所致。里热蒸迫，正邪剧争，外而肌腠，内而脏腑，无不受其熏灼则壮热、恶热；里热蒸迫，津液外泄，饮水自救则汗大出、渴喜凉饮、苔黄而燥、脉洪大或滑数。以壮热、汗大出、渴饮、脉洪大为本证辨证要点。

2. 治疗思路

治法：清热保津。

方药：白虎汤（《伤寒论》）。

知母六两，石膏（碎）一斤，生甘草二两，白粳米六合。

上四味，以水一斗，煮米熟，汤成，去滓，温服一升，日三服。

吴鞠通《温病条辨》运用本方对剂量煎煮进行了调整。石膏一两，知母五钱，生甘草三钱，白粳米六合。用水八杯，煮取三杯，分温三服。

本方为清泄阳明里热之方，药由石膏、知母、生甘草、白粳米所组成。石膏辛寒清泄里热，知母苦润清热、生津滋燥，生甘草、白粳米调和中宫、养胃生津，共奏清泄里热而保津液之效。

本证因邪热炽盛，由卫传气，自上焦而及中焦。所以非辛凉平剂或辛凉轻剂所能胜任，而又非苦寒直折所能奏效。因本证为热炽津伤而非热郁化火，苦燥更易伤阴。故必须用白虎汤辛凉重剂，以收清热保津之功。吴鞠通说："辛凉平剂，焉能胜任，非虎啸风生，金飚退热，而又能保津液不可。"又说："白虎剽悍，邪重非其力不能举，用之得当，有立竿见影之妙，若用之不当，祸不旋踵。"

四、方药运用于杂病的辨治思路

（一）阳明热炽证与杂病相关证候的关系

阳明热炽证是邪热入里，盛于阳明所致。胃开窍于口，其华在唇，胃热炽盛，邪热上扰则见口唇肿胀、破溃，因此，临床中的口腔溃疡、牙周炎、口臭、唇风亦可参照本证病机拓展思路。《素问·玉机真脏论》说："五脏者，皆禀气于胃；胃者，五脏之本也。"阳明为中土，土生万物，饮食入胃，主受纳腐熟，为后天之本。邪热入胃，损伤胃中津气，胃失和降则饮食失常、呃逆，因此现代疾病中的糖尿病、甲状腺功能亢进症、败血症、慢性胃炎等亦可参照本证拓展治疗。《灵枢·营卫生会》曰"人受气于谷，谷入于胃，以传于肺，五脏六腑，皆以受气，其清者为营，浊者为卫，营行脉中，卫行脉外""卫气者，所以温分肉，充皮肤，肥腠理，司开阖"。卫气司腠理开阖，其生成由脾胃所主，胃热炽盛，里热蒸迫，腠理开泄则汗出；"营卫之行，不失其常，故昼精而夜瞑"，邪热入胃，胃热炽盛，失其和降，营卫生成乏源，失其常度则不寐。因此，现代临床所见的失眠、汗证等疾病亦可参照本证拓展治疗。

（二）白虎汤运用于杂病的辨治思路

吴鞠通谓白虎汤为"辛凉重剂"，它的组方特点是辛凉透泄而不冰伏。《医宗金鉴·删补名医方论》引柯琴云："石膏辛寒，辛能解肌热，寒能胜胃火，寒性沉降，辛能走外，两擅内外之能，故以为君。知母苦润，苦以泻火，润以滋燥，故以为臣。用甘草、粳米调和于中宫，且能土中泻火，作甘稼穑，寒剂得之缓其寒，苦药得之平其苦，使沉降之性，皆得留连于味也，得二味为佐，庶大寒之品无伤损脾胃之虑也。"白虎汤适应证分为阳明热证和三阳合病证，病位以肺胃为主，重在胃热炽盛。因此，杂病中内伤火热，导致肺胃热盛伤津证则可参照本方加减。

（三）医案举例

案一　糖尿病案（王庆国，刘燕华. 刘渡舟医学全集. 北京：人民卫生出版社，2013）

　　李某，男，52 岁，患糖尿病，口渴多饮，饮水后复渴，有饮水不能解渴之感。尿糖阳性，血糖超出正常范围，其人渴而能饮，但食物并不为多，大便亦不秘结。问其小便则黄赤而利，然同饮入之水量比则少。脉来软大，舌红无苔。辨证为肺胃热盛而气阴两伤之证。此病当属"上消"，治以清上、中之热而滋气阴之虚。

　　处方：生石膏 40g，知母 10g，炙甘草 6g，粳米一大撮，人参 10g，天花粉 10g。共服 5 剂。

　　二诊：口渴大减，体力与精神均有好转。化验血糖、尿糖减轻。

　　处方：沙参 12g，玉竹 12g，麦冬 30g，天花粉 10g，太子参 15g，甘草 6g，知母 6g。

　　服 10 余剂，病情好转，后以丸药巩固疗效。

　　解析　糖尿病属于祖国医学"消渴"范畴，病机以阴虚燥热为主。古代医家多以益气养阴清热之法治之。饮入于胃，胃主受纳腐熟，本案患者多饮，然食物不为多，脉来软大，舌红无苔乃邪热内郁，气阴已伤，胃失纳运所致，治疗当以清泄肺胃，益气养阴为主。《温病条辨》指出："形似伤寒，但右脉洪大而数，左脉反小于右，口渴甚，面赤，汗大出者，名曰暑温，在手太阴，白虎汤主之；脉芤甚者，白虎加人参汤主之。"本案患者渴而欲饮，小便黄赤而利，舌红、脉大是里热盛而伤津之象，饮食不多，大便不秘结，脉来软，无苔是气阴不足之征，因此辨证为肺胃热盛，气阴两伤。治当清热益气生津，案中以生石膏、知母、炙甘草、粳米清泄肺胃，顾护胃气；人参、天花粉益气养阴。方药中的，二诊时口渴大减，体力与精神均有好转，肺胃热势得减，气阴渐复，然消渴以阴虚为本，治疗除清涤余邪之外，重在益气养阴，故改方以沙参、玉竹、麦冬、天花粉、太子参、甘草滋养肺胃阴液，知母清涤余邪。邪势退而以丸药巩固疗效。

　　案二　汗证（张文选. 温病方证与杂病辨治. 北京：中国医药科技出版社，2007）

　　王某，男，80 岁。2005 年 10 月 8 日初诊。患者 2005 年 7 月曾患肺炎，8 月因前列腺肥大做手术治疗，随后汗出不止，从胸部向上，颈部前后、头面部大汗如雨，胸脘以下不出汗，晚上睡觉时胸部出汗可以渗湿被子，汗出后怕冷，背部恶风。诊脉时见头额、颈项汗粒如痘，微烦，口渴，饮水多，口气浊臭喷人。右脉沉细滑略数，左脉浮大而滑，关部尤盛，舌绛，苔黄白相间而厚腻。

　　处方：生石膏（先煎）50g，知母 12g，炙甘草 8g，粳米 20g，红人参 5g，苍术 10g，草果 3g。7 剂。

　　2005 年 10 月 15 日二诊：服药后汗出明显减少，体力增加，二便正常，厚腻之苔退净，脉滑略数，舌红赤。上方去苍术、草果，加生地 10g，7 剂。汗出痊愈，后改为当归六黄汤善后。

　　解析　汗证，中医病名，是由于阴阳失调、腠理不固而致汗液外泄失常的病证。古代医家认为汗证以虚者居多，临证时重辨明阴阳虚实，虚证当根据证候的不同而治以益气、养阴、补血、调和营卫；实证当清肝泄热，化湿和营；虚实夹杂者，则根据虚实的主次而适当兼顾。本案患者为术后营卫失和而汗出不止。肺主气外合皮毛，敷布卫气于体表，胃主受纳腐熟而生营气，肺胃居于胸脘，肺胃受邪，功能失调则胸脘以上汗出不止。气虚郁热，蕴阻肺胃则头额、颈项汗粒如痘，口渴，饮水多，口气浊臭喷人，舌绛，左脉浮大而滑。气虚不运，湿浊内生则见右脉沉细滑略数、苔黄白相间而厚腻。治疗当清泄肺胃，益气养阴化湿，"太阴温病，脉浮洪，舌黄，渴甚，大汗，面赤，恶热者，辛凉重剂白虎汤主之"，方以白虎汤清泄肺胃，顾护胃气；苍术、草果健脾燥湿，并以红人参益气养阴。二诊时汗出减少，体力有增，厚腻之苔退净，说明邪热得减，湿浊得化，气阴得复，故去苍术、草果等辛温燥烈之品，加生地以滋阴养液。汗为心之液，汗血同源，大量汗出伤及阴血，故再以当归六黄汤滋阴泻火，固表止汗以善后。

第十节 热结肠腑

一、证治概要

《温病条辨·中焦篇》阳明温病提纲证有言"面目俱赤，语声重浊，呼吸俱粗，大便闭，小便涩，舌苔老黄，甚则黑有芒刺，但恶热，不恶寒，日晡益甚者，传至中焦，阳明温病也……脉沉数有力，甚则脉体反小而实者，大承气汤主之。"热结肠腑证常见于温病极期气分阶段，临床表现以日晡潮热，时有谵语，大便秘结，或纯利恶臭稀水，肛门灼热，腹部胀满硬痛，苔老黄而燥，甚则灰黑而燥裂，脉沉实有力为主。病机以热结肠腑，腑气不通为特点；治宜攻下腑实，急下存阴。

二、医案举例

案一 温邪夹滞案（丁甘仁. 丁甘仁医案. 北京：人民卫生出版社，2007）

袁左，温邪夹滞，阳明为病，发热10日，口渴烦躁，谵语妄言，舌糙黄，六七日未更衣，脉象滑数有力。此浊垢不得下达之征也。法宜生津清温，加瓜蒌、大黄，即仲景急下存阴之意。

粉葛根二钱，银花三钱，肥知母一钱五分，生甘草八分，生石膏三钱，天花粉三钱，全瓜蒌四钱，玄明粉一钱同捣，生川军三钱，鲜竹叶三十张，茅芦根去心、节，各五钱。

案二 乙脑神昏案（方药中，许家松. 温病汇讲. 北京：人民卫生出版社，1986：157）

陈孩，男，8岁。患乙脑入院已旬日，高热昏迷，项强痉厥，谵妄搐搦，近4日来加剧，腑垢1周未行，腹硬满，蒸蒸但头汗出，苔微黄而厚腻，脉沉实而数。暑邪夹湿与食滞互结，蕴蒸阳明胃腑，熏灼心包而神昏窍闭。急当通泄邪热积滞，佐以化湿、平肝息风，以冀腑通滞泄，热挫窍开。

处方：生大黄（后下）9g，芒硝（另冲）6g，炙全蝎（研吞）1.5g，钩藤（后下）15g，青蒿15g，甘草3g，2剂，一日服完。（鼻饲）

翌晨腑通，排臭秽焦黄宿垢4次，神志渐清，诸症悉减，原方减芒硝、生大黄续进，以美肤余氛；3日后症情稳定，自动出院。

解析 案一识证关键在于六七日未更衣，舌糙黄，符合热结肠腑的实热、燥结病机特点。本案可能为肺胃热炽进一步发展而来，阳明热炽不解，传入胃肠，煎灼胃肠津液，燥屎内结而成，腑气不通，故六七日未更衣；舌糙黄、口渴为热盛津伤；里实壅塞，浊气上扰神明，则谵语妄言。故治宜攻下软坚，通腑泄热，急下存阴，取仲景急下存阴之意，方用调胃承气汤加减。因肺胃热盛，故加银花、肥知母、生石膏清泄肺胃；肺与大肠相表里，则加全瓜蒌、鲜竹叶等清降肺气，使肺气降则腑气行；邪热伤津，则加茅芦根、天花粉。全方用药精妙，标本兼顾。

案二为乙脑患者，前期已服用大剂量白虎汤及注射抗痉厥、解热等药，病情日剧，故辨识关键证，改予以通利为主之剂，药后则腑通神清，3日渐复。本案识证关键为腑垢1周未行，腹硬满，蒸蒸但头汗出，苔微黄而厚腻，脉沉实而数，虽高热昏迷，项强痉厥，谵妄搐搦等神志症状较重，但结合舌脉，病在气而不在营，此案为腑实浊邪上扰神明所致，应予以鉴别，故方以通利排毒，使邪有出路，则捷效也。

三、辨治思路

1. 辨证思路 本证为温邪邪热不解，传入胃肠，与肠中积滞糟粕相结而热结肠腑。邪热内结肠腑，里热熏蒸故日晡潮热；热结于内，里热熏蒸，腑热上扰神明，则时有谵语；邪热与肠中糟粕相结，阻滞肠道，传导失职，故大便秘结不通；若是燥屎内阻，粪水从旁流下，则可表现为利下纯水，即是"热结旁流"，其所下之水必恶臭异常，且肛门有灼热感；燥屎内结，腑气壅滞不通，所以腹部胀满硬痛，按之痛甚；腑热内结，津液受损则苔老黄而燥，或起芒刺，甚则灰黑而燥裂；因有燥屎内结，邪热伏于里，故脉沉实有力。日晡潮热，腹部硬满胀痛，便秘，苔黄厚燥裂，脉沉实为本证辨证要点。

本证多见于风温、春温、暑温、秋燥等温热类温病。因肠腑热结，而致津液损伤，伴见口干唇裂，舌苔焦燥，脉沉细；也可因肠腑热结，耗伤气阴，伴见口干咽燥，倦怠少气，撮空摸床，肢体震颤，目不了了，苔干黄或焦黑，脉沉弱或沉细；或因肠腑热结，兼见小肠热盛，下注膀胱，则伴小便涓滴不畅，溺时疼痛，尿色红赤。

2. 治疗思路

治法：攻下软坚，通腑泄热。

方药：调胃承气汤、增液承气汤、新加黄龙汤、导赤承气汤。

（1）**调胃承气汤**（《伤寒论》）：甘草（炙）二两，芒硝半升，大黄（清酒洗）四两。

调胃承气汤的方名不以大、小论而称之为"调胃"，可见其作用重点是在胃而不是在大肠，通过清胃热，泻肠燥而保津液。调胃承气汤证之病机为胃中燥热津伤，故方中不用苦温燥烈的厚朴、枳实。方中大黄荡涤泻下，芒硝软坚泻热，甘草甘缓和中。从调胃承气汤的药物组成可以看出，适应证是燥、坚、实而无痞满。吴鞠通《温病条辨》第7条有言"阳明温病，纯利稀水无粪者，谓之热结旁流，调胃承气汤主之。"并在自注中解释为"热结旁流，非气之不通，不用枳、朴，独取芒硝入阴之解热结，反以甘草缓芒硝急趋之性，使之留中解结。不然，结不下而水独行，徒使药性伤人也"。

（2）**增液承气汤**（《温病条辨》）：元参一两，麦冬（连心）八钱，生地八钱，大黄三钱，芒硝一钱五分。

本方由增液汤加芒硝、大黄而成。方中以元参、麦冬、生地养阴润肠，增水行舟；加大黄、芒硝以泻热软坚，攻下腑实。

（3）**新加黄龙汤**（《温病条辨》）：生地五钱，麦冬（连心）五钱，元参五钱，生大黄三钱，芒硝一钱，生甘草二钱，人参（另煎）一钱半，当归一钱半，海参（洗）二条，姜汁六匙。

本方由陶节庵之黄龙汤加减变化而成。方中以生大黄、芒硝泄热软坚，攻下燥屎；以人参、生甘草大补元气；生地、麦冬、元参、海参滋养阴液；加姜汁宣胃肠气机，当归和血分之滞。诸药合用，共成扶正攻下、邪正合治之剂。

（4）**导赤承气汤**（《温病条辨》）：赤芍三钱，生地五钱，生大黄三钱，黄连二钱，黄柏二钱，芒硝一钱。

本方由导赤散、调胃承气汤加减组合而成，故名导赤承气汤。方中以赤芍、生地凉血养阴；生大黄、芒硝攻下大肠热结；黄连、黄柏清泄小肠火热。此为二肠同治之法，大小肠之热去，则膀胱之热亦解，二便自然通利。

四、方药运用于杂病的辨治思路

（一）热结肠腑证与杂病相关证候的关系

热结肠腑证即阳明腑证，是指邪热内盛阳明之里，与肠中糟粕相搏，燥屎内结致腑气不畅或不通所表现的证候。本证以潮热汗出，腹满疼痛，大便秘结，苔黄燥，脉沉实等为辨证要点。临床内伤杂病凡症见燥屎内结，腑气不通的阳明腑实证皆可以本证治法辨证治疗。热结肠腑证在内外科的急危重症上尤为突出，如手术后引起肠胀气、肠梗阻，以及急性脑血管意外、急性肺部感染、急性重症胰腺炎等，在现代临床上也见于一些慢性病中，如老年人或正气虚弱者肠梗阻、肠麻痹等引起的大便不通，以及内外科杂病引起的各种便秘。

（二）调胃承气汤类方运用于杂病的辨治思路

攻下法即用大黄苦寒为主药所形成的治法，具有通下胃肠热结，泻火解毒的作用。代表方为大承气汤、小承气汤、调胃承气汤。调胃承气汤的方名不以大、小而论，而称为"调胃"，可见其重点在于胃，重点不在燥屎而在泻热，清胃热、泻肠燥而保津液。因为胃中燥热，所以方中不用燥烈的厚朴、枳实。阳明病邪热结于肠胃而上冲、下迫、扰心，或形成"胃家实"之胃气不和。关于调胃承气汤，邵登瀛《四时病机》有言"调胃承气汤以甘草缓大黄、芒硝留中泄热，泄尽胃中无形结热，而阴气亦得上乘，其义用甘草制芒硝，甘胜咸也，芒硝制大黄，咸胜苦也。去枳实者，热邪结胃劫津，恐辛燥重劫胃津也。徐洄溪称：芒硝善解结热之邪，大承气用之解已结之热邪，此方（调胃承气）用之，以解将结之热邪，其能调胃则全赖甘草也"。临证辨证符合热结肠腑证病机特点的即可攻下，以承气汤类方辨证施治。

明清温病医家在此基础上，结合温邪致病的特点和病机，创立了一系列颇具特色的承气汤类方，如吴又可制订的养荣承气汤，重在滋阴养血而通下；杨栗山制订的解毒承气汤解毒攻毒等，不仅继承发展了仲景苦寒通下学说，更是极大地丰富了下法的内容和方法。其中以《温病条辨》中的五加减承气汤为温病对承气类方灵活变通的典型代表。

"阳明温病，下之不通，其证有五：应下失下，正虚不能运药，不运药者死，新加黄龙汤主之；喘促不宁，痰涎壅滞，右寸实大，肺气不降者，宣白承气汤主之；左尺牢坚，小便赤痛，时烦渴甚，导赤承气汤主之；邪闭心包，神昏，舌短，内窍不通，饮不解渴者，牛黄承气汤主之；津液不足，无水舟停者，间服增液，再不下者，增液承气汤主之"。此论述了温病热结肠腑下后大便仍不通的五种证候证治，分别为攻补兼实，补虚攻下的新加黄龙汤；宣肺化痰攻下的宣白承气汤；清火腑利小便攻下的导赤承气汤；开窍攻下的牛黄承气汤；增液攻下的增液承气汤。五加减承气汤结合临床实践，补充并扩大了下法在临床运用的适应范围。

（三）医案举例

案一　面痛案（陈明，刘燕华，李芳．刘渡舟临证验案精选．北京：学苑出版社，2021）

孙某，女，67岁。右侧面颊掣及颞颥作痛，难以忍受，哭叫之声闻于四邻。痛甚则以手捆其颊，然亦无济于事。因掣及牙齿作痛，患者牙齿几乎拔尽。血压190/120mmHg，问其大便，则称干燥难下，小便黄赤而短。切其脉两寸弦，关部滑大。辨为胃燥伤津，肝胆郁火上犯经络。治以清泻胃燥，佐以养阴平肝之法。

处方：元参30g，生地15g，麦冬30g，大黄6g，玄明粉（后下）6g，丹皮10g，白芍12g，炙甘草6g。

服2剂，泻下黑色干粪球数块，面颊之疼痛见缓，夜间已能睡卧。处方减去玄明粉，另加羚羊角粉（冲服）1g，石决明30g，夏枯草16g，以加重平肝潜阳之力。服至6剂，则疼痛全止，亦未再发，测血压160/90mmHg，诸症随之而愈。

解析　面痛，中医学亦称为"头痛""头风"等，其病因病机多与风、火、痰、虚、瘀有关。头为诸阳之会，手足三阳经皆上行于头面部，是经络交会之处。其中，手足阳明经在面部循行分布范围最广，又阳明为多气多血之经，火热上攻，犹可见头面痛。正如张景岳所云："火邪头痛者，虽各经皆有火证，而独惟阳明为最，正以阳明胃火盛于头面而直达头维，故其痛为甚。"本案患者识证关键在于大便干燥难下，小便黄赤而短，正如《温病条辨·中焦篇》阳明温病提纲证所言"大便闭，小便涩"。并结合脉证，脉两寸弦，关部滑大，故辨为胃燥伤津，肝胆郁火上犯经络所致。

故治宜调胃承气汤加减化裁。方中调胃承气汤清胃热、泻肠燥，以泻代清，又加元参、麦冬、生地，又寓增液承气汤之意。调胃承气汤出自《伤寒论》，吴鞠通在此基础上结合温病易于化燥伤阴的特点，又立增液承气汤，增加其祛邪、扶正之功。增液承气汤的特点在于生地、元参与大黄配伍，善入血分，又具有凉血泻火、滋阴生津之功，从而导血分瘀滞，再配以白芍、炙甘草缓急止痛，平肝息风。

案二　慢性支气管炎急性发作案（才迎春，张国江.崔金海运用下法治疗内科急症医案 3 则.新中医，2020，52（16）：212-213）

张某，男，78 岁，2015 年 7 月 15 日初诊。患者有慢性咳嗽病史多年，于 6～7 日前突作恶寒发热，咳嗽咯痰，气急，周身疼痛，口唇轻度紫绀。体温 39.8℃，双肺呼吸音低，双肺底可闻及干湿啰音，心率 110 次/分，心音低，心律齐，肝肋下 3cm，质软，脾肋下 1.5cm，下肢轻度浮肿。白细胞计数 24.5×10⁹/L，中性粒细胞 0.85，淋巴细胞 0.15。西医诊断：慢性支气管炎并发肺部感染，阻塞性肺气肿。先后予多种抗生素抗感染并对症治疗，体温稍有降低，余症有增无减，神识时清时蒙，谵语，烦躁不安，气促喘粗，口唇干燥，唇色暗晦，腹部胀满，大便 5～6 日未行，小便黄少，舌苔黄燥带有芒刺，脉细软数。证属阳明温病，应下失下，气阴耗伤，燥实热结内闭。治当扶正攻下法。予新加黄龙汤加减化裁。

处方：大黄、芒硝各 8g，枳实、厚朴各 12g，党参、麦冬、元参、海参各 10g，生姜汁（冲）、甘草各 6g，生地 15g。2 剂，每日 1 剂，分 3 次服。

二诊：药后，解大便 1 次，质干排艰，量不多。患者神识得清，谵语止，余症亦减。原方基础上加天花粉 15g，苦杏仁 10g，大黄改为生用后下。

三诊：复进药 1 剂，患者得畅解大便 1 次，量多，质黏臭秽。热退身凉，喘平体安。复查：血分析正常，双肺干湿啰音已近消失，心率 88 次/分，肝肋下 2cm，下肢浮肿亦消失。

解析　慢性支气管炎并阻塞性肺气肿，为本虚标实之证，属于中医学"肺胀""咳嗽"等范畴，急性发作期呈现热证者可参照温病风温辨证施治。《温病条辨》曰："阳明温病，下之不通，其证有五，应下失下，正虚不能运药，不运药者死，新加黄龙汤下之。"新加黄龙汤主治热结里实，气阴不足证。该患者年事已高，并且阳明腑实另兼气阴两虚，灼热内扰，正气大衰，虚实夹杂。因气阴两伤，胃肠无以用，胃气匮乏，药物不能入经，而发挥药效，即所谓正虚不能运药，此时虽有阳明腑实，亦不能一味攻伐，攻则正气脱，虚则不能壅补，补则实邪更盛。新加黄龙汤攻补兼施，可滋阴益气，又可泻热通便。方中增液汤加味咸之海参，软坚补阴；另有调胃承气汤攻下；党参大补元气；生姜汁宣通胃气。正合此患者之病因病机。二诊时患者虽药后解大便 1 次，神识已清，谵语止，余症亦减，但仍喘息，原方加天花粉、苦杏仁，大黄改为生用后下，目的是加大宣肺通腑力度；再进药 1 剂，诸症悉平。

第十一节　气营（血）两燔

一、证治概要

本证多见于温热类温病的极期阶段，因气分邪热未解，营血分邪热又盛，导致邪热充斥气、营、血分所致。证候特点以壮热，目赤，头痛，口渴饮冷，心烦躁扰，甚则谵语，斑疹隐隐；甚或大渴引饮，头痛如劈，骨节烦痛，烦躁不安，或时有谵语，甚则昏扰谵妄，或发斑吐衄、尿血便血，舌绛或深绛，苔黄燥，脉滑数、弦数或洪大有力为主。病机以热陷气营血分，气营（血）热势炽盛，动血扰神。临证治则为气营、气血两清。

二、医案举例

案一 风温误治案（吴瑭. 吴鞠通医案. 北京：中国中医药出版社，2020）

己丑二月十三日，兆，廿八，风温误汗，以致谵语兼哕。诸病怕哕，症见危急。现在右脉洪大而数，目白睛赤缕缠绕，肺热旺矣。肺主降气，肺受病则气不得降，是以哕耳。勉与玉女煎加柿蒂、云苓，急降肺气以止哕。其谵语可与紫雪丹。

生石膏四两，知母四钱，炙甘草三钱，次生地五钱，麦冬连心五钱，云苓块五钱，柿蒂三钱，粳米一撮。

水五碗，煮成两碗；渣再以水六碗，煮两碗。分四次服，日三夜一。外紫雪丹三钱备，夜间谵语重则多服，轻则少服。

初三日，风温误汗致哕，与玉女煎加茯神、柿蒂。现在哕止而热未退，右脉洪大微芤，项下有疹，于原方重加育阴，合化斑汤，以清续出之邪。

生石膏四两，先煎代水，知母五钱，犀角（现以水牛角代替）三钱，次生地六钱，丹皮四钱，麦冬连心五钱，生白芍三钱，沙参四钱，粳米一撮，炙甘草五钱。煮四杯，分四次服。

案二 黄疸血型钩端螺旋体病案（《温病学临床运用》）

刘某，女，32 岁，农民。1973 年 7 月 12 日初诊。因发热恶寒、头身痛 6 日，黄疸，阴道出血 2 日，收本院传染科住院治疗。确诊为"黄疸血型钩端螺旋体病"。先经西医应用抗生素、激素、止血剂等综合治疗 4 日不效。高热、神昏、黄疸，阴道大量出血，病情危笃。在继续西医抢救输血等措施时，请中医协助。7 月 16 日初诊见：高热气粗，神识昏迷，躁动不安，面目肌肤深黄，阴道流血不止，血色紫红，二便皆少，舌红绛起芒刺，苔黄厚而干，脉细数。

处方：犀角（现以水牛角代替）9g，生地 12g，丹皮 12g，石膏 30g，知母 9g，焦山栀 9g，黄连 9g，黄芩 9g，大青叶 12g，连翘 12g，茵陈 30g，紫草 15g，大黄（后下）9g，白茅根 15g。每日 1 剂，鼻饲灌服。

二诊：上方连用 4 日，高热下降，出血停止，神识转清，唯黄疸未退。于原方去犀角、生地、石膏、知母、紫草，加茯苓、泽泻、佩兰、青蒿等利湿退黄之品，连服 10 余剂，黄疸消退，痊愈出院。

解析 《温病条辨·卷一》曰"太阴温病，气血两燔者，玉女煎去牛膝加元参主之""太阴温病，不可发汗……发斑者，化斑汤主之"。案一风温误汗，症见右脉洪大而数，目白睛赤缕缠绕，谵语乃是气分邪热炽盛，热势内陷心营，故予玉女煎加柿蒂、云苓，清热生津，降气止哕。但邪热内陷之势未止，内迫营血，而见项下有疹，于原方重加育阴，合化斑汤以清热凉血化斑而效。案二乃急性感染之后邪毒内陷入里所致，高热气促、二便皆少、苔黄厚而干、脉数乃气分热毒炽盛，神识昏迷、躁动不安，面目肌肤深黄，阴道流血不止，血色紫红，舌红绛起芒刺乃热灼营血，迫血妄行所致，属气血两燔之证。"气血两燔不可专治一边"，此时热毒炽盛，燔灼气血，故以清瘟败毒饮加减两清气血而效。

加减玉女煎泻火解毒力较弱，若热毒炽盛者，可加黄连、黄芩、银花、连翘、大青叶等清热解毒之品。化斑汤可加丹皮、大青叶、赤芍等凉血散血、化斑解毒之品。清瘟败毒饮用于气（营）血两燔，热毒亢盛之重证。《疫疹一得·卷下》认为清瘟败毒饮"此十二经泄火之药也。斑疹虽出于胃，亦诸经之火有以助之""疫证初起，恶寒发热，头痛如劈，烦躁谵妄，身热肢冷，舌刺唇焦，上呕下泄，六脉沉细而数即用大剂；沉而数者用中剂，浮大而数者用小剂"。对本证的治疗，应尤其注重清气，气热得清，营（血）之热可顺势外透而解，方药使用上多重用石膏。正如余师愚所说：

"（清瘟败毒饮）此皆大寒解毒之剂，故重用石膏先平甚者，而诸经之火自无不安矣。"

三、辨治思路

1. 辨证思路　本证是由于气分邪热未解，营血分热毒又盛，扰动心神以致形成气营（血）两燔之证。气分热盛伤津则壮热、口渴、苔黄；营血热盛，扰及心神，灼伤血络，迫血妄行则舌绛、烦躁、发斑、吐衄。以壮热，烦躁，发斑，吐衄为辨证要点。

2. 治疗思路

治法：气营（血）两清。

治疗应以气营或气血两清为法。气营两燔与气血两燔在病机浅深及热毒轻重方面有所不同，临床必须据证选方。

方药：玉女煎去牛膝熟地加细生地玄参方、化斑汤、清瘟败毒饮。

（1）玉女煎去牛膝熟地加细生地元参方（《温病条辨》）：生石膏三两，知母四钱，玄参四钱，细生地六钱，麦冬六钱。

水八杯，煮取三杯，分两次服，渣再煮一钟服。

本方是吴鞠通根据张景岳玉女煎加减而成，故又名加减玉女煎。景岳原方治少阴阴精不足，阳明火热有余之牙痛。吴鞠通改制而治温病气营（血）两燔证。吴氏虑其原方牛膝趋下，不利透热外达，故去而舍之。熟地甘温稠重，既不利于清热，又不利于达邪，故改用细生地，取其轻而不重，凉而不温之义。加玄参者，取其壮水制火，预防咽痛失血等症。如吴鞠通说："气血两燔，不可专治一边……去牛膝者，牛膝趋下，不合太阴证之用。改熟地为细生地者，亦取其轻而不重，凉而不温之义，且细生地能发血中之表也。加元参者，取其壮水制火，预防咽痛失血等证也。"全方以生石膏、知母清气泄热，细生地、玄参、麦冬清营养阴。诸药合用，则两清气营（血）之热。

（2）化斑汤（《温病条辨》）：适用于斑疹显露色深者。方药：生石膏一两（捣碎），知母四钱，生甘草三钱，元参三钱，犀角（现以水牛角代替）二钱，白粳米一合。

水八杯，煮取三杯，日三服，渣再煮一钟，夜一服。

此热淫于内，治以咸寒，佐以苦甘法也。乃仲景白虎汤加犀角（现以水牛角代替）、元参而成。斑属胃，胃主肌肉，阳明热毒内郁营血，外郁肌表，故用白虎汤清气解肌，泄热救阴；犀角（现以水牛角代替）、元参清营凉血，解毒化斑。

若患者高热如焚，头痛如劈，骨节疼痛，斑疹紫黑，吐衄，舌紫绛，苔焦黄起刺，脉洪数或六脉沉细而数，为热毒充斥气血之气血两燔重证，可用大清气血之清瘟败毒饮。

（3）清瘟败毒饮（《疫疹一得》）：生石膏、生地、犀角（现以水牛角代替）、黄连、栀子、桔梗、黄芩、知母、赤芍、元参、丹皮、连翘、甘草、鲜竹叶（各取一般常用剂量）。

水煎服。先煮生石膏，后下诸药。犀角磨汁和服。

本方系白虎汤、凉膈散、黄连解毒汤及犀角地黄汤四方组合而成，具有诸方的综合协同作用。方中生石膏、知母辛寒清气，黄芩、黄连、栀子、连翘苦寒泻火解毒，犀角（现以水牛角代替）、生地、丹皮、赤芍、元参清营凉血解毒；鲜竹叶清心除烦，与连翘相配，犹可透热转气。甘草、桔梗解毒利咽。

四、方药运用于杂病的辨治思路

（一）气营（血）两燔证与杂病相关证候的关系

气血两燔证以气分热盛证和热盛动血证相合为特征。气分热盛证病位涉及三焦，病机可涵盖热盛、气郁、伤津耗气等；热盛动血证病机以动血耗血，扰神窜络为主。其一肺胃热盛，深入营血，迫血妄行。阳明经起于鼻，入上齿中，邪热循经上炎则见牙痛、鼻衄；肺主气外合皮毛，邪热深入营血，外窜肌腠则见各种皮疹，因此，临床上的糖尿病、牙周炎、慢性萎缩性胃炎、复发性口腔溃疡、痤疮、水痘、带状疱疹、荨麻疹、过敏性皮炎等出现皮疹者均可参照本证辨治思路。其二，气郁不达，深入营血，动风扰神。肝藏血，心主血，血热灼筋扰神，或七情过激，五志之火内发而令人昏倒无知，筋骨不用。因此，临床上的类中风、急惊风、肝性脑病、乙脑等疾病亦可参照本证辨治思路。其三，血热炽盛，煎灼不同脏腑，功能失常则出现急性多窍道多部位出血，如鼻衄、咯血、吐血、便血、尿血等。因此，临床上的一些急性传染性疾病如流行性出血热、白血病、登革热与登革出血热、溃疡性结肠炎、急性膀胱炎等疾病亦可参照本证辨治思路。

（二）玉女煎去牛膝熟地加细生地元参方运用于杂病的辨治思路

吴鞠通称此方为"辛凉合甘寒法"，由玉女煎化裁而来。《景岳全书·新方八阵》指出玉女煎主治少阴不足、阳明有余之证，即"玉女煎，治水亏火盛，六脉浮洪滑大，少阴不足，阳明有余，烦热干渴，头痛牙疼，失血等证如神"。吴鞠通指出："气血两燔，不可专治一边……去牛膝者，牛膝趋下，不合太阴证之用，改熟地为细生地者，亦取其轻而不重，凉而不温之义，且细生地能发血中之表也。加元参者，取其壮水制火，预防咽痛失血等证也。"方中生石膏、知母清气分邪热，细生地、麦冬、元参清营凉血生津，实寓白虎汤加增液汤之意。因此，对杂病有烦热干渴，头痛牙疼，咽痛，失血等气营同病，阴液不足证具有临床指导意义。

（三）化斑汤运用于杂病的辨治思路

吴鞠通称化斑汤为"咸寒佐以苦甘法"，是白虎汤合犀角地黄汤加减而成，方中白虎汤清气解肌，泄热救阴；元参滋阴降火解毒；犀角（现以水牛角代替）凉血清心解毒，共奏清气凉血、解毒化斑之效。《温病条辨》上焦篇指出："太阴温病……发斑者，化斑汤主之。"阳明之脉挟鼻倚，上行头面，入上齿中，热势内迫营血，上行外窜，迫血妄行则皮肤发斑、颜面咽喉肿痛，眼耳疼痛。因此，临床上过敏性紫癜，血小板减少症，五官科感染性疾病如中耳炎、流行性结膜炎、扁桃体脓肿等可参照本方辨证施治。

（四）清瘟败毒饮运用于杂病的辨治思路

余师愚称此方为"十二经泻火之药也""斑疹虽出于胃，亦诸经之火有以助之。重用生石膏直入胃经，使其敷布于十二经，退其淫热；佐以黄连、犀角（现以水牛角代替）、黄芩泻心、肺火于上焦，丹皮、栀子、赤芍泻肝经之火，连翘、元参解散浮游之火，生地、知母抑阳扶阴，泻其亢盛之火，而救欲绝之水，桔梗、鲜竹叶载药上行；使以甘草和胃也。此皆大寒解毒之剂，故重用生石膏，先平甚者，而诸经之火无自安矣"。本方含有黄连解毒汤、白虎汤、犀角地黄汤、凉膈散方义在其中。其一黄连解毒汤证，凡杂病中因火热上攻头面而见眼目赤肿、头项肿痛、口舌生疮；中焦郁热，伤津扰神而见心膈烦躁、不欲饮食；邪热下移膀胱，蕴阻肠道而见小便不利、大便秘结等三焦火热证均可参照本方拓展思路。其二白虎汤证，凡杂病中内伤火热，肺胃热盛证亦可参照本方辨证论治。其三凉膈散证，凡杂病中因心膈火热炽盛而见心烦如焚、唇焦咽燥、口舌生疮、便秘尿赤等火郁证候者亦可参照本方论治。其四犀角地黄汤证，如因火热如络，破血妄行而见出血；或血热扰心闭窍而见神志异常；或血热窜络，损伤肌腠而见皮肤发斑发疹；或血热引动肝风所致的震颤、眩晕、麻痹；或血分瘀热，内生风毒而见皮肤疮痈疥癣；血热经络瘀痹而见关节红肿疼痛等有动血耗血，络脉郁滞证者均可参照本方辨证施治。

（五）医案举例

案一　牙周炎案（侯迎鸣，孙广伟. 玉女煎加减治疗牙周病 48 例. 安徽中医学院学报，1999，18（6）：37）

患者，女，52 岁。1996 年 5 月 12 日因牙龈肿痛、出血溢脓就诊。检查：牙龈浮肿，微红，除之易出血。右下第一前磨牙、第二前磨牙和左下侧切牙、尖牙、第一前磨牙松动 2 度，牙石（＋），牙周袋深达 3mm。检查血常规、血小板计数正常。舌红绛，苔黄厚腻，面赤，口干，咽燥，大便干结，3～4 日 1 行，脉大而数。诊为牙周病。证属风热邪毒，引动胃火，循经上炎，伤及牙齿，犯及龈肉，致牙龈气血壅滞不通，聚而作肿作痛；热能灼伤脉络，导致牙龈出血，牙齿松动，牙周袋形成及口干咽燥。治宜滋阴、清胃、泻火。拟玉女煎加减。

处方：生地、生石膏各 30g，苦参 20g，麦冬 12g，知母、大黄、川牛膝各 9g，3 剂，水煎服。

3 日后诸症均减，大便通畅。前方减大黄，继服 3 剂，余症明显减轻。前方去大黄，再服 3 剂，症状完全消失。随访一年未复发。

解析　牙周炎主要是由局部因素引起的牙周支持组织的慢性炎症，是口腔科最常见的疾病之一。中医认为本病多由肾阴虚兼胃热而引起，治当养阴清热、止痛消肿。《明医杂著》曰："齿虽属肾而生于牙床，上下牙床属阳明大肠与胃，犹木生于地。肠胃伤于美酒、厚味、高粱、甘滑之物，以致湿热上攻，则牙床不清而为肿，为痛，或出血，或生虫。由是齿不能安而动摇，黑烂脱落也。"《咽喉脉证通论》指出："此症因劳心过度，或食热毒等物，鼓动阳明胃火发于牙龈，足阳明之脉又遍于牙齿……经脉虚，风邪乘之，血气不能荣润，故令动摇。"本案患者由风热邪毒侵袭，与胃火交蒸于牙龈，腐肉成脓所致；风热邪毒，引动胃火，循经上扰则见上述诸症。《景岳全书》曰："凡火病者，必病在牙床肌肉间……是皆病在经络，治宜清火邪为主。"案中治以清胃泻火，养阴生津，方中用生地、麦冬滋阴清热，苦参清热燥湿，生石膏、知母清胃泻火，大黄通腑泄热，川牛膝引血下行而效。二诊见诸症减，方药中的，当守方继进，然此时大便已通，不可攻下太过，以防伤中，故大黄减量。

案二　流行性结膜炎案（邓启源. 化斑汤验案举隅. 辽宁中医杂志，1989（6）：30）

刘某，女，17 岁。3 日来双目灼热涩痛，畏光羞明，心烦发热，口苦，经治无效。刻诊：双目红赤，目泪汪汪，目眵色黄，舌赤津干苔黄，脉弦数。目白属肺，肝窍系目，今目珠红赤，疼痛灼热，畏光羞明，均为肝肺火热炽盛，上扰目窍。治当清热泻火凉血，选用化斑汤加味。

处方：生石膏 30g，元参 15g，知母、银花、大黄、丹皮各 10g，大青叶、菊花各 15g，赤芍 10g，生地 15g，甘草 3g。

2 剂药后，症状明显改善，目痛大减，灼热已少，大便畅通，药已应症，仍处上方 3 剂收功。

解析　流行性结膜炎亦称流行性角结膜炎，是一种传染性非常强的接触性传染病。临床上主要症状有结膜充血、疼痛、畏光，并且伴有水样的分泌物。归属于祖国医学"天行赤眼"范畴，中医多从外感风热、热毒论治。《古今医统》曰："此因运气所加，风火淫郁，大概患眼赤肿，泪出而痛，或致头额俱痛，渐生翳障蔽盖瞳入。"天行赤眼多是感受风热疫毒所致，病位以肺、肝为主。本案患者外感风热疫毒，内兼肺火亢盛，内外合邪，肺金凌木，侵犯肝经上攻于目而见双目红赤，目泪汪汪，目眵色黄，口苦，舌赤津干苔黄，脉弦数。肺胃、肝火热势炽盛，扰及心神则心烦发热。察其舌脉可知本案患者其病重在气分，《古今医统大全·眼科》又言此病："必有瘀血，宜去之。"此为气病及血，则治重在气。案中以大剂生石膏配知母取白虎汤辛寒清气之意，以泻肺胃之热盛；大青叶、菊花清肝泻火，银花宣肺泄热，上述诸药均在治气。生地、元参、甘草取增液汤意以清热凉血，养阴生津；赤芍、大黄通腑泄热，活血化瘀。二诊症状明显改善，目痛大减，灼热已少，显示邪热渐解，药已对症，守方收功。

案三　流行性出血热案（王瑞年.清瘟败毒饮救治急重症举隅.中西医结合实用临床急救，1996，3（4）：187）

患者，男，43 岁。1986 年 11 月初诊。现症见：发热恶寒 4 日，烦躁，入夜有谵语，昏睡 2 日，球结膜出血，鼻衄色鲜，胸闷，四肢皮肤出现紫斑，小便色赤灼痛，渴欲冷饮，大便秘结 1 周，全身乏力。查体：唇焦，舌红、尖有芒刺，苔黄，脉滑数。体温 41.5℃，脉搏 90 次/分，呼吸 22 次/分。实验室检查：白细胞 17×10^9/L，血小板 97×10^9/L。尿常规：尿蛋白（＋＋），红细胞（＋＋＋），白细胞（＋＋），管型（＋＋）。诊断为流行性出血热，属气血两燔型。治拟清热凉血解毒。用清瘟败毒饮加减。

处方：生石膏 50g，鲜生地 20g，大青叶 15g，半枝莲 20g，龙胆草 15g，炒丹皮 10g，连翘 20g，紫草 20g，赤芍 20g，白茅根 30g，小蓟 20g。安宫牛黄丸上、下午各 1 粒。

上方服 5 剂后发热减而未除，汗多，有时仍有谵语，四肢厥冷，脐腹灼热始终不除，病属邪热内盛、气阴耗伤，上方加别直参 7g，西洋参 10g，急于扶正祛邪。服 6 剂热清，意识清醒，大便润，上方加减续服 12 剂病除。

解析　流行性出血热，又称肾综合征出血热，是一种由汉坦病毒引起，以啮齿动物为主要传播媒介，以发热、出血、急性肾功能障碍及内环境紊乱为主要临床特征的自然疫源性疾病。归属于祖国医学"血证"范畴，多从热毒、血瘀论治。《景岳全书·血证》曰："血本阴精，不宜动也，而动则为病。血主荣气，不宜损也，而损则为病。盖动者多由于火，火盛则逼血妄行；损者多由于气，气伤则血无以存。"出血证候与火、气的关系密切。本案患者外感时热疫毒，迅速由表及里，热盛伤津耗气则见发热，渴欲冷饮，大便秘结，全身乏力，唇焦，舌红、尖有芒刺，苔黄，脉滑数，证属气分；内陷营血，迫血妄行则球结膜出血，鼻衄色鲜，四肢皮肤出现紫斑；营热内陷心包，机窍闭阻则烦躁，入夜有谵语，昏睡。本案为气营血分同病。《景岳全书·血证》说："凡治血证，须知其要，而血动之由，惟火惟气耳。故察火者但察其有火无火，察气者但察其气虚气实。知此四者而得其所以，则治血之法无余义矣。"本案患者热在气分入血而动血，虽有气虚不足，然以气血俱实为主，治当先祛实，再顾护气虚。案中以清热生津，凉血解毒，清心开窍之法祛实，方中生石膏、大青叶、半枝莲清泄邪热，紫草、鲜生地、炒丹皮、赤芍凉血散血，养阴生津；白茅根、小蓟清热利尿，引热下行；安宫牛黄丸清心开窍。药后发热减而未除，汗多，有时仍有谵语，四肢厥冷，脐腹灼热始终不除，病属邪热内闭、气阴耗伤，此时继进清热凉血解毒之剂，再顾护其气阴，以别直参、西洋参扶正祛邪，益气养阴。6 剂后热清、识清、大便润，前方效而守方继进以巩固疗效。

第十二节　营热炽盛

一、证治概要

本证多因素体营阴不足，感受温热病邪，或气分之热不解，邪传营分所致。证候特点为"舌绛而干，法当渴，今反不渴者，热在营中也""脉虚夜寐不安，烦渴舌赤，时有谵语，目常开不闭，或喜闭不开，暑入手厥阴也"，即以身热夜甚，心烦躁扰，甚或时有谵语，斑疹隐隐，咽燥口干反不甚渴，舌质红绛而干，苔薄或无苔，脉细数为主。若邪热由气传营者，可见舌上多有薄黄之苔；若邪已深入营分，则舌呈纯绛而少苔。病机以营热阴伤，扰神窜络为特点，临证治当清营泄热，滋养营阴。

二、医案举例

案一　温热案（叶天士. 临证指南医案. 苏礼整理. 北京：人民卫生出版社，2006）

陈妪，热入膻中，夜烦无寐，心悸怔，舌绛而干，不嗜汤饮，乃营中之热，治在手经。处方：犀角（现以水牛角代替）、鲜生地、黑元参、连翘、石菖蒲、炒远志。

案二　发热案（钟嘉熙，林兴栋. 温病学临床运用. 北京：科学出版社，2010）

张某，男，48岁。1976年2月21日初诊。患者发热1周，体温最高达39.5℃，曾在门诊用银翘散、白虎汤等及青霉素、链霉素、退热针等治疗，效果不明显。入院时症见：神识不清，间有烦躁不安，口干不欲饮水，下午体温37.8℃，舌质红绛，苔少，脉弦细数。

处方：水牛角（先煎）30g，生地15g，元参15g，麦冬15g，银花12g，连翘12g，丹皮12g，黄连5g，青蒿（后下）10g，2剂。另安宫牛黄丸1粒/日，分2次鼻饲，连用2日。

2月23日二诊：服药2剂后，患者神清，热退，唯觉痰多黄稠，纳差，舌质转红、苔少，脉细数。

处方：石菖蒲10g，麦冬15g，银花12g，瓜蒌皮12g，浙贝母12g，枳壳12g，麦芽15g，云苓15g，甘草6g，郁金12g，鸡内金12g。

连服3剂病情稳定，以后以调理脾胃等方药治疗。

解析　《温病条辨·上焦篇》指出"脉虚夜寐不安，烦渴舌赤，时有谵语，目常开不闭，或喜闭不开，暑入手厥阴也。手厥阴暑温，清营汤主之""舌绛而干，法当渴，今反不渴者，热在营中也"。吴鞠通将清营汤既用于舌绛而干之营热津伤证，又用于营热闭窍证。案一为营热津伤证，案二为营热闭窍证，两案均为营热炽盛之证，均用清泄营热之清营汤。然案二在此基础上，尚有热入心包之神昏谵语，故在清营泄热基础上，酌情配合开窍之品。二诊时因热邪炼液为痰，故以清热化痰为主，配以健脾开胃之药，病情趋于稳定。张秉成《成方便读》卷3："……方中犀角、黄连，皆入心而清火。犀角有清灵之性，能解夫疫毒；黄连具苦降之质，可燥乎湿邪，二味为治温之正药。热犯心包，营阴受灼，故以生地、元参滋肾水，麦冬养肺金，而以丹参领之入心，皆得遂其增液救焚之助。连翘、银花、竹叶心三味，皆能内彻于心，外通于表，辛凉清解，自可神安热退，邪自不留耳。"方中犀角（现以水牛角代替）咸寒，清解心营热毒，加强清心之功效；黄连苦寒，配合水牛角清热解毒，惟黄连苦燥，用量宜小；生地、麦冬、元参甘寒配以咸寒，滋营阴，清营热；银花、连翘、竹叶心性凉质轻，轻清透热，宣通气机，使营热外达，透出气分而解，此叶天士"入营犹可透热转气"之法；丹参清热凉血，活血化瘀，以防瘀热互结。诸药配合，共奏清营解毒，透热养阴之效。

三、辨治思路

1. 辨证思路　本证多见于营阴素虚而受邪较重者，所以发病之初即可见营热较盛，营阴受损，心神被扰之证。亦有病发于气分，邪不外解而内陷入营出现本证。营属阴，夜亦为阴，营阴得天时之阴相助，与邪相争较甚，故身热夜甚，营阴蒸腾，热灼营阴则咽干口燥反不渴，舌绛，脉细数；营热窜扰血络则斑疹隐隐；营热扰神则心烦躁扰，时有谵语。以身热夜甚，心烦谵语，舌红绛为本证辨证要点。本证辨治应注意观察舌象，单纯热在营分舌象多表现为舌绛无苔。若舌虽绛而苔白滑或灰滑，或淡黄而滑者，则为兼有湿痰阻滞之象。吴鞠通在《温病条辨·中焦篇》说：舌"绛而有滑苔者，则为湿热熏蒸"。《温病条辨·上焦篇》又说："若舌白滑，不惟热重，湿亦重矣。"

2. 治疗思路

治法：清营泄热。

方药：清营汤（《温病条辨》）。

犀角（现以水牛角代替）三钱，生地五钱，元参三钱，竹叶心一钱，麦冬三钱，丹参二钱，黄连一钱五分，银花三钱，连翘（连心用）二钱。

水八杯，煮取二杯，日三服。

营分证的发展趋势有二：一是向外转出气分而病情转轻；二是向内深入陷于血分。因此，治必掌握其病机，清泄营热，并助以辛凉轻透之品，促使其转出气分而解。清营汤方中犀角（现以水牛角代替）、黄连清心营之热；生地、元参、麦冬、丹参清营热，养营阴；银花、连翘、竹叶心轻清宣透，使营分邪热转出气分而解，以合叶天士"入营犹可透热转气"之旨。全方"清""养""透"三法具备，营热得清，营阴得养，营邪得透，其病自除。

四、方药运用于杂病的辨治思路

（一）营热炽盛证与杂病相关证候的关系

营热炽盛证病机特点主要包括两个方面：一是营热炽盛，二是营阴耗损。营热炽盛，营气通于心，脑藏神，为营血所养，营热炽盛，随经上扰心脑而见心神异常。因此，临床上的流行性乙型脑炎、流行性脑脊髓膜炎（流脑）、败血症、白血病等疾病可参照本证拓展思路。营热炽盛，窜于血络，外迫肌腠而见斑疹，因此，临床上的过敏性紫癜、银屑病、烧伤感染、结节性红斑、玫瑰糠疹、严重过敏性药疹等疾病可参照本证拓展治疗。

（二）清营汤运用于杂病的辨治思路

吴鞠通称此方为"咸寒苦甘法"，为清营透热转气的代表方。清营汤用犀角（现以水牛角代替）、生地、丹参为变通犀角地黄汤法以清营凉血散血，如舌绛、出血、斑疹等，因此杂病中火热深入营血，营热伤阴扰神证者可参照本方拓展思路。元参、麦冬、生地为增液汤，以咸寒佐以甘寒，上滋肺津，中滋胃津，下滋肝肾，并能入营血分，凉营清心，散结解毒通络，以滋润之中兼以通散为特点，因此杂病中见舌干绛、大便秘结等营阴不足证亦可参照本方论治。银花、连翘甘寒轻清，透邪外达，即叶天士所言"入营犹可透热转气"，同时黄连、竹叶心清心泄热，清热解毒，因此，杂病中见心神烦躁、神志异常、尿赤、燥热、疔疖疮疡等心包热证或热毒证者亦可参照本方辨证论治，即清营汤不仅可以治疗温病热入营分病证，而且可以广泛运用于杂病内生火热郁伏营分病证。

（三）医案举例

案一 结肠癌术后低热案（肖倩倩，张晓光，张吉芳，等. 温病经方清营汤辨证论治疑难杂病四则. 中医药通报，2011，10（2）：41-43）

鲍某，男，74 岁，2009 年 12 月 3 日初诊。结肠癌术后 3 周，伴持续发热，激素控制效果不理想，就诊时症见低热，体温 37.3℃，食欲不振，食后恶心欲呕，舌质红绛，苔薄而干裂，脉弦数。

处方：元参 25g，麦冬 20g，生地 20g，白芍 40g，川牛膝 15g，生鳖甲 25g，青蒿 10g，丹皮 15g，知母 15g，竹叶 10g，鱼腥草 15g，苏子 10g，旋覆花 10g，砂仁 10g，赭石 40g，生扁豆 15g，珍珠母 40g，钩藤 40g，生姜 10g。

5 剂后，体温即降至正常。

解析 《灵枢·水胀》曰："肠覃何如？岐伯曰：寒气客于肠外，与卫气相搏……肉乃生。其始也，大如鸡卵，稍以益大，至其成，如怀子之状，久者离岁，按之则坚，推之则移。"《诸病源候论·积聚症瘕候》记述："症者，由寒温失节，致脏腑之气虚弱，而食饮不消，聚结在内，染渐生长。块盘劳不移动者，是症也。言其形状，可征验也。"大肠癌是由于正虚感邪、内伤饮食及情志失调引起的，以湿热、瘀毒蕴结于肠道，传导失司为基本病机，以排便习惯与粪便性状改变，腹痛，肛门坠痛，里急后重，甚至腹内结块，消瘦为主要临床表现的一种恶性疾病。因此病为慢性消耗性疾病，以虚为本，证属本虚标实。癌症术后发热，主要有以下两方面原因：一是癌瘤为患最易伤阴耗气，导致阴液不足；或患者素为阴虚之体，病后导致阴虚症状渐加重。手术疗法虽能解除局部"标实"，却不能改善全身的"本虚"。因此，术前的阴虚状况得不到解除是癌症术后发热的第一原因。二是手术切除中，体液丢失过多，术后未能及时补充；或放射治疗引起"热毒伤阴"，均可致阴虚内热。叶天士云："初为气结在经，久则血伤入络。"癌症发病本为痰浊、瘀血阻滞经络，气血运行受阻，病邪久羁，必入血络，手术治疗又直接伤营动血。营热阴伤是癌症术后发热的主要病机特点，合清营汤所治之证。案中患者夜热早凉，咽干，舌红，脉细数，证属阴虚内热，治法本着解肌透邪、清营养阴除热而设，方用清营汤合青蒿鳖甲汤加减，以清营汤清营、养阴、透热，合以生鳖甲滋阴清热、入络搜邪；青蒿清热透络、引邪外出，达到清营热、养营阴、透邪热的治疗效果，辨证准确，切中病机。

案二　视网膜出血案（刘宏. 清营汤治疗眼底出血56例. 南中医，2002，22（5）：32）

申某，男，55岁。1999年6月21日就诊。自述麦收时突然视物不清，烦躁易怒。血压170/100mmHg。诊时患者面红耳赤，舌红苔黄，脉弦数。视力：左眼0.5，右眼0.3，眼底视网膜有片状鲜红色出血。用清营汤（生地15g，淡竹叶12g，黄连3g，连翘12g，银花12g，丹参15g，泽兰15g，地龙15g，茯苓20g）基本方加柴胡6g，龙胆草6g，6剂后症状大减，视力左眼0.8，右眼0.6。连诊3次，进药18剂痊愈。

解析　视网膜出血在临床上一般通称为眼底出血，属中医学"目衄"范畴，从血辨证，病因主要为血热、血瘀、血虚。唐容川《血证论》有言："泪窍出血，乃阳明燥热所攻发……夫目虽阳明经所属，而实肝所开之窍也。血又肝之所主，故治目衄，肝经又为要务……谨按病发于肝者，多是怒逆之气火，耳鸣口苦，胸胁刺痛，宜从肝治之。"肝开窍于目，本案患者因暑热炽盛，直中于肝，损伤眼络，迫血妄行则见眼底内压高、眼底视网膜有片状鲜红色出血；肝火气逆扰神则烦躁易怒、舌红苔黄、脉弦数。证属气营血分热盛，灼伤营血，迫血妄行。"离经之血即为瘀"，眼底出血的基本病理变化就是血瘀，"瘀血不去，新血不生"，"瘀血不去，血不归经"，治则必当化瘀通脉，案中予以清营养阴、活血化瘀之法，以清营汤为主方加减，生地清营凉血、养阴生新；淡竹叶、连翘、银花、黄连清泄气分邪热，透热外达；柴胡、龙胆草清肝平肝；地龙、泽兰、丹参散瘀通络，茯苓淡渗利湿。二诊后症状大减，视力渐复，前方获效而守方继进。

第十三节　热入心包

一、证治概要

"温邪上受，首先犯肺，逆传心包"，肺主气属卫，心主血属营，心藏神主神明，心包代心用事，亦代心受邪，肺邪移热于心，内陷心包，则谵语妄言。证候特点如《温病条辨》所言"邪入心包，舌蹇肢厥"，即以身体灼热、神昏谵语，甚则昏愦不语，舌蹇肢厥，舌色鲜泽，脉细数为主，病机以邪热内陷，心包机窍闭阻为特点，临证当治以清心开窍。

二、医案举例

案一 心疟神昏案（黄英志. 叶天士医学全书. 北京：中国中医药出版社，1999）

乐，二九，热多昏谵，舌边赤，舌心黄，烦渴，脉弱，是心经热疟。医投发散消导，津劫液涸，痉厥至矣。犀角（现以水牛角代替）、竹叶、连翘、元参、麦冬、银花。

案二 病毒性脑炎案（冉瑞金，杨泽鸿. 伏暑验案一则. 中医杂志，1984（8）：21）

苏某，女，19 岁。1983 年 11 月 1 日入院，患者于 1983 年 10 月 31 日下午 2 时无明显诱因突然昏厥，1 小时后呕吐 1 次，呈喷射状。入院检查：体温不升，呼吸 24 次/分，脉搏 84 次/分，血压 100/80mmHg，深度昏迷，瞳孔不等大，对光反射消失，咽部充血，腹壁反射消失，双侧划跖试验阳性。实验室检查略。西医诊断：暴发性病毒性脑炎。入院后，经西药抗炎、脱水、预防感染及支持疗法抢救 16 小时，病情未缓解，遂请中医会诊。诊见深度昏迷，面色苍白，舌露唇外，眼珠呆定无神，呼吸微弱（呈叹气样呼吸），喉间痰鸣，四肢冰冷，小便失禁，大便 2 日未解，舌红、尖鲜红，苔薄黄，六脉散乱无根，现虾游脉。根据病史及脉症，辨证为伏暑，邪陷心包闭阻心窍，阳明失主以致昏聩肢厥。法当急开内闭，直清心营并防正气外脱。拟清宫汤加味。

处方：竹叶 12g，莲子心 15g，元参 15g，麦冬 15g，石菖蒲 10g，广郁金 10g，犀角（现以水牛角代替）0.2g，磨汁入汤剂，麝香 0.1g，代入汤药，红参 15g，急煎 1 剂，鼻饲分 3 次注入。

入夜体温回升至 37.8℃，四肢稍暖。

解析 吴鞠通《温病条辨·上焦篇》第 17 条指出"太阴温病……神昏谵语者，清宫汤主之，牛黄丸、紫雪丹、局方至宝丹亦主之。"清宫汤是吴鞠通根据叶天士《临证指南医案》相关病案整理而成。除了案一外，《临证指南医案》中也有"陆，六九，高年热病，八九日，舌燥烦渴，谵语，邪入心胞络中，深怕液涸神昏，当滋清去邪，兼进牛黄丸，驱热利窍。竹叶心、鲜生地、连翘心、元参、犀角、石菖蒲"。从《临证指南医案》相关病案可看出，本证的辨证要点以神昏为主，故可见本证以热陷心包，机窍闭阻为其核心病机。吴鞠通所创清宫汤是以乐二九案为基础方，去银花，加莲子心，并仿陆六九案用竹叶心、连翘心的经验，均取其心，以心入心，取类比象，拟定而出。从方药组成来看，犀角（现以水牛角代替）为君，清心凉营；元参、麦冬清营热、养营阴；连翘、竹叶心、莲子心清泄心热，又含透热转气之功。可见清营汤方证病机以营热、阴伤、心热为主，并没有豁痰开窍之功，故清宫汤在临床上主要治疗热入营分，营热扰心闭窍轻证。若窍闭甚，宜加强豁痰开窍力量，可根据实际情况选择"三宝"。安宫牛黄丸、至宝丹、紫雪丹三方皆具辛香透络、清心化痰之力，属凉开之剂，用治温病热闭心包危重证，每制丸剂以供抢救之需，故合称为"三宝"。结合上述，案二患者识证的关键在于神昏，结合舌象舌红、尖鲜红，苔薄黄，为热陷心包，机窍闭阻。故以清宫汤为基础方加减化裁，急急开闭。此外，面色苍白，呼吸微弱，小便失禁，脉散乱无根，则为实中夹虚之象，遵吴鞠通对安宫牛黄丸服用时的告诫："脉虚者人参汤下，脉实者银花、薄荷汤下，每服一丸。大人病重体实者，日再服，甚至日三服；小儿服半丸，不知再服半丸。"可酌加红参补益，以防外脱。四肢冰冷为阳气内闭，不能外达四末。喉间痰鸣，可见痰浊内盛，即何秀山所言"热陷包络神昏，非痰迷心窍，即瘀阻心孔"。故案中加入石菖蒲、广郁金，加强豁痰开窍之力。在临床运用中，由于"三宝"价格昂贵，若经济实力、药源不足时，可在清宫汤中加入竹沥、胆南星、石菖蒲、郁金等豁痰开窍药物。

三、辨治思路

1. 辨证思路 本证多因上焦肺卫证误治、失治，或素体心虚有痰，或感邪过重，深陷内传，导致机窍闭阻所致。热在营血分故身灼热；痰热阻闭心包，神明郁闭，故神昏谵语，甚则昏愦不语；痰热阻闭，阳气不能达于四肢，故见肢厥；营热痰浊，故舌绛而鲜泽；营阴损伤，则脉细数。以神昏谵语，身热、肢厥，舌色鲜绛为辨证要点。

热灼营阴证与本证均有昏谵，但热灼营阴证的病机为营热扰心，故神志异常较本证为轻，仅表现为心烦不寐，或时有谵语。而本证神志异常表现较重，神昏谵语，甚则昏聩不语，伴见舌蹇。

2. 治疗思路

治法：清心开窍。

方药：清营汤送服安宫牛黄丸，或紫雪丹、至宝丹。

（1）**清宫汤**（《温病条辨》）：犀角尖（现以水牛角代替）、元参心、连心麦冬、莲子心、竹叶卷心、连翘。

（2）**安宫牛黄丸**（引《温病条辨》）：牛黄、郁金、犀角（现以水牛角代替）、黄连、朱砂、冰片、麝香、珍珠、山栀、雄黄、黄芩。

（3）**紫雪丹**（引《温病条辨》）：羚羊角、朴硝、元参、甘草、升麻、砂石、寒水石、石膏、磁石、滑石、沉香、丁香、青木香。

（4）**局方至宝丹**（引《温病条辨》）：犀角（现以水牛角代替）、朱砂、琥珀、玳瑁、牛黄、麝香、安息香。

清宫汤及"三宝"（安宫牛黄丸、紫雪丹、至宝丹）均为治疗太阴温病热陷心包证治方药。热陷心包证的特点为既有热劫血液，又有痰浊闭窍，即致《温热论》所言"包络受病"。其痰的形成主要有三：一是素体痰盛，正如叶天士所言"或平素心虚有痰，外热一陷，里络就闭"；二是火热炽盛，炼液成痰，痰热胶结；三是湿热病中湿热化燥，湿热酿痰。总之，热入心包，痰热闭窍是其病机特点。故临床上治宜清营养阴，豁痰开窍。临床上多用清宫汤送服安宫牛黄丸、紫雪丹或至宝丹。

清宫汤专清心经包络之邪，正如吴鞠通在上焦篇第16条自注中所言"此咸寒甘苦法，清膻中之方也。谓之清宫者，以膻中为心之宫城也"。此方用药特点为"俱用心者，凡心有生生不已之意，心能入心，即以清秽浊之品，便补心中生生不已之生气，救性命于微芒也……元参味苦属水，补离中之虚；犀角（现以水牛角代替）灵异味咸，辟秽解毒，所谓灵犀一点通，善通心气，色黑补水，亦补离中之虚，故以二物为君。莲心甘苦咸，倒生根，由心走肾，能使心火下通于肾，又回环上升，能使肾水上潮于心，故以为使。连翘象心，心能退心热。竹叶心锐而中空，能通窍清火，故以之为佐。麦冬之所以用心者，《本经》称其主心腹结气，伤中伤饱，胃脉络绝……此方独取其心，以散心中秽浊之结气，故以之为臣。"全方共奏清心凉营之功，可见，清宫汤适用于热入心包之轻症。清宫汤没有豁痰开窍之功，而热痰不除，则营热终不能外透，故若加强开窍醒神作用，则合用"三宝"。

凉开"三宝"中，安宫牛黄丸药性最凉，长于清热解毒，多用于高热神昏较重者；紫雪丹，长于凉肝息风止痉，多用于神昏痉厥证；至宝丹中含有偏温的安息香，长于芳香辟秽，开窍醒神，适用于热较轻而闭甚者。

安宫牛黄丸系万氏牛黄清心丸加味组成，其中的黄连、黄芩、山栀、犀角（现以水牛角代替）等药使该方具有了清热凉血、泻火解毒的突出特点，故可用于营热内闭心包且热毒炽盛之证。吴瑭在安宫牛黄丸方论中说："此芳香化浊而利诸窍，咸寒保肾水而安心体，苦寒通火腑而泻心用之方也。"这是对安宫牛黄丸特点的精辟阐发，阐明了其芳香开窍、凉血解毒泻火的特殊作用。

吴氏至宝丹由犀角（现以水牛角代替）、朱砂、琥珀、玳瑁、牛黄、麝香、安息香组成，比原局方至宝丹少金箔、银箔、雄黄、龙脑四味药。其中既没有安宫牛黄丸之三黄、栀子，也没有紫雪丹之三石（石膏、寒水石、滑石），只有凉血开窍的作用，开窍作用尚强而清热泻火解毒作用不足，是一首凉开之轻剂。因此，该方主要用于营热窍闭明显而热毒内壅证不甚者。吴瑭在局方至宝丹方论中说"此方荟萃各种灵异，皆能补心体，通心用，除邪秽，解热结，共成拨乱反正之功"；并说："至宝丹去秽浊复神明"（上焦篇第44条自注）。可见，"除邪秽""去秽浊"是该方的关键，其证以火毒不甚而浊秽闭窍较重为特点。

吴氏紫雪丹系由《外台秘要》紫雪丹去黄金，用木香代替青木香而成。其中不仅有犀角（今用水牛角代替）、元参，而且有羚羊角；最为突出的特点是用了石膏、寒水石、滑石。因此，该方清热泻火作用与息风止痉作用均强，并可起协同作用。临床主要用于窍闭证兼气血两燔证又兼动风证者。吴瑭在紫雪丹方论中说："诸石利水火而通下窍""犀角、羚羊泻心、胆之火""诸香化秽浊，或开上窍，或湿开下窍"。又说："紫雪者，清包络之热而开内窍也。"说明该方开窍之中以清泄气分之火，并凉血息风为特点。

四、方药运用于杂病的辨治思路

（一）热入心包证与杂病相关证候的关系

热入心包证是温病常见证候之一，以神昏、谵语、肢厥等为主要特征，是温热病之危重证。首先，它是营血分证，心主血属营，故符合内生火热深入营血，暗耗营阴，而出现的神志异常或语言不利等机窍不利之症，病机表现为营血热郁，机窍不利两个方面。杂病多表现为络窍郁闭，如语言功能障碍、精神神志异常性疾病、失眠、神经症等；二是识证要点以神昏谵语为主，如陈平伯《外感温病篇》中有云："热邪极盛，与三焦相火相煽，最易内窜心包，逼迫神明，闭塞络脉，以致昏迷不语，其状如尸。"而脑为元神之府，神明之所在，故杂病中脑病常可参照本病病机指导。如《重订广温热论》说："夫胃实而神昏迷者，多属胃热蒸脑，脑筋起炎，神即昏蒙，头控目瞪……脑为元神之府，所以胃热蒸脑，无不发现神经诸病也。"又说："此等危症，虽由于心肺包络及胃肝肾冲督等之结邪，而无不关乎脑与脑系。"

（二）清宫汤运用于杂病的辨治思路

清宫汤专清心经包络之邪，心包代心受邪，是一首轻清开窍剂，主要用于热入营分，营热扰心闭窍的轻证。其组方特点是清营热、养营阴、清心热兼顾。故从清宫汤的药物组成分析，可以将本方证分为三个方面：一是清营热，用犀角尖（现以水牛角代替）与元参心，症状可见舌绛，或有斑疹；二是养营阴，用连心麦冬、元参心，症状可见舌干绛、口干等；三是清心热，连翘、竹叶卷心、莲子心，如神志异常，神昏，烦乱等。因此，在杂病过程中，病机出现内生火热，深入营血，暗耗营阴，内闭包络之轻证，皆可灵活运用此方，轻清透络开窍。

（三）"三宝"运用于杂病的辨治思路

安宫牛黄丸、紫雪丹、至宝丹三方称为凉开"三宝"。在杂病发展过程中，常可见内生痰、瘀、火、毒，上攻心脑，闭阻机窍，症见神昏谵语，甚则不省人事、引动肝风等，均可用清心开窍法治疗。因此，开窍法常用于杂病，如高血压脑病、脑梗死、脑出血等心脑血管病的治疗中。《太平惠民和剂局方·卷一·治诸风》中对于局方至宝丹的记载为"至宝丹，疗卒中急风不语，中恶气绝，中诸物毒暗风，中热疫毒，阴阳二毒，山岚瘴气毒，蛊毒水毒，产后血晕，口鼻出血，恶血攻心，烦躁气喘，吐逆，难产闷乱，死胎不下……又疗心肺积热，伏热呕吐，邪气攻心，大肠风秘，神魂恍惚，头目昏眩，眠睡不安，唇口干燥，伤寒狂语，并皆疗之。"可见，至宝丹原可广泛用于卒中、急风、难产、死胎不下等杂病的治疗。此外，孙思邈在《千金翼方·卷十·压热第六》中亦有记载"紫雪，主脚气毒遍，内外烦热，口生疮，狂叫走，及解诸石、草、热药毒发，卒热黄等瘴疫毒最良方。"可见，紫雪丹也可用于杂病的治疗。

（四）医案举例

案一　中风案（王福林.清宫汤加减治疗急症临证举隅.中国社区医师，1997（6）：13-14）

张某，男，62岁。于1992年5月20日突然昏倒，中风不语，请医生到家中诊治。诊见：患者不省人事，面赤身热，气粗口臭，牙关紧闭，口合眼闭，肢体强痉，呼之不醒，脉弦滑数。辨证：中风闭证之阳闭。立法：清心开窍，化痰息风。方药：元参12g，莲子心6g，竹叶6g，连翘6g，麦冬9g，石菖蒲9g，山羊角15g，菊花9g，夏枯草9g，石决明12g，栀子9g，丹皮9g，生地12g，全蝎3g。水煎服。因患者牙关紧闭，以鼻饲法给药。1剂后，口开目睁，神已清醒，继则2剂，诸症骤然大减。

解析　中风是以卒然昏仆、不省人事、半身不遂、口眼㖞斜、语言不利为主症的病证，属于现代医学急性脑血管疾病的范畴。目前，中风的病因病机及辨证论治，中医认为主要集中于"风、火、痰、瘀、气、虚"。本案即为风火痰热内闭机窍，风火相煽，热极生风所致。以神昏、痉厥为主要表现，且呈一派热象、实象。痰热内闭机窍，膻中受邪，膻中系心之外卫，故心窍神迷，呼之不应；风火相煽，阳升风动，气血上逆，则牙关紧闭，肢体强痉；热炽燔灼，则面赤身热，气粗口臭；脉弦滑数为实热夹痰之象。故治宜清心开窍，化痰息风。清宫汤专清包络邪热，用此方加减化裁，并配以平肝息风、化痰开窍之品。方中山羊角凉血平肝息风，连翘、竹叶、莲子心清心泄热，元参、麦冬清心养阴，清宫汤化痰开窍息风之力较弱，故加丹皮、生地、全蝎凉血散血通络，石菖蒲豁痰开窍，菊花、夏枯草、石决明平肝潜阳。全方共奏清心开窍，化痰息风之功。

案二　狂证（王伟，唐戈.清宫汤加减治疗狂证.吉林中医药，2002，22（1）：16）

白某，女，31岁，教师，1983年6月21日初诊。1年前，患者因爱人工作调动曲折，出现整日情绪低沉，少与人交往，失眠，悲观厌世，对周围一切不感兴趣，时有自杀轻生念头，但无自杀行为。省立医院诊断为"抑郁性神经症"，服阿米替林、多塞平后，病情有缓解，继而出现通夜不能入睡，整日坐立不安，兴奋话多，遇本单位同志总是滔滔不绝说不完，常无故发脾气、打烂东西，再服阿米替林、多塞平无效，而求中医诊治，察面色红、口唇干燥，5日未大便、舌质红、苔黄干厚腻，拟疏郁通腑，凉营安神法：元参、黄连各12g，柴胡、麦冬各15g，生地、连翘、石莲各20g，栀子、沉香、芒硝各10g，水牛角粉30g，朱砂（分次兑服）3g。水煎服，1日1剂，日服3次。

二诊：1983年7月2日，服药后唯夜间入睡难、多汗，继上方加青蒿、丹皮、龟板各12g。

三诊：1983年7月20日，服药后唯夜间易醒，继上方去柴胡、芒硝，加酸枣仁15g，知母12g，共为细末，炼蜜为丸，每次3丸，日服3次。结果服药9个月后一切如故，随访至今，病无反复。

解析　狂证是以精神亢奋，狂躁刚暴，喧扰不宁，毁物打骂，动则多怒为特征的精神失常类疾病。《素问·至真要大论》曰："诸躁狂越皆属于火。"故狂证以火热立论为多。本案即为肝气不疏而致火热内郁，上攻心窍，下竭肾水所致。以失眠、夜不能寐为主要表现。心阳亢盛，心主言，故心神不安，夜甚无寐，兴奋话多；肝郁不舒，肝阳上亢，故无故发脾气；热盛津伤，则口唇干燥，大便秘结；面红、舌红苔黄干厚腻均为火热内炽之象。故治宜疏肝通腑，清心经包络之邪。故用清宫汤加减。方中水牛角粉凉营清心；黄连、连翘清心火；元参、麦冬、生地滋养营阴；沉香疏肝解郁；朱砂镇心安神。全方共奏清心凉营，疏郁安神之功。其药证相符，故病得愈。

第十四节　热盛动血

一、证治概要

叶天士所云"入于血则恐耗血动血"，即明确指出血分证的证候以身热灼手，躁扰不安，甚或神昏谵狂，吐血、衄血、便血、尿血，斑疹密布，舌质深绛等多部位多窍道出血、昏狂、躁扰不宁为主要临床表现，病机以血热亢盛、动血耗血、瘀热内阻为病机特点。临证治宜凉血散血。

二、医案举例

案一　血热案（黄英志. 叶天士医学全书. 北京：中国中医药出版社，1999）

尹，环口燥裂而痛，头面身半以上，发出隐疹赤纹，乃阳明血热，久蕴成毒。瘦人偏热，颇有是证，何谓医人不识犀角地黄汤。（《临证指南医案·癍痧疹瘰》）

陈，夜热，邪迫血妄行，议清营热。犀角（现以水牛角代替）、鲜生地、丹皮、白芍。

案二　鼻衄案（张学文. 医案三则. 湖北中医杂志，1981（3）：21-22）

马某，男，17岁。患者双侧鼻孔断续衄血月余，经查原因不明，屡用中、西药而无效。近2日突然加重，动则衄甚，色暗红夹有血块，伴有头目眩晕，心中烦躁等，舌暗红，脉沉数。辨为肺热炽盛，迫血妄行，治宜犀角地黄汤化裁。犀角（现以水牛角代替）（另煎兑服）6g，生地、赤芍、丹皮、元参、麦冬、黄芩、菊花各10g，小蓟、牛膝、白茅根、焦山楂各15g，3剂。服后鼻衄止而诸症愈，同年底随访未再复发。

　　解析　案一为叶天士《临证指南医案》运用犀角地黄汤的案例。从两个医案可看出，本证的辨证要点是出血、热盛，在临床上往往还要结合舌象（舌紫绛），也体现了温病重舌的特点。犀角地黄汤是血分证的代表方。《温热论》中有云："入血就恐耗血散血，直须凉血散血。"方用犀角（现以水牛角代替）为君，清热凉血；鲜生地凉血养阴；丹皮、白芍活血散瘀。全方共奏清热解毒、凉血散瘀之功。

　　案二患者鼻衄虽已月余，但如张景岳所说："动者多由于火，火盛则逼血妄行；损者多由于气，气伤则血无所存。"仍舌红脉数，虚象未露，且衄势急猛，色暗红而不滴沥清稀，故属热证、实证。肺胃热盛，迫血妄行，上迫肺窍，所致鼻衄；肝藏血，肝胆之气随血升腾则目眩；心主血脉，营血之热上扰心神则烦躁；热伤络，络脉凝瘀，血不归经则衄血夹块。总而言之，此属《临证指南医案》所谓的"胆火上升心营热"之鼻衄，良由肺热炽盛，迫血妄行，扰心及肝，络伤血瘀之证。仿照叶天士"火邪极盛而载血上泛者，有甘寒咸寒之法"立意，故治宜凉血止血，以犀角地黄汤加减化裁。方药以犀角地黄汤为主清血分热，血热得清，其血自宁，以治其本。加白茅根、小蓟加强凉血止血、活血化瘀之力，麦冬、元参润肺生津以顾护肺络，黄芩、菊花清胆凉肝以抑木气之逆，佐焦山楂既取活血散瘀止血之用，并防诸苦咸寒之品滋腻伤胃。全方标本兼顾，配伍精妙，药与病机合拍，故获捷效。

三、辨治思路

　　1. 辨证思路　本证为温邪燔灼血分所致，它是温病的极期阶段，邪热炽盛，阴血耗损，病情危重。此证可有三种来路：由营分证传来；卫气分到血分；血分伏热自发。本证是温热邪气深入血分，灼伤血络，迫血妄行，导致血不循经，溢出脉外而见局部或全身各部位出血及心神被扰的证候。热灼血分，热毒炽盛，则身灼热；血热扰心，则躁扰不安，昏谵；热盛迫血妄行，则见各种出血证；热盛伤阴，瘀热互结，脉络阻滞，则见斑疹密布（甚或紫黑）；热毒炽盛，则舌深绛。灼热躁扰，斑疹，出血，舌质深绛为本证辨证要点。

2. 治疗思路

治法：凉血散血，清热解毒。

方药：犀角地黄汤（《温病条辨》）。

生地一两，生白芍三钱，丹皮三钱，犀角（现以水牛角代替）三钱。

犀角地黄汤是血分证的代表方。叶天士有云："入于血则恐耗血动血，直须凉血散血。"所谓凉血，因热在血分，故治当凉血清热。所谓散血，"血液受劫"，因温邪消耗血中津液，使血液黏滞而成瘀，故散血不仅是凉血化瘀，还应养阴生津充脉散瘀，即叶天士所云"救阴不在血，而在津与汗"。犀角地黄汤原方出自孙思邈的《备急千金要方》，由犀角（现以水牛角代替）、生地、芍药、丹皮组成。方中犀角（现以水牛角代替）苦咸寒，凉血清热解毒；生地甘苦寒，清热凉血，兼滋阴生津，方中用量最大，为一两（30g），正如吴鞠通所言"去积聚而补阴"；吴鞠通在《温病条辨·下焦篇》第20条的分注中犀角地黄汤的药物分析中言"白芍去恶血，生新血"。故温病界多用赤芍易白芍，赤芍苦微寒，祛瘀生新；丹皮辛寒，吴鞠通言其可"泄血中伏火"，凉血活血，泄血分热邪。全方四味药，共奏凉血止血，清热解毒，活血祛瘀之功。

临证运用时可因出血部位而加用凉血止血之品。如若热毒郁而化火，症见身热，烦渴躁扰，口苦尿赤等，配合黄连解毒汤，加强清热解毒之力；若热毒较甚，症见昏狂斑紫，加紫草、水蛭、大黄、大青叶等药，并配合神犀丹以活血祛瘀解毒。

四、方药运用于杂病的辨治思路

（一）热盛动血证与杂病相关证候的关系

热盛动血证的病机是耗血动血，瘀热互结，实质是血热、瘀血相搏于内，以出血为特点的瘀热病证。正如《杂病源流犀烛·诸血源流》所言"诸血，火病也"；唐容川亦谓"血证气盛火旺者十居八九"。故凡因火热导致的瘀热证以出血或隐性出血为特点的均可运用本法指导治疗，如白血病、脑血管疾病、冠心病、风湿免疫疾病、重症肝炎等内伤杂病病程中呈现火热毒邪或兼夹痰湿壅于血分，搏血为瘀，致血热与血瘀两种病理因素互为搏结、相合为患而形成的证候，即可运用瘀热病证理论拓展治病的新思路，取得良好治疗效果。

（二）犀角地黄汤运用于杂病的辨治思路

犀角地黄汤出自《备急千金要方》："犀角地黄汤，治伤寒及温病应发汗而不汗之内蓄血者，及鼻衄吐血不尽，内余瘀血、面黄、大便黑，消瘀血方……喜妄如狂者，加大黄二两、黄芩三两……无热，但依方不须加也。"孙思邈对犀角地黄汤的适应证及功效进行了明确论述，其意为不论是伤寒或温病，因失治或误治后，伤寒寒邪化热由表入里，温病热邪从表深入，皆为邪热入里，热与血搏结成瘀血或血热迫血妄行出现鼻衄、吐血，离经之血瘀滞体内见面黄、大便黑，此时病理变化的特点以血瘀为主，邪热已减，热邪为患成为次要矛盾。后被温病学家用于温病极期危重阶段的治疗。犀角地黄汤组方可分为三个部分：其一针对血热，而用凉血药，如犀角（现以水牛角代替），但临床还可根据出血部位，而加羚羊角、小蓟、槐花、茜草等，临床切忌炭类止血药，否则闭涩热邪，使热邪无出路而内闭，反而更容易造成大出血。此外，若热盛，或气分热未除，可加清热药，如大青叶、银花、连翘、蒲公英等。其二针对阴伤，而用养阴凉血药，如生地，还可加麦冬、元参等。

其三针对血瘀，可用活血散瘀药，如芍药、丹皮，临床还可加丹参、紫草等。临证符合瘀热证以动血为病机特点的病证均可以犀角地黄汤加减化裁。

（三）医案举例

案一 过敏性紫癜案（尚菁，张小江. 张士卿教授用犀角地黄汤治疗小儿过敏性紫癜经验. 甘肃中医学院学报，2005，6（6）：12-13）

魏某，女，14岁。2003年12月17日初诊。以四肢出现瘀点、瘀斑1个月就诊。曾在某医院以"过敏性紫癜"接受西药治疗，病情反复难愈。现见四肢瘀点、瘀斑，以下肢内侧为多见，且连成片状，色紫红，下肢关节疼痛，平时易感冒，咽赤，舌淡，苔白腻。治以清热凉血止血，敛阴祛风脱敏。用犀角地黄汤加减：水牛角（先煎）15g，生地15g，丹皮10g，赤芍10g，紫草10g，五味子、乌梅、苏叶、银柴胡、仙鹤草、怀牛膝、木瓜各10g。6剂，水煎服。药后仅下肢有少量出血点，又见微咳、流涕、舌淡苔白。上方去五味子、乌梅、怀牛膝、银柴胡、紫草，加鸡血藤、元参、桔梗、小蓟炭、苍耳子、焦栀子。仍6剂，水煎服后，诸症愈。继以原方加减服6剂以巩固疗效，随访1年未复发。

解析 过敏性紫癜是儿科常见的出血性疾病，以广泛的小血管炎为基础，临床特点除可触性的皮肤紫癜外，常伴有多部位、多窍道的出血，如尿血、便血等。现代医学对此病病因研究尚不清楚，可能与多种变应原有关，如感染、药物、食物、寒冷、花粉等使机体产生过敏性免疫应答所致，从而引起广泛的毛细血管炎、小动脉炎、小静脉炎。中医认为，其归属于"血证"范畴，在《证治准绳·疡医》中已有"紫癜风"的记载，类似于"肌衄""斑疹"。火热亢盛，热盛动血，热瘀互结为此病主要病机，类似于温病血分证，故治宜凉血散血。本案患者症见四肢瘀点、瘀斑，色紫红，咽赤，此为血热证之识证关键。故用犀角地黄汤凉血散血，仙鹤草、怀牛膝、木瓜养血活络；五味子、乌梅、银柴胡、苏叶敛阴祛风。全方标本兼顾。由于小儿为纯阳之体，感邪易于从阳化热，火热与气血相搏，血溢脉外，留于肌肤而成紫癜。所以，临床中热瘀互结在小儿过敏性紫癜中多见，而犀角地黄汤有凉血散血、清热养阴之功，药效明显，随症加减，每能取效。

案二 激素依赖性皮炎案（章源. 陈意应用犀角地黄汤治疗皮肤病验案三则. 浙江中医杂志，2019，54（19）：691）

许某，女，31岁。2017年5月就诊。患者近期在美容院做祛斑美容治疗，近1个月颜面部反复出现片状红斑伴瘙痒刺痛，皮损分布于整个面部、额部和口周皮肤。予西药地氯雷他定片口服、丁酸氢化可的松软膏局部外用治疗疗效欠佳。诊见面颊部皮肤潮红，片状皮疹分布于整个面部、额部和口周皮肤，自觉灼热、瘙痒，皮肤干燥可见细碎脱屑，舌质红、苔黄，脉数。中医诊断：药毒，证属风盛血热证，治以清热凉血，疏风止痒。方选：犀角地黄汤加祛风凉血药。药用蜈蚣2条，全蝎、黄连、蛇蜕各6g，防风10g，丹皮、赤芍、僵蚕、银花、连翘、黄芩、生地、白鲜皮、香附各12g，水牛角、蒲公英、紫花地丁各15g。7剂。每日1剂，水煎分2次服用。二诊患者皮肤灼热感减轻，面颊部皮肤潮红明显减少，水肿消退，伴微痒，更衣二三日一行，舌脉同前，原方加厚朴、枳实、制军各12g，去蜈蚣、全蝎、香附，继续服用14剂，皮损消失。

解析 激素依赖性皮炎是因为激素的广泛应用而出现的一种皮肤病，多在面部发生。现代医学多用抗过敏、抗炎、止痒等对症处理为主，尚无有效根治办法。本病尚无对应的中医病名，由于其发病与激素的使用密切相关，故归属于"药毒"范畴。结合临床表现，长期、大量服用糖皮质激素后，患者多出现食欲亢进、失眠、盗汗、应激性溃疡、面部痤疮样皮疹等一系列副作用，这些症状大多偏于热象。故学者多认为"药毒"属热，日久郁而化热，灼伤血络，蕴毒肌肤。热毒蕴滞，热盛伤津，血燥生风，肤失濡养，故见片状皮疹分布于整个面部、额部和口周皮肤，自觉灼热、瘙痒，皮肤干燥可见细碎脱屑。舌红、苔黄、脉数均为一派热象。故治宜清热凉血，疏风止痒。方用犀角地黄汤加减化裁。方中水牛角清热凉血，生地清热凉血滋阴，赤芍、丹皮凉血活血散瘀，取"血行风自灭"之意。与清热泻火，祛风止痒之药物合方化裁治疗顽固性皮炎的风热证有其独特疗效。

第十五节　热 盛 动 风

一、证治概要

《伤暑全书》谓"夏月……忽然手足抽挛，厉声呻吟，角弓反张，如中恶状，为暑风。"热盛动风证属于温病极期，临床证候以高热，烦渴，手足躁扰，甚则狂乱，神昏发痉，或颈项强直，角弓反张，或见肢厥，舌红苔黄，脉弦数。或舌绛、脉弦细数为主要表现。病机以邪热炽盛，引动肝风为特点。治宜清热凉肝，息风止痉。

二、医案举例

案一　痰热动风案（丁甘仁. 丁甘仁医案. 北京：人民卫生出版社，2007）

某，诊脉沉细而数，苔薄黄，表热不扬，而里热甚炽，神识昏糊，谵言妄语，甚则逾垣上屋，角弓反张，唇焦，渴不欲饮，此温邪伏营，逆传膻中，温邪化火，火灼津液为痰。痰随上升，蒙蔽心包，神明无主，肝风骤起，风乘火势，火借风威，所以见证如是之猖狂也。脉不洪数，非阳明里热可比，厥闭之险，势恐难免，亟拟清温息风，清神涤痰，以救枯涸而滋化源，是否有当，质之高明。

案二　风温痉厥案（丁甘仁. 丁甘仁医案. 北京：人民卫生出版社，2007）

张左，发热12日，有汗不解，头痛如劈，神识时明时昧，心烦不寐，即或假寐，梦语如谵，咽痛微咳，口干欲饮，舌质红苔黄，脉弦滑而数。风温伏邪，蕴袭肺胃，引动厥阳升腾，扰犯清空，阳升则痰热随之蒙蔽灵窍，颇虑痉厥之变。亟拟轻疏风温，以息厥阳，清化痰热而通神明，如能应手，庶可转危为安。

羚羊片五分，银花三钱，朱茯神三钱，川象贝各一钱五分，菊花三钱，竹茹一钱五分，桑叶三钱，带心连翘一钱五分，枳实一钱五分，天竹黄二钱，山栀一钱五分，茅根去心五钱，鲜石菖蒲五分，珠黄散冲服二分，淡竹沥冲服一两。

二诊：神识已清，头痛亦减，惟身热未退等症，仍从辛凉解温，清火涤痰而治。服方后方愈。

解析　"诸风掉眩，皆属于肝"，温病中动风当辨虚实。在温病病程发展中，由于邪热炽盛，燔灼肝经，引动肝风而导致的动风证候为热极生风，发痉的表现多为高热等一派热象的基础上出现痉厥并见的症状，如两目上视，颈项强直，甚至角弓反张，动作强劲，神昏等；由于真阴耗伤，水不涵木，筋脉失养，阴虚阳亢而导致动风证候为虚风内动，常见于温病伤阴期，发痉的表现为手指蠕动，口角震颤，动作无力，多伴见低热，齿燥如枯骨，舌绛干枯而萎，脉微细欲绝等一派虚象。案一见动风之象，角弓反张等，尤以脉沉细而数，苔薄黄，唇焦为辨证关键，此为热盛津伤所致。热邪深伏入营血，里热炽盛，炼液成痰，痰热蔽阻机窍，风火相煽，故见神识昏糊，谵言妄语，甚则逾垣上屋，角弓反张。故治宜羚角钩藤汤加减化裁，清热息风，涤痰开窍。

案二虽无明显动风之象，然见头痛如劈，神志症状，且脉弦滑，均为肝阳内动之证，谨防其变，故既病防变，清热化痰，息风止痉，辛凉宣畅，故宜羚角钩藤汤加减化裁。故可见本方证的辨证要点在于舌红、脉弦数、心烦等肝胆郁热与眩晕、肢厥等肝阳内动之证并见。故何秀山推崇此方为"凉肝息风，增液舒筋之良方"。

三、辨治思路

1. 辨证思路 本证是热邪亢盛，深入厥阴，热盛动风之候。邪热内盛，伤津扰神，则见高热、烦渴、神昏、狂乱；肝风内动，筋脉挛急，则见手足抽搐，颈项强直，甚则角弓反张；热邪内陷，阳郁不达，则见肢厥；气分热盛，则舌红苔黄、脉弦数；热盛伤及营血，则见舌绛、脉弦细数。此证可发生在气分、营分，甚至血分，临床上以邪热盛于营血分而动风者为多见。高热不退，手足抽搐，舌红苔黄为本证辨证要点。

2. 治疗思路
治法：清热凉肝，息风止痉。
方药：羚角钩藤汤（《通俗伤寒论》）。
羚羊角（先煎）一钱五分，川贝四钱，霜桑叶二钱，鲜生地五钱，双钩藤（后入）三钱，滁菊花三钱，茯神木三钱，生白芍三钱，生甘草八分，鲜竹叶（与羚角片先煎代水）五钱。
方中以羚羊角、双钩藤清热凉肝，息风止痉；霜桑叶、滁菊花清凉疏散，清利头目；鲜生地、生白芍、生甘草酸甘化阴，舒缓筋脉之挛急；鲜竹叶、川贝清热化痰通络；茯神木宁神定志。诸药配合，可使热清阴复，痉止风定。

四、方药运用于杂病的辨治思路

（一）热盛动风证与杂病相关证候的关系

热盛动风证是热证、实证，可以见于气分、营分、血分，又"诸风掉眩，皆属于肝"，故可针对肝胆火热亢盛之表现，如心烦、口苦、焦躁等，正如何秀山解释本方证指出"肝藏血而主筋，凡肝风上翔，症必头晕胀痛，耳鸣心悸，手足躁扰，甚则瘛疭，狂乱痉厥，与夫孕妇子痫，产后惊风，病皆危险"（《通俗伤寒论·六经方药·清凉剂》），对临床杂病运用有所提示，如妇科病中子痫的治疗。此外，热极生风，导致筋脉受灼而拘挛抽搐，如杂病中风、半身不遂、口眼㖞斜、面肌痉挛等，因热盛而导致，均可使用本方。

（二）羚角钩藤汤运用于杂病的辨治思路

羚角钩藤汤出自清代名医俞根初所著的《通俗伤寒论》，原方为邪热传入厥阴，神昏抽搐所设，为凉肝息风的代表方。立法以凉肝息风、增液舒筋为主，兼以化痰、安神之品以防热盛灼津生痰，扰心闭窍之变。羚角钩藤汤方证可以分为三个方面：一是营热肝阴不足，如舌红赤少苔，用鲜生地、生白芍；二是肝热动风，肝经风热上翔，症见抽风、痉厥、手足抽搐，甚至角弓反张，头痛、眩晕，用羚羊角、双钩藤、霜桑叶、滁菊花；三是热炼液成痰，痰热阻络的痰热动风证，如口吐涎沫，口眼㖞斜，肢体不遂，用川贝、鲜竹叶、茯神木合羚羊角、双钩藤等。故杂病见肝热动风证，可用本方治疗。

（三）医案举例

案一 癫痫案（陈明. 刘渡舟临证验案精选. 北京：学苑出版社，1996）
史某，男，22岁。患癫痫病，每月发作两次。发作时人事不知，手足抽搐，头痛目赤，喉中痰鸣。视其舌质红绛，苔黄，切其脉沉弦滑数。辨为肝火动风、动痰，上扰心宫，发为癫痫。脉弦主肝病，滑数为痰热，而舌苔色黄故知其然也。法当凉肝息风，兼化痰热。

处方：桑叶10g，菊花10g，丹皮10g，白芍30g，钩藤10g，夏枯草10g，栀子10g，龙胆草10g，生地10g，生石决明30g，甘草6g，竹茹12g，黛蛤散（包煎）10g，元参12g。

服药后颓然倒卧，鼾声大作，沉睡2日，其病竟瘳。

解析　癫痫是中枢神经系统的一种常见慢性复发性疾病，是由大脑神经元反复异常过度放电而引起的一过性脑神经功能失常。其病因与遗传因素、过度劳作、起居失调、情志因素、脑部疾患有关。此病的临床特征表现为阵发性、短暂性、刻板性和重复性。本病治疗周期长，60%的患者对西药有效，且常伴有多种不良反应。癫痫属于中医"痫病"的范畴，病位与肝密切相关，也涉及脾、肾、心、脑。正如《三因极一病证方论》中有言："夫癫痫病，皆由惊动，使脏气不平。"因此，"从肝论治"是治疗痫病的关键所在。就病机而言，《丹溪心法》中有云"痫证有五，无非痰涎壅塞"，且"痰之为物，随气升降，无处不到"，可见癫痫的病机为肝风内动，痰浊上扰，气机逆乱。而此病机正与羚角钩藤汤方证病机相应。在何秀山《通俗伤寒论·六经方药·清凉剂》中有言："肝藏血而主筋，凡肝风上翔，症必头晕胀痛，耳鸣心悸，手足躁扰，甚则瘛疭，狂乱痉厥，与夫孕妇子痫，产后惊风，病皆危险。"可见，本方证不仅适用于血热动风证，且广泛用于治疗杂病肝热动风证，并明确指出对痫病治疗的应用。

本案癫痫患者，症见人事不知，手足抽搐，责为手足厥阴并病。其辨证关键为舌绛苔黄，脉弦滑数，可见此为热极生风，痰热阻窍。故治宜凉肝息风，清化痰热。方用羚角钩藤汤加减化裁。此外，临床运用中，值得注意的是，羚角钩藤汤作为一首凉息肝风的名方，其治疗以气血两燔之肝风内动证为病机特点，若热入营血、营热（血热）动风，则以清营汤加钩藤丹皮羚羊角方更为合适，如《温病条辨·上焦篇》第34条所言"大人暑痫，亦同上法。热初入营，肝风内动，手足瘛疭，可于清营汤中加钩藤、丹皮、羚羊角"。

案二　脑动脉硬化案（欧石清，王玥，张稳. 王行宽治疗痫证经验. 河南中医，2021，41（10）：1534-1536）

刘某，男，77岁，2019年8月8日初诊。主诉：间发突发神识不清2年余。症见：间发突发神识不清，发作时在1小时内可渐渐苏醒，每月发作2～3次，不伴口吐涎沫、手足抽搐及二便失禁。平素头晕，目眩，腰痛，胸闷心悸，无耳鸣，无气短，口不渴，纳食馨，夜寐谵，大便软溏，日解1～2次，多至4次，舌淡红，苔薄黄，脉弦细，有结象。查体：血压118/66mmHg。辅助检查：心电图示房性期前收缩。头部MRI：脑内多发小缺血灶，脑白质病变，脑萎缩。2018年11月23日发作时脑电图：癫痫样改变。中医诊断：痫证；西医诊断：脑动脉硬化、癫痫、脑萎缩、房性期前收缩。治宜补肝肾、益精气、调气血、祛风痰、衡动静、醒脑慧神。方拟：六味地黄汤、黄芪四物汤合羚角钩藤汤加减。

处方：天麻10g，钩藤15g，羚羊角0.3g，法半夏10g，茯苓15g，白术10g，白蒺藜15g，熟地黄15g，山茱萸15g，山药20g，丹参10g，泽泻10g，胆南星5g，石菖蒲5g，炙远志6g，白芍10g，当归10g，川芎10g，礞石20g。15剂，每日1剂，水煎，早晚温服。

二诊：2019年11月5日，患者按上方自服15剂，共服30剂，癫痫由每月发作2～3次至2～3个月发作1次，发生次数及程度均有改善。现头晕，夜寐谵，纳馨，二便调，舌淡红，苔薄，脉细弦。予以六味地黄汤合羚角钩藤汤加减：羚羊角0.3g，天麻10g，钩藤15g，熟地黄15g，山茱萸10g，山药20g，茯苓10g，丹皮10g，泽泻10g，胆南星5g，天竹黄10g，炙远志10g，石菖蒲5g，白僵蚕10g，法半夏10g，石决明20g，白芍15g，茯神15g。15剂，每日1剂，水煎，早晚温服。

解析 本案患者患有脑动脉硬化、癫痫等。以间发突发神识不清2年余为主症，符合中医"痫病"的特点。痫证是由先天或后天因素使脏腑功能失调，气机逆乱，元神失控所致的一种发作性神志异常性疾病。王清任在《医林改错》中记载"试看痫症，俗名羊羔风，即是元气一时不能上转入脑髓。抽时正是活人死脑袋。活人者，腹中有气，四肢抽搐；死脑袋者，脑髓无气，耳聋、眼天吊如死。"可见，其临床表现主要为意识突然丧失，甚则仆倒，不省人事，两目上视，口吐涎沫，强直抽搐，或口中怪叫，移时苏醒，醒后如常人。癫痫的病机正如上文所述表现为肝风内动，痰浊上扰，气机逆乱，其根本病机可责之肝肾亏虚，髓海不足，故在缓解期可以补肝肾、益精气、调气血为治法。本案患者平素头晕目眩，舌淡红，苔薄黄，脉弦细，为肝胆郁热之象，结合其年老体衰，为虚实夹杂之证。病机为肝胆郁热，肾精亏虚，风痰内生，元神受扰。故治宜补肝肾，益精气，调气血，祛风痰，衡动静，醒脑慧神。一诊方用六味地黄汤、黄芪四物汤合羚角钩藤汤加减。二诊时，患者自诉癫痫发作次数及程度均有改善，因脑中气血有调和之势，风痰获平清之机，故在原方基础上加减。

第十六节 暑伤津气

一、证治概要

暑伤津气证证候特点为《温热经纬》所述"湿热证，湿热伤气，四肢困倦，精神减少，身热气高，心烦溺黄，口渴自汗，脉虚者，用东垣清暑益气汤主治……此脉此证，自宜清暑益气以为治，但东垣之方，虽有清暑之名，而无清暑之实"。即以身热息高，心烦，小溲色黄，口渴自汗，气短而促，肢倦神疲，舌红少苔，苔黄干燥，脉虚无力为主要表现。病机以暑热炽盛，气阴亏虚为特点，临证当治宜清热涤暑，益气生津。

二、医案举例

案一 暑热咳嗽案（陈苏明. 王氏清暑益气汤加减治疗儿童暑热咳嗽38例. 四川中医，1997，8：41）

杜某，男，3岁。1992年7月20日初诊。身热咳嗽20余日，口渴烦哭，溲黄，体温39.6℃，苔黄腻。证属伤暑咳嗽。拟王氏清暑益气汤加减：鲜石斛、石膏、滑石各12g，西瓜翠衣30g，知母、百部、荷叶各9g，枇杷叶、瓜蒌皮各6g，青蒿、枳实各5g，黄连1.5g。3剂消退，口干转润，溲清，唯咳嗽未净，原方加北沙参9g，继服5剂即愈。

案二 暑温肺化源欲绝案（丁甘仁. 丁甘仁医案. 北京：人民卫生出版社，2007）

张左，发热汗多，气短而喘，脉数而乱，舌红。暑热伤津耗气，肺金化源欲绝，肺为水之上源，肺虚不能下荫于肾，肾不纳气，肺主皮毛，肺伤则卫气失守，是以汗出甚多。《内经》云"因于暑，汗，烦则喘喝"是也。症势危笃，勉拟生脉散，益气生津而清暑热。

西洋参三钱，大麦冬三钱，鲜石斛三钱，清炙枇杷叶去毛，包，三钱，天花粉三钱，肥知母一钱五分，煅牡蛎一两，浮小麦一两。

解析 王孟英《温热经纬》中有言："此脉此证，自宜清暑益气以为治。但东垣之方，虽有清暑之名而无清暑之实……余每治此等证，辄用西洋参、石斛、麦冬、黄连、竹叶、荷秆、知母、甘草、粳米、西瓜翠衣等，以清暑热而益元气，无不应手取效。"暑为热之极，火热迫津外泄，气随汗泄，又壮火食气，故暑热之邪易于耗气伤津，因此暑病发展中，宜清泄暑热，养阴益气，即张凤遠所言"暑病首有辛凉，继用甘寒，终用酸泄酸敛"。王氏清暑益气汤证适用于暑温中期，热势减退，气津耗伤突出，以身热、体倦少气、脉虚无力为鉴别要点。此二案均为患者感受暑邪所致咳喘，暑热伤肺，可见发热、舌红之暑热盛证，汗多、气短而喘、脉数而乱等气津耗气之证更为突出。故治宜甘寒为主，增强养阴生津益气之力，故均以王氏清暑益气汤加减化裁，益气生津而清暑热。

三、辨治思路

1. 辨证思路　本方适应证为暑热未退，气津耗伤突出之候。夏暑当令，暑邪当道，暑邪纯阳而无阴，火热之气所化，火热内炽故见身热，心烦；热炽迫津外泄，则见汗出；暑热耗气，气虚则见气短而促，自汗，肢倦神疲，脉虚无力；暑热伤津，则见口渴，少苔。以身热、汗多、体倦少气、脉虚无力为辨证要点。

2. 治疗思路

治法：清热涤暑，益气生津。

方药：王氏清暑益气汤（《温热经纬》）。

西洋参、石斛、麦冬、黄连、竹叶、知母、荷梗、甘草、粳米、西瓜翠衣。

本方属清补合剂，为暑热较盛而津气已明显耗伤者设，重在清暑益气，养阴生津。方中西瓜翠衣、黄连、竹叶、知母、荷梗清解暑热，西洋参、石斛、麦冬、甘草、粳米益气生津。此方清暑泄热之力不及白虎加人参汤，而益气生津的作用较优。黄连苦寒，有化燥伤津之弊，用量宜轻。

四、方药运用于杂病的辨治思路

（一）暑伤津气证与杂病相关证候的关系

暑伤津气证的病机特点为暑热炽盛、气津两伤突出之虚实夹杂证。故临床症状表现为烦渴、乏力、自汗、少气懒言、脉虚数，符合阳明热盛、气阴两亏病机，均可参照本证辨证施治。本方广泛运用于消化、呼吸、循环、神经系统等多方面的疾病，如治疗夏季哮喘、小儿厌食症、慢性肾脏病、干燥综合征、脓毒血症等。

（二）王氏清暑益气汤运用于杂病的辨治思路

王氏清暑益气汤组方分为两组：一组为清热解暑之品，如西瓜翠衣、荷梗、黄连、知母、竹叶；一组为益气生津之品，如西洋参、石斛、麦冬、甘草、粳米。因此，对于内热炽兼津气亏虚突出之证尤为合适，如放疗后遗症、干燥综合征等。临床运用时，注意苦寒化燥伤阴，所以少用苦寒，黄连即是明证。本证属暑热仍盛而津气两伤，故治疗时清热涤暑与益气生津并施。但临床使用时当权衡暑热与津气耗伤两方面孰轻孰重。暑热重者，当加重清透暑热药的用量，或加用石膏、银花之类以清涤暑热；伤津耗气重者，当加重益气生津药的用量，并酌减黄连或不用，防其化燥伤阴。西洋参可用沙参代之。如久热不退，可去黄连、知母，加白薇、地骨皮、青蒿以退虚热。

（三）病案举例

案一　恐暑症案（陈晓梅，熊周富.王氏清暑益气汤治疗难治性病证举隅.湖北中医杂志，2012，34（1）：53-54）

陈某，女，68岁，2010年5月17日就诊。诉近5年来因怕热而畏惧过夏天，每年夏天若气温高达30℃时，即感头晕、心中烦闷，呼吸气粗，口干思冷饮，全身皮肤烘热似针扎，无汗出，腹内热盛，小便灼热黄浑似马尿，难以自持，急需到阴凉通风处或用电扇风吹才稍感舒适。几年来曾经到各医院多方治疗，终未获效。诊见形体消瘦，面色不华，皮肤干燥多皱，弹性差，不出汗，舌体小质红苔少，脉沉细弱。

处方：西洋参10g，竹叶10g，黄连6g，麦冬10g，石斛10g，粳米20g，知母10g，鲜荷梗30g，西瓜翠衣50g。

服药7剂后，全身皮肤始有微汗出且较前润滑，在逾30℃的温度下仅略感头晕，心烦、皮肤烘热已除，腹内热消，小便变清长，能在外短时间走动或劳动。病已除大半，续服上方7剂后，再以其方制膏剂调养月余后，其病痊愈，次年夏天已与常人相同。

解析 本案患者患病虽非暑温，亦非中暑，但其发病与暑热季节密切相关。夏日炎炎，气温升高，阳得阳助，致其阳愈盛而阴愈虚，正如《素问·阴阳应象大论》所指出："阳胜则身热，腠理闭，喘粗为之俯仰，汗不出而热，齿干以烦冤，腹满死，能冬不能夏。"患者素体消瘦，症见面色不华，皮肤干燥，无汗，口渴喜凉饮，舌红脉细等为暑热伤津之虚实夹杂证，符合王氏清暑益气汤证之病机，故谨守病机，方用王氏清暑益气汤，生津益气、扶阴抑阳，恢复阴阳平衡，其病自愈。

案二 小儿厌食症（王丽君，王玉. 王氏清暑益气汤加减治疗小儿厌食症42例.黑龙江中医药，2006（5）：15-16）

陈某，女，4岁，2004年6月7日初诊。患儿平素喜食油炸、烧烤、膨化类食品，极少食蔬菜、水果等，近两个月来，患儿明显食欲不振，每日仅饮水及食少许膨化食品。家长曾带患儿至多家医院就诊，常规使用西药及中药汤剂，一直未见好转。就诊时患儿厌食、口渴、烦躁、面黄体瘦、皮肤干燥、大便干结，2～3日一行，小便短少，舌红少津，苔花剥。查体：神清，精神一般，咽部正常，口腔黏膜光滑完整，心肺听诊无异常，腹软，肝脾肋下未触及，肠鸣音正常。诊断：小儿厌食症。证属胃之气阴亏虚。治以益气养胃，佐以清热助运。处方：太子参15g，山药15g，石斛、麦冬各8g，竹叶5g，荷梗8g，知母6g，焦山楂15g，炒麦芽15g，芦根12g，莱菔子10g，炙甘草5g。上方服用3日后，患儿纳食增加，大便通畅，服用1周后，纳食量增至正常同龄儿食量的三分之二，面色改善，继予上方去竹叶、芦根、荷梗，恐其寒凉太甚，继用2周，患儿食量一如常儿。

解析 小儿厌食症传统认为多以脾胃虚弱为主要病机，临床以调理脾胃为治疗大法。然而，由于饮食因素的影响，小儿嗜食油炸、烧烤膨化类食物，且小儿为稚阳之体，易生火热，尤为胃火内盛，故在病程中可呈耗伤气阴或耗伤胃阴之象，治宜益气养胃，佐以清热助运，而王氏温暑益气汤主治暑伤气津证，两者在病机上有吻合之处。本文所用基本方为王氏清暑益气汤加减，去原方的部分苦寒药物，恐败胃气，又添加部分益胃养阴助运之品。其中太子参甘淡平和，补而不滞，有益气健胃护阴的作用；山药既补脾胃之气，又益脾胃之阴；石斛、麦冬养胃生津；竹叶、荷梗、知母清热生津；焦山楂、炒麦芽开胃助运；炙甘草益胃和中。诸药合用，胃阴得补，胃气得振，脾运得助，而胃纳增多。治疗切合病机，故疗效显著。

第十七节 肺胃阴伤

一、证治概要

肺胃阴伤证见于温病恢复期，其证候特点如《温病条辨·上焦篇》所言"燥伤肺胃阴分，或热或咳者，沙参麦冬汤主之"。临床表现为低热不退或不发热，干咳无痰，或痰少而黏，或干呕食少，口干舌燥，身倦乏力，舌苔薄而干，脉细数等证候。病机以肺胃阴伤，余邪未尽或余热已退为特点。

临证当治宜滋养肺胃，清涤余邪。

二、医案举例

案一　秋燥案（黄英志. 叶天士医学全书. 北京：中国中医药出版社，1999）

卞，夏热秋燥致伤，都因阴分不足。冬桑叶、玉竹、生甘草、白沙参、生扁豆、地骨皮、麦冬、天花粉。

案二　咳嗽案（李刘坤. 吴鞠通医学全书·吴鞠通医案. 北京：中国中医药出版社，2015）

吴，二十岁，甲子四月二十四日，六脉弦劲，有阴无阳，但嗽无痰，且清上焦气分。桑叶三钱，生扁豆三钱，玉竹三钱，冰糖三钱，麦冬三钱，沙参三钱，杏仁三钱，连翘钱半，茶菊三钱。四贴。

二十六日于前方内，去连翘，加丹皮二钱，地骨皮三钱。

解析　案一为叶天士治疗燥伤津液的病案，吴鞠通以此案为基础，补入"燥伤肺胃"之病位，"或热或咳"之症状，加减化裁而立沙参麦冬汤方证。案二即为吴鞠通运用沙参麦冬汤治疗的案例。通过案例可知本方侧重于清补肺胃津液。方中沙参、麦冬、玉竹、天花粉滋肺胃津液，生草、生扁豆甘温健脾和中，补阴而不滞；冬桑叶清润疏散。全方以滋阴为主，兼以健脾助运、宣展肺气，可谓清补上焦的代表方。另外，吴鞠通在加减运用中有言，久热久咳者，加用地骨皮三钱。

三、辨治思路

1. 辨证思路　本证见于风温恢复期，肺胃阴伤，余邪未尽或余热已退。以低热不退或不发热，口干舌燥，身倦乏力，或干咳，或痰少而黏，或干呕食少，舌苔薄而干，脉细数为主症。因余邪未尽或已退，故见低热或不发热；肺津不足，失于濡润，肺燥气逆，则干咳无痰；津液凝聚成痰，可见痰少而黏，难以咯出。口干舌燥，舌红少苔，脉细，也都是津伤之象。干咳，口干舌燥而渴，舌红少苔，脉细数为本证辨证要点。

2. 治疗思路

治法：清解余热，滋养肺胃。

方药：沙参麦冬汤（《温病条辨》）。

沙参三钱，玉竹二钱，生草一钱，冬桑叶一钱五分，麦冬三钱，生扁豆一钱五分，天花粉一钱五分。

本证是燥热损伤肺胃津液所致，故治宜甘寒清养，滋润肺胃，正如叶天士《温热论》中所云："……胃津亡也，主也甘寒"。代表方为沙参麦冬汤。方中沙参、玉竹、麦冬、天花粉甘寒清养，既能生津液以滋养肺胃，又能清虚热。生草、生扁豆和胃益气。冬桑叶质轻性凉，既可以宣肺气以恢复肺的宣降功能，又能清透余邪。本方用药清灵，养阴而不留邪，祛邪而不伤正，为甘寒生津法的代表方。

甘寒生津法类方剂有益胃汤、五汁饮。益胃汤出自《温病条辨·中焦篇》第12条："阳明温病，下后汗出，当复其阴，益胃汤主之。"吴鞠通称该方为"甘凉法"，是根据叶天士甘寒益胃经验而制订的。其组成为生地、麦冬、玉竹、北沙参、冰糖。五汁饮出自《温病条辨·下焦篇》第35条："温病愈后，或一月，至一年，面微赤，脉数，暮热，常思饮，不欲食者，五汁饮主之。"五汁饮由梨汁、鲜苇根、麦冬汁、荸荠汁、藕汁（或用蔗汁）五物组成，皆选用鲜汁，取其甘寒退热，生津润燥之力。

四、方药运用于杂病的辨治思路

（一）肺胃阴伤证与杂病相关证候的关系

肺胃阴伤证是温病后期，以肺胃津液阴伤为主的证候。从正气方面来看，是肺与胃津液已伤，从邪气方面来看，热邪或者已经退净，或者虽未退净但大部分已解，仅存余邪而已。因此，凡是热病或杂病，由于热邪伤津，出现咳嗽少痰，咽干，鼻干，唇干，皮肤干燥等肺胃津伤证候皆可参照本证辨证施治，尤其以肺系疾病后期多见，如慢性支气管炎、变异性哮喘、放射性肺炎等。

（二）沙参麦冬汤运用于杂病的辨治思路

沙参麦冬汤虽可溯源于仲景麦门冬汤，实出于叶天士《临证指南医案》。如邵新甫按语谓"燥为干涩不通之疾，内伤、外感宜分。外感者，由于天时风热过胜，或因深秋偏亢之邪，始必伤人上焦气分，其法以辛凉甘润肺胃为先，喻氏清燥救肺汤及先生用玉竹、门冬、桑叶、薄荷、梨皮、甘草之类是也……要知是症，大忌者苦涩，最喜者甘柔"。吴鞠通将方中地骨皮移于方后加减中，称为"甘寒法"，是清养肺胃的代表方，主治肺胃阴伤之证。

沙参麦冬汤甘寒养阴，它的组方特点是甘寒濡养而不滋腻。一是用沙参、麦冬、玉竹、天花粉，养阴而能制阳、养阴而能摄魄，故对杂病中内生火热后期、恢复期皆可使用，肺阴虚而失眠也可使用等。二是用生扁豆、生草甘淡实脾，使养阴而不滋腻，调畅恢复胃气功能，临床可加姜汁或砂仁等。三是有余邪，用冬桑叶而清余热，临床可加竹叶等。本方临床广泛用于杂病中肺胃阴虚所致的病证，如慢性咽炎、肺炎咳嗽、支气管炎、肺结核、干燥综合征等，热病后胃阴未复，胃气不和所致病证，如慢性胃炎、口疮等，还可用于治疗儿科杂症，如小儿尿频、小儿腹痛等。

（三）医案举例

案一 干燥综合征案（周志华，周学平.周仲瑛治疗干燥综合征验案举隅.江苏中医药，2021，53（10）：48-50）

叶某，女，63岁。2006年10月25日初诊。

主诉：诊断为干燥综合征7年余，口干加重1个月。

患者7年余前因口干确诊干燥综合征，长期服用中药治疗。入秋以来，口干症状明显加重，饮水较多，常发口疮。刻诊：目干、鼻干症状不重，口疮未见，食纳、二便正常，舌质暗红、苔薄黄腻，脉细滑。病机：肝肾阴伤，肺胃燥热。治以清热生津，养阴润燥。方选沙参麦冬汤加减。处方：南沙参12g，北沙参12g，麦冬10g，天冬10g，天花粉10g，知母10g，芦根15g，生地15g，玄参10g，石斛10g，生甘草3g，乌梅6g，泽兰6g，赤芍10g，佩兰6g，白残花5g，炒麦芽10g。28剂。每日1剂，水煎，早晚温服。

2006年11月29日二诊：患者服药后口干症状未减，饮水仍较多，目干，鼻腔干燥，口唇上下出现火疮，夜寐差，纳食可，大便不干。舌质隐紫、苔薄黄，脉细滑。病机：肺胃燥热，虚火上炎。初诊方加蒲黄（包）10g，地骨皮10g，酸枣仁15g，鳖甲（先煎）10g，28剂。

2006年12月27日三诊：患者诉鼻眼干燥明显减轻，口干亦减，口唇火疮消失，夜晚咳嗽，夜寐欠安。舌质暗、苔黄，脉细。药已见效，但肺之燥热未清，故予初诊方加桑白皮10g，地骨皮10g，五味子4g，酸枣仁15g，28剂。

解析 干燥综合征是一种主要累及外分泌腺体的慢性炎症性自身免疫病。其主要临床表现为涎腺和泪腺受损而出现的口干、眼干，也可累及其他外分泌腺及腺体外器官而出现多系统损害的症状，目前尚无治愈方法。干燥综合征以津液干燥为主要表现，类似于燥邪致病，正如《素问玄机原病式》中有言："诸涩枯涸，干劲皱揭，皆属于燥。"其临床表现以口、眼、鼻、咽、皮肤等部位的干燥症状为主，五官是五脏之窍，内外诸因导致阴津损伤、亏耗，则五窍失其濡养。《灵枢·刺节真邪》曰"阴气不足则内热，阳气有余则外热……舌焦唇槁，腊干嗌燥"，故阴虚津亏贯穿整个病程。所谓津充则润、津亏则燥。故本病核心病机为燥盛津伤，阴虚津亏。燥邪经口鼻而入，首犯肺卫，消烁津液，病位多累及肺胃。故治疗常滋阴与生津润燥兼用，且生津润燥之药宜选用归肺经之类。

本案患者入秋以来口干明显加重，且伴有鼻干、眼干，燥邪经口鼻而入，侵及肺脏，加之患者多发口疮，且舌苔薄黄腻，胃热之象明显，故病机以肺胃燥热为主，兼有肝肾阴伤，方选沙参麦冬汤加减。方中南北沙参、麦冬、天冬、石斛养阴生津；生地、元参滋阴清热；乌梅、生甘草酸甘化阴以治本；知母、天花粉、芦根清热生津，甘凉除燥以治标；佩兰、白残花化湿和胃；炒麦芽消食和胃；久病入络，络瘀血涩，瘀血日久化热，热与瘀血相互搏结而成瘀热，故以赤芍、泽兰凉血散瘀。二诊时患者口干未减，眼鼻干燥，且口唇上下出现火疮，肺胃燥热之象愈加明显，理应守法继进，但思其阴虚为本，阴不制阳，常兼有虚火上炎，故加用鳖甲滋阴潜阳兼清虚火，地骨皮清肺中虚火，并加酸枣仁安神治失眠，蒲黄生肌疗口疮。三诊时患者诸症均减，药已中的，故用初诊方加桑白皮、地骨皮清肺中燥火及虚火，酸枣仁安神，五味子加强酸甘化阴之力以治本。以药测证，加用清虚热药后即获良效，故本案病机当为肺胃燥热、肝肾阴虚、虚火上炎。

案二　食管癌放疗后期案（杨中，周荣，殷健操，等. 彭暾运用益气养阴法治疗癌病放疗后失眠经验撷要. 湖北中医杂志，2021，43（9）：20-23）

李某，男，51 岁，2017 年 8 月初诊。诉食管癌放疗后 1 个月，入睡困难，心烦梦多，咽干咽痛，干咳，喜饮水，饥不欲食，大便干结，排便不畅。精神差，身潮热、盗汗，舌质红，苔少，脉细数。中医辨证属肺胃阴虚，心神失养。予沙参麦冬汤加减。处方：沙参 20g，麦冬 20g，天花粉 30g，石斛 30g，太子参 20g，天冬 20g，首乌藤 30g，鳖甲 30g，柏子仁 15g，桑叶 20g，合欢皮 30g。4 剂，2 日 1 剂。

8 日后复诊，诉咽干、干咳、潮热、盗汗症状缓解，入睡困难、心烦梦多无明显改变。上方去天冬、柏子仁，加龙骨 30g、牡蛎 30g、天山雪莲 20g，10 剂。

20 日后复诊，诉入睡尚可，潮热、盗汗、心烦梦多等症状已明显缓解。

解析　本案患者为食管癌术后放疗后，癌症后放疗多似热毒伤阴之象，内生火热，最易损伤肺胃阴津，而表现为沙参麦冬汤证。本案见入睡困难，并伴有潮热盗汗、咽干咽痛、干咳，皆为肺胃阴虚。肺胃阴虚，阴血不足，虚热内生，上扰心神，见入睡困难，心烦梦多。肺为娇脏，喜润而恶燥，肺阴亏虚则见咽干、咽痛，口干喜饮，干咳，而咳痰不利。胃阴亏虚则饥不欲食，大便干结，排便不畅。阴虚不能制阳则虚阳上浮而扰动真阴外出，而见潮热盗汗反复发作。故治宜补益肺胃，养阴安神。用沙参麦冬汤加减。沙参麦冬汤具有润肺养胃的功效，加龙骨、牡蛎等以镇静安神，共同达到养阴镇静而安神的目的。

第十八节　痰 瘀 阻 络

一、证治概要

痰瘀阻络证见于温病后期、恢复期所致后遗症。如薛生白《湿热病篇》所言："湿热证七八日，口不渴，声不出，与饮食亦不却，默默不语，神识昏迷，进辛香凉泄，芳香逐秽，俱不效，此邪入厥阴，主客浑受，宜仿吴又可三甲散，醉地鳖虫、土地炒穿山甲、生僵蚕、柴胡、桃仁泥等味。"临床以低热不退，心悸烦躁，手足颤动，神情呆钝，默默不语，甚则痴呆、失语、失明、耳聋，或见手足拘挛，肢体强直，瘫痪等表现为主。病机以余邪未净，痰瘀留滞为特点，临证当清透余热，化痰祛瘀。

二、医案举例

案一　乙型脑炎后遗症案（钟英，陈光铎，孟宪益，等. 中西医合作治疗流行性乙型脑炎 70例的临床分析与体会. 上海中医药杂志，1964（6）：1-4）

秦某，男，10 岁，学生。

发热、头昏、呕吐 3 日，曾抽搐 1 次。患儿从 1963 年 7 月 28 日下午开始发热（38℃左右），伴头痛乏力，嗜睡倦怠；29 日呕吐 1 次，为食物，腹泻 1 次，大便呈稀薄糊状；至 30 日上午，身热不退，头痛加剧，赴某医院诊治，诊断不明，曾注射青霉素而未效。当日下午，热不退，继续升高，并发生昏厥抽搐，两眼上翻，赴某医院急诊。腰椎穿刺：脊液清，潘氏试验（+），白细胞 30×10^6/L 个（多为中性）；诊断为乙型脑炎而转来我院。入院检查：急性病容，神识不清，烦躁不安，体温 39.6℃（肛表），血压 94/52mmHg，瞳孔等大，对光反射存在，颈项强直，心肺无异常，肝脾未触及，下腹膨隆，叩诊浊音（尿潴留）。神经系统检查：巴氏征（+），布氏征（+），克氏征（+），膝反射存在，提睾、腹壁反射均存在。脑脊液化验：脊液洁，潘氏试验（+），白细胞 84×10^6/L，中性粒细胞 30%，淋巴细胞 12%；血液检验：白细胞 17.2×10^9/L，其中嗜酸粒细胞 1%，多核细胞 85%，淋巴细胞 14%。

中医治疗：起病 3 日，壮热神昏，烦躁不安，曾有抽搐，尿闭，脉洪数，舌苔薄白。乃暑热上扰神明，有动风之变。急拟清热解毒，开窍定惊。处方：生石膏（先煎）三两，知母三钱，炙甘草一钱，粳米（包）五钱，银花一两，生山栀四钱，鲜菖蒲二钱，广郁金三钱，鲜茅芦根（各）一两，鲜竹叶心五钱，大地龙二钱。另：羚羊角粉（冲服）三分。

7 月 31 日：壮热稍退，汗出，神识不清，无抽搐之象。原方去羚羊角粉，上下午各服 1 剂。嗣后，原方出入进服，至 8 月 3 日，病势转变：痰嘶声吼，神识昏迷，舌质红、苔薄白，脉细数。拟涤痰、泄秽、清热，用宣白承气汤加味。处方：生石膏（先煎）一两，瓜蒌皮三钱，生川军（后下）二钱，光杏仁（打）三钱，陈胆星一钱，银花三钱，生山栀三钱，天竹黄三钱，川贝母三钱，连翘三钱。另：鲜竹沥（姜汁三滴冲）一两，西牛黄粉（冲服）三分。8 月 4 日，原方进退。

8 月 5 日：神志昏迷不醒，喉间仍有痰鸣，热势起伏，有时呼吸不规则，舌苔薄白、舌质不红。症情稍有转机，仍宗清热开窍、息风豁痰。处方：鲜竹叶心四钱，生石膏（先煎）一两，炙鳖甲五钱，炙龟板五钱，化橘红三钱，川贝母三钱，地鳖虫四钱，银花五钱，山栀子三钱，僵蚕一钱，菖蒲三钱，鲜茅芦根（各）一两。另：牛黄粉四分，羚羊角粉二分，全蝎、蜈蚣（各）五分，鲜竹沥（分两次鼻饲）一两。

8 月 6 日：热势起伏，神识略清，喉间有痰声，舌苔薄白，脉小弦数。乃病势转轻，仍宗前法。处方：鲜竹叶心五钱，生石膏（先煎）二两，炙鳖甲五钱，龟板五钱，山甲片三钱，地鳖虫四钱，川贝母二钱，陈胆星四钱，银花五钱，黑山栀三钱，制僵蚕五钱，鲜菖蒲二钱。另：牛黄四分，猴枣二分，羚羊角粉二分，鲜竹沥（冲服）一两，分两次服。

8 月 6~20 日，患儿一直昏睡不醒，体温已控制在 38℃以下，但喉间痰很多，先用清热化痰之品，如银花、连翘、山栀、川贝、天竹黄、瓜蒌皮、橘红、胆南星、杏仁、半夏等，痰液仍不能除，需每日用吸痰器吸之，方可暂时清除。8 月 17 日改用三甲散（鳖甲、龟甲、穿山甲、蝉蜕、僵蚕、牡蛎、土鳖虫、白芍、当归、甘草）合化痰之品，如半夏、胆星、竹黄、川贝母等；至 20 日，病情大有转机，神识渐苏，痰声逐渐减少，手足开始活动。此后，痰鸣及四肢震颤清除，神识开始清醒，并能因感情波动而流泪，但仍不能言语。经再用清虚热、养血活络之品（地骨皮、白薇、鳖甲、山甲片、地鳖虫、红花、桃仁、当归、川芎、生地等）治疗 2 周后，患儿能讲简单语言，自能饮食。痊愈出院。

案二　食管下段肿瘤切除术后左胁疼痛案（赖明生，刘涛，翟玉祥. 王灿晖应用三甲散治疗杂病临床举隅. 河北中医，2010，32（3）：327-328）

黄某，男，63 岁。1995 年 3 月 13 日初诊。自 1993 年行食管下段肿瘤切除术后，食眠均安，感觉良好，但近 3 个月来，夜间左胁疼痛，隐痛绵绵或如虫咬，致夜不安寐。曾到深圳、广州等地医院行食管 CT 扫描及钡餐、胃肠透视等多项检查未见异常。前来就诊，舌下静脉紫暗粗胀曲张，舌淡红，苔薄白，脉弦涩，肋间神经痛，证乃术后瘀血渐积，脉络瘀滞所致。拟三甲散加味。

处方：柴胡、桃仁、炒穿山甲、炒鳖甲、僵蚕各 10g，土鳖虫 5g，丹参 30g，生甘草 3g。

服 3 剂疼痛大减，睡眠渐安，精神好转。

解析　三甲散出自明代医家吴又可《温疫论》，乃专治"主客交"病的方药。"主客交"病"主"是指患者素有虚损性疾病，久未治愈，阴阳、气血、脏腑、血脉等，导致精气亏耗，或气滞，或血瘀，或津伤等内在的病理基础；"客"是指温邪，"主客交"病即为疫乘虚而深入阴血中，并与瘀滞之气血互结，胶固难解，形成络脉瘀滞之顽疾。清代医家薛生白在吴氏基础上加减变化，自称"仿吴又可三甲散"，后世以示区别名为薛氏三甲散，以治疗暑湿之邪，深入厥阴，主客浑受之证，其病理相同。案一为乙型脑炎后遗症不愈，乙型脑炎后遗症多出现于重型和极重型的病例，其主要症状是热度不能恢复正常，昏睡不醒，四肢强直。后遗症的治疗，是一个棘手的问题，符合主客交的病机，采用养血补气、活血化瘀、舒筋活络等方法。一般的病例，用吴氏三甲散加减能获效；较重的病例，用三甲散合王清任的活血益气法，配合大剂量黄芪、川芎、牛膝等药物，始可获效。本案患者为久病气血瘀滞而致声音嘶哑，虽不是温病，但络脉凝瘀，气钝血滞，与主客交病机相符，异病同治，故治宜加减三甲散化裁，透邪化瘀通络。

三、辨治思路

1. 辨证思路　本证多见于暑温病后期，病程中出现动风、闭窍等危候，并持续时间较久者多见。由于病势迁延，暑热炼液成痰、成瘀，痰瘀留滞络脉所致血络阻滞、机窍闭阻等后遗症。证候多见低热不退，心悸烦躁，手足颤动，神情呆钝，默默不语，甚则痴呆、失语、失明、耳聋，或见手足拘挛，肢体强直，瘫痪等。余热未净，阴虚内热，则低热不退；肾阴亏损，心肾不交，虚风内动，则心悸、烦躁、手足颤动；痰热未净，清窍闭阻，则神情呆钝，不语或痴呆；痰瘀留滞经络，筋脉不利，则手足拘挛、肢体强直、瘫痪。以低热，肢颤，拘挛，失语，失明，耳聋，神情呆滞或痴呆等为辨证要点。

2. 治疗思路

治法：清透余热，化痰祛瘀搜络。

方药：三甲散加减（薛生白《湿热病篇》）。

柴胡、鳖甲、桃仁、地鳖虫、僵蚕、山甲片。

薛生白《湿热病篇》第 34 条曰："湿热证七八日，口不渴，声不出，与饮食亦不却，默默不语，神识昏迷，进辛香凉泄，芳香逐秽，俱不效，此邪入厥阴，主客浑受，宜仿吴又可三甲散，醉地鳖虫、醋炒鳖甲、土炒穿山甲、生僵蚕、柴胡、桃仁泥等味。"并在自注中指出："暑湿先伤阳分，然病久不解，必及于阴，阴阳两困。"薛氏"主客浑受"是在吴又可"主客交"的基础上进一步拓展而来，为湿邪郁阻化热，余邪未尽，深入营血，灼伤营阴，瘀热交结，气钝血滞，脉络凝瘀，邪复难散，逼入厥阴心主，灵机不运所致。其三甲散是在吴又可三甲散（鳖甲、龟甲、穿山甲、牡蛎、蝉蜕、僵蚕、土鳖虫、当归、芍药、甘草）基础上化裁而来。方中鳖甲乃血肉有情之品，既逐阴分之邪，又可滋养精血；山甲片、僵蚕通络、搜邪、散结；桃仁、地鳖虫活血散瘀通络，以疏通气血之路；柴胡、僵蚕透邪外达。全方共奏祛邪扶正之功。

四、方药运用于杂病的辨治思路

（一）痰瘀阻络证与杂病相关证候的关系

吴又可在《温疫论·主客交》中即指出痰瘀阻络证之病机："正气衰微，不能托出表邪，留而不去，因与血脉合而为一，结为锢疾也。"并进一步明确"客邪胶固于血脉，主客交浑，最难得解，且愈久益固……凡人向有他病尪羸，或久疟或内伤瘀血，或吐血、便血、咳血，男子遗精白浊，精气枯涸，女人崩漏带下，血枯经闭之类，以致肌肉消烁，邪火独存，故脉近于数也。此际稍感疫气，医家病家，见其谷食暴绝，更加胸膈痞闷，身疼发热，彻夜不寐……以疫法治之，发热减半……但脉数不去，肢体时疼，胸胁锥痛，过期不愈，医以杂药频试，补之则邪火愈炽，泻之则损脾坏胃，滋之则胶邪愈固，散之则经络益虚，疏之则精气愈耗，守之则日消近死……治法当乘其大肉未消，真元未败，急用三甲散，多有得生者。"从吴氏所论不难得出："主"是指人体脉中之营血，"客"是指侵犯人体的疫邪，"交"是交互、胶固难解之意。"主客交"即是疫邪胶结于血脉之中，正虚邪着，胶固难解而成顽疾，体现了正虚邪实，主客相搏的发病思想。因此，"主客交"也可理解为人体气血津液亏虚，病邪趁虚胶固于血脉所致的各种顽症痼疾。后世医家对"主客交"理论颇多发挥，如叶天士"久病入络"的理论，提出"大凡经主气，络主血，久病血瘀""初为气结在经，久则血伤入络""经年宿病，病必在络"的论述，指出了络脉痰瘀阻滞的病变是广泛存在于多种内伤疑难杂病病理演变过程中的病机状态。

（二）三甲散运用于杂病的辨治思路

三甲散出自吴又可《温疫论》，薛生白在《湿热病篇》化裁变化，实脱胎于张仲景《金匮要略》之鳖甲煎丸。仲景在《金匮要略·疟疾病脉证并治》篇中论述的鳖甲煎丸证，其病因病机与"主客交"也颇为相近，其方由20余味药组成，以散结软坚通络为主，兼有养血扶正之功，与三甲散形异而神似，王孟英在《温热经纬》中评论三甲散称："此方从《金匮》鳖甲煎丸脱胎。"吴又可三甲散与薛氏三甲散不同点是薛氏三甲散之"主客浑受"病机为湿热余邪未尽，久病灼伤营阴，瘀热交结，脉络凝瘀，邪复难散，厥阴心主受累，灵机不运所致，故主在祛邪，去掉了龟甲、牡蛎、蝉蜕、当归、芍药、甘草扶正之品，增加了柴胡、桃仁散瘀透络之品。两方的共同点是病机为正虚且客邪胶固，以虚（阴虚、血虚）、瘀、痰、郁为特点，扶正祛邪，善用虫类药入络搜邪，化瘀通络。与叶天士络病"大凡络虚，通补最宜"的治疗方法不谋而合。从薛氏三甲散组方而言，一组为柴胡、鳖甲，以透散阴分邪热，亦有"先入后出"之妙；一组为桃仁、地鳖虫破瘀活血；一组为僵蚕、山甲片化痰散结、入络搜邪。正如王孟英所言"鳖甲入厥阴，用柴胡引之，俾阴中之邪尽达于表；䗪虫入血，用桃仁引之，俾血中之邪尽泄于下；山甲片入络，用僵蚕引之，俾络中之邪从风化而散"。若阴血不足，可参看吴氏三甲散加强扶正力量。杂病临证时，可根据正虚、痰滞、瘀阻程度灵活加减运用。此方常用于久病气滞血瘀、痰湿内阻、瘀久虚滞更甚等病理表现如肝纤维化、肺纤维化、中风后遗症、帕金森病、多系统萎缩、皮肌炎等难治性疾病、慢性疾病。

（三）医案举例

案一 肝炎后肝硬化失代偿案（张之文.《温疫论》"主客交"理论学说在感染性疾病中的应用. 成都中医药大学学报，2004，27（4）：26-27）

赵某，男，39 岁，已婚。1997 年 11 月 24 日初诊。

主诉：发现肝硬化、腹水 4 个月。

病史：患者于 1997 年 7 月 26 日因上消化道出血住院。住院诊断为肝硬化、腹水、上消化道出血。经西医治疗，上消化道出血控制，一般情况尚好，出院后就诊于中医处。

诊查：刻诊形体瘦削，倦怠乏力，纳谷不馨，右胁肋时痛，腹胀以午后至夜晚为甚，大便溏薄，有时大便干结，尿色黄，少寐，右侧颈部可见一蜘蛛痣，舌红少苔，有瘀点，脉沉弦。检查报告：B 型超声波报告肝回声增强，颗粒增粗，肝右叶缩小，肝内未见占位，包膜尚光滑，肝静脉变细，门静脉主干 1.5cm。脾厚 5.6cm。腹腔探查可见中量腹水，最深 8.3cm。超声诊断：肝硬化、腹水、门静脉高压、脾大。乙肝两对半检查：HBsAg 阳性，抗 HBe 阳性，抗 HBc 阳性。肝功能检查报告：总蛋白 73.1g/L，白蛋白 35.3g/L，球蛋白 37.7g/L，总胆红素 21.7μmol/L，直接胆红素 8.60μmol/L，间接胆红素 13.1μmol/L，谷丙转氨酶 57U/L，谷草转氨酶 113U/L，碱性磷酸酶 228U/L，胆汁酸 428.63μmol/L，白蛋白球蛋白比例 0.93。

辨证：气阴两虚，肝郁血瘀。

治法：益气活血，疏肝软坚。

处方：薛氏仿三甲散加味。太子参 15g，黄芪 15g，柴胡 10g，桃仁泥 12g，炒地鳖虫 12g，醋炙鳖甲 12g，炒穿山甲 10g，僵蚕 10g，酸枣仁 15g，莪术 10g，生二芽各 15g，甘草 3g。

每次复诊皆以初诊方为基础加减。兼气虚乏力，食少便溏甚，加大太子参、黄芪用量，加白术；兼口干舌燥，大便干结，肌肤干燥，舌红无苔或少苔，加黄精、女贞子、旱莲草以滋养阴津；情志抑郁，腹胁胀满，心烦失眠，舌红少苔，酌情加制香附、炙远志、五味子、丹参、酸枣仁；腹胀尿少甚，为气滞水停，加大腹皮、猪苓、益母草、车前子行气利水；脾脏肿大，白细胞减少，加浙贝母、莪术、三棱等。经治一年有余，肝脏 B 超复查报告：肝脏测质尚可，外形规则，包膜尚光滑，实质回声稍强，未见占位，肝内血管纹理清晰，门脉主干内径为 1.1cm。表明门脉主干内径已恢复正常值。化验检查：两对半仍属"小三阳"；肝功能明显改善，白蛋白 46.2g/L，总蛋白 84.0g/L，球蛋白 37.8g/L，总胆红素 17.2μmol/L，直接胆红素 3.93μmol/L，间接胆红素 13.28μmol/L，谷丙转氨酶 7U/L，白蛋白球蛋白比例 1.22。患者体重增加，睡眠、食欲恢复正常，腹胀缓解，二便正常。已能从事正常工作。

解析 本案为肝炎后肝硬化失代偿期患者。慢性乙型病毒性肝炎是由乙型肝炎病毒引起的肝脏损伤为主的慢性传染性疾病，属于中医"胁痛""黄疸""癥瘕""积聚""臌胀"范畴，为湿热毒邪所致，其预后常为肝硬化、腹水、肝癌等。此案虽非温病，但湿热毒邪蕴滞厥阴，日久耗正，陷于脉络，与营血相结，正虚痰瘀阻滞络脉，交结不解，而成癥瘕，则见右胁肋时痛、蜘蛛痣、腹水，B 超示肝硬化，虽然证候复杂，病情较重，但主要病机符合"主客交浑"，故治宜三甲散加减化裁，破瘀通滞，软坚化结而取效。

案二 癌性发热案（高棋，李世杰，陈岳威. 基于"主客交"学说论治癌因性发热.世界最新医学信息文摘，2018，18（105）：251-252）

张某，男，65 岁，有饮酒史 40 余年，因"反复发热 1 个月"于我院就诊，患者反复夜间发热，腹部超声提示肝内查及一大小约 6cm×6cm 大小的实性团块，肿瘤标志物提示甲胎蛋白（AFP）

>900μg/L，行经皮肝穿刺提示肝内胆管癌。患者要求保守治疗。刻下症见：发热，乏力，纳差，腹胀，口苦，口干不欲饮，小便黄，大便干结，爪甲色淡，舌紫暗，舌边瘀斑，舌下络脉迂曲，少苔，脉沉弦。中医诊断：肝癌。辨证为气血亏虚，瘀血阻络证。治法：通络祛邪，分离主客。

处方：鳖甲15g，龟甲15g，穿山甲10g，蝉蜕15g，僵蚕15g，牡蛎15g，白芍15g，䗪虫5g，当归15g，生地15g，柴胡20g，生晒参10g，炙甘草6g。6剂，每日1剂，智能免煎冲服。

6剂服毕后，患者舌暗红，舌边瘀斑、舌下络脉迂曲较前稍减，苔薄白，未再发热。

解析 癌性发热是恶性肿瘤患者的常见症状之一，严重影响肿瘤患者的生活质量，它是由肿瘤本身所引起的一种副癌综合征，常表现为间歇热或不规则热，体温在38℃左右，甚至40℃以上，应用抗生素无效，血常规检查一般正常，可有轻度白细胞升高或贫血。目前西医对本病主要的治疗手段包括手术、化疗在内的抗肿瘤治疗，非甾体抗炎药，以及类固醇激素抗炎治疗等。但总体来说，西医治疗疗效有限，且副作用较多。对于肿瘤患者来说，癌性发热的发生多属人体气血精津亏虚，邪毒胶结于血脉为病，其中医病机符合广义的主客交学说。"主"即人体自身正气属于亏虚状态，因患癌症素久，致气血精津亏耗；"客"即为癌毒。癌邪久居于血脉，会进一步耗伤气血精津，影响气血运行形成郁结之气和痰瘀，同时也妨碍营卫之气发挥抵御外邪的作用，以上三方面最终导致"主"愈虚。所以多数癌性发热的中医病机是气血精津亏虚和癌邪胶结两部分同时存在的。"病邪与体内火气郁积"与吴又可描述的主客交病的临床表现"脉数身热不去，因病邪与体内火气郁积所致"也十分契合。本例患者为老年男性，素体正气不足，气血亏虚，气虚无力运行津血，津聚成痰，瘀血内阻，结聚于肝脏为病，邪聚脉络耗伤人体正气，正虚不足不能祛邪外出，故主客交结难解，故反复发热难愈。以鳖甲、龟甲、穿山甲滋阴潜阳，退热除蒸，软坚散结，活血化瘀，蝉蜕、僵蚕透邪外达，䗪虫活血化瘀，白芍、当归、生地补血，生晒参、炙甘草健脾益气，柴胡引药入肝，调达肝气。全方共奏通络祛邪，分离主客之效。

第十九节 真阴亏损

一、证治概要

真阴亏损证亦即真阴耗伤证，属于温病下焦证范畴，见于温病后期，是温邪消耗肝血肾精而致的"邪少虚多"之候。证候特点如《温病条辨》所言："风温、温热、温疫、温毒、冬温，邪在阳明久羁，或已下，或未下，身热，面赤，口干舌燥，甚则齿黑，唇裂，脉沉实者，仍可下之；脉虚大，手足心热甚于手足背者，加减复脉汤主之。"以低热不退，手足心热甚于手足背，咽干齿枯，或颧红心悸，或神倦耳聋，舌质干绛，甚则紫暗，脉虚软或结代为特点。病机以虚多邪少，真阴欲竭为特点，临证当填补真阴。

二、医案举例

案一 秋燥真阴亏损案（黄英志. 叶天士医学全书. 北京：中国中医药出版社，1999）

张，脉数虚，舌红口渴，上腭干涸，腹热不饥，此津液被劫，阴不上承，心下温温液液。用炙甘草汤。炙甘草、阿胶、生地、麦冬、人参、麻仁。

案二 温热真阴亏虚案（陈明. 刘渡舟临证验案精选. 北京：学苑出版社，1996）

闫某，男，12岁。患温热病，日久失治，症见：午后潮热如焚，睡则呓语呢喃，面色枯白，身体羸弱，饮食不进，哭而无泪。病已到此，其父母认为无望，束手待毙。其新厂有周君者，与先生友好，力请诊治。切其脉来细数而任按，舌红形如石榴花。视其两目之神不败，口虽干而齿不枯。

童子元阴未离，病虽危而犹可活。中医辨证：温邪下伤真阴，且营分邪热较盛。治法：滋阴增液，佐以清泄营热。

处方：加减复脉汤化裁。生地30g，麦冬18g，生甘草6g，丹皮6g，元参18g，广犀角（现以水牛角代替）6g，竹叶6g。

嘱药煎2次，分4次服用，每4小时1服。服1剂后，竟酣然熟睡而呓语停止，午后潮热有所减轻。又服2剂，则鼻有涕，眼有泪。此乃津液复生，阳热之邪渐退之兆。于上方中再加玉竹14g，龟板24g，阿胶（烊化）10g。又服3剂，大见好转，身热已退，欲食米粥，大便由秘变易。

解析　案一摘自《临证指南医案·燥》，在《临证指南医案·温热》中也有类似病案记载："张，五五，劳倦内伤，温邪外受，两月不愈。心中温温液液，津液无以上供，夜卧喉干燥。与复脉汤去姜、桂、参，三服后可加参。"上述医案是吴鞠通加减复脉汤参考的主要病案。从叶氏医案看，其症状有心中温温液液、口舌干燥、脉虚数、腹热不饥等，吴鞠通悉心演绎叶案，详明其病机，如吴鞠通自注中所说"温邪久羁中焦，阳明阳土，未有不克少阴癸水者，或已下而阴伤，或未下而阴竭。若实证居多，正气未至溃败，脉来沉实有力，尚可假乎于一下，即《伤寒论》中急下以存津液之谓。若中无结粪，邪热少而虚热多，其人脉必虚，手足心主里，其热必甚于手足背之主表也。若再下其热，是竭其津而速之死也"，乃是指阳明邪热炽盛，留连过久，这是伤及少阴，而致真阴欲竭的原因。本条治法，当详审其脉证。一是脉沉实，并见身热面赤，口干舌燥，甚则齿黑唇裂者，仍属阳明腑实，仍用攻下之法。二是脉虚大，手足心热甚于手足背，邪热少而虚热多，中无结粪，则属肾阴大伤，虚多邪少，制订了加减复脉汤以滋养肾阴。

案二患者面色枯白，身体羸弱，饮食不进，哭而无泪均为津液耗伤之象，故治宜滋阴增液。本案辨证的难点在于虚实夹杂，虽见伤阴耗液之重，正气已伤，但又见午后潮热如焚，睡则呓语呢喃，舌红，脉数之实。故宜权衡虚实，兼以治疗。故用大剂甘寒咸润之品急则救其欲竭之元阴，又佐以清营凉血之品以遏制温热之炽，标本兼顾，3剂以后，津液渐复。

三、辨治思路

1. 辨证思路　真阴亏损证见于温病后期阶段，为邪热久羁，耗伤下焦真阴，而呈邪少虚多，甚至纯虚无邪之候。肾阴亏则水不制火，虚热内生，故低热难退，尤以手足心热为甚；少阴过咽，肾阴亏耗，失于濡润，则见口干咽燥、牙齿焦黑；水火失济，心神失养则心悸；肾阴大亏，精不养神，故神疲多眠；精脱者耳聋，肾精亏损，肾窍失充，故见耳聋；阴血亏虚则舌干绛或枯萎甚或紫晦而干；邪少虚多则脉虚细无力；阴亏液涸则脉行艰难，搏动时止而结代。低热，咽燥，齿黑，舌干绛，脉虚细或结代为本证辨证要点。

2. 治疗思路

治法：甘润存津，滋养肾阴。

方药：加减复脉汤（《温病条辨》）。

炙甘草六钱，干地黄六钱，生白芍六钱，麦冬（不去心）五钱，阿胶三钱，麻仁三钱。

加减复脉汤是在复脉汤基础上加减而来。复脉汤原方出自《伤寒论》，又名炙甘草汤。《伤寒论》第177条有云："伤寒，脉结代，心动悸，炙甘草汤主之。"炙甘草汤由炙甘草、人参、生姜、大枣、桂枝、清酒、生地、麦冬、阿胶、麻仁组成，主治外感寒邪，损伤心阳，导致的心阳不足，血液推动无力而致的脉结代，故又名复脉汤，而本证为温病中出现的"脉结代，甚则脉两至者"，其病机为热邪耗伤真阴，脉中的阴液亏损，血液黏滞所致，故治宜复脉中之阴。正如吴鞠通在《温病条辨·下焦篇》第1条分注中所言："故以复脉汤复其津液，阴复则阳留，庶可不至于死也。去参、桂、姜、枣之补阳，加白芍收三阴之阴，故云加减复脉汤。在仲景当日，治伤于寒者之结代，自有取于参、桂、姜、枣复脉中之阳，今治伤于温者之阳亢阴竭，不得再补其阳也。用古法而不拘用古方，医者之化裁也。"

其药多属滋润之品，必真阴耗损，热由虚生者方可用之，若邪热尚盛者，则不宜使用，以防恋邪。若兼心火炽盛，身热心烦不得卧，加黄连、栀子以清泄心火，或改用黄连阿胶汤。若汗出心悸，本方去麻仁，加生龙骨、生牡蛎、人参以镇摄潜阳，益气固脱。

四、方药运用于杂病的辨治思路

（一）真阴亏损证与杂病相关证候的关系

热灼真阴证是温病后期的邪热久羁，阴液亏虚证。其病机特点是肾阴不足，邪少虚多之势，临床表现以肾阴亏虚为主，虚热内生，腰膝酸软而痛，眩晕耳鸣，齿松发脱，五心烦热，潮热颧红，男子遗精，女子经少或闭经，舌红少苔，脉细数等常见证候。在杂病中见肾阴亏虚的虚热证均可以参照本证分析病机，以法施治。

（二）加减复脉汤运用于杂病的辨治思路

加减复脉汤是《温病条辨》中治疗下焦温病热邪久留，耗伤真阴之证，吴鞠通称此方为"甘润存津法"，实则为咸寒滋补肝肾法，诚如前述，本方由《伤寒论》炙甘草汤去参、桂、姜、枣加白芍变化而来。方中炙甘草益气扶正；干地黄、麦冬、生白芍、阿胶养血滋阴退热，麻仁润燥，热邪深入，或在少阴，或在厥阴，均宜复脉。本方为治疗邪热伤及肝血肾精之主方。在内伤杂病中呈肝肾之阴伤之虚热证均可以本方加减，如肝肾阴虚所致顽固性失眠、汗出、心悸、甲亢及中风、月经病等。

（三）医案举例

案一 阴虚咳嗽案（《温病汇讲：温病医案选讲》）

名医蒲辅周先生曾治同道苟君，35岁，其人清瘦，素有咳嗽带血。仲春受风，自觉精神疲乏，食欲不振，头晕，微恶寒，午后微热，面潮红，咳嗽。众皆以本体阴虚，月临建卯通（农历二月），木火乘金为病，以清燥救肺汤为治，重用阿胶、二冬、二地、百合、沙参、二母、地骨皮、丹皮之类，出入互进。至四月初，病势转增，卧床不起，渐渐神识不清，不能语言，每午必排出青黑水一次，量不多，予以稀粥能吞咽。适蒲老于四月中旬返里，其妻延诊，观其色不泽，目睛能转动，齿枯，口不噤，舌苔薄黑无津，呼吸不便，胸腹不满硬，少尿，大便每日中午仍泻青黑水一次，肌肤甲错，不痉不厥，腹额热，四肢微清，脉象六部皆沉伏而数。蒲老断为阴虚伏热之象。以复脉汤去麻仁加生牡蛎、西洋参。炙甘草六钱、白芍四钱、干生地六钱、麦冬（连心）六钱、阿胶（烊化）五钱、生牡蛎一两、西洋参三钱。一日一剂。流水煎，温服，日二次，夜一次。服至十剂后，病势无甚变化，诸同道有问蒲老"只此一法"者？蒲老答："津枯液竭，热邪深陷，除益气生津，扶阴救液，别无良法。"坚持让患者服至十五剂而下利止，原方去牡蛎续服至二十剂，齿舌渐润，六脉渐达中候，服至二十三剂，脉达浮候，其人微烦。是夜之半，其妻请蒲老出诊，说病有变，往视，四肢厥冷，战抖如疟状，脉闭，乃欲作战汗之象，嘱仍以原方热饮之，外以热敷小腹、中脘、两足，以助阳升，冀其速通。这时正胜邪却，得汗则生，邪胜正却；不汗则危。不一会儿汗出，烦渐息。次日往视，汗出如洗，神息气宁，脉象缓和，仍与复脉加参，大汗三昼夜，第四日开始能言，又微黏汗三旦夕，自述已闻饭香而口知味。继以复脉全方加龟甲、枸杞子、西洋参，服十余剂，遂能下床第行走，食欲增强，终以饮食休息而渐次恢复。

解析 虽有宿恙，而兼有外感者，初起必当用解表剂以祛邪外出。苟某以阴虚之体感受温热之邪，初起亦当在养阴的基础上兼以解表，前人加减葳蕤汤之类处方即为此证而设。而本案前医误以养阴补剂为治，遂致病邪伏留不去，邪胜正却，病延二月，渐次深入下焦，透邪外达之机既失，气阴两伤，正气愈加不支，所以只能用益气养阴生津之剂扶助即将垂败之正气，以冀正能胜邪。蒲老用方，即《温病条辨》之一甲复脉汤。正如吴鞠通原文所言"热邪深入，或在少阴，或在厥阴，均宜复脉"，又"温病深入下焦劫阴，必以救阴为急务……一甲复脉法……复阴之中，预防泄阴之弊"。故用加减复脉汤加牡蛎，即一甲复脉汤。吴鞠通在自注中解释"牡蛎……既能存阴，又涩大便，且清里之余热，一物而三用之"。更加西洋参以养阴益气。但阴虚非近日可复，服十剂而无变化，十五剂而利止，服至二十三剂，终于获得战汗之机，又遵吴鞠通"邪气久羁，或因存阴得液蒸汗……正气已虚，不能即出，阴阳互争而战者，欲作战汗也，复脉汤热饮之"之说，正邪交争之际，得复脉加参以助正气一臂之力，送汗出表，果获畅汗，一战而解。如此危重之症而能获效，不仅在于辨证用药之精当，尤赖坚持以益气生津为法，令其服至二十余剂，可见蒲老熟读经典，经验阅历之足，从而能临证胸有成竹。

案二 胆汁反流性胃炎案（李云栋，陈颜. 董湘玉教授运用加减复脉汤治验举隅. 大家健康，2015，9（9）：36）

张某，男，47岁，高血压，乙型病毒性肝炎病史，胃镜：胆汁反流性胃炎。2014年6月13日首诊，胃脘微胀隐痛，偶烧心，嗳气，晨起口干苦，咽干痒咳少量痰，目涩，血压控制可，便稍稀，情绪低落，舌淡暗胖有齿痕，舌尖无苔根黄腻，脉弦。辨病为胃痛，辨证为阴虚、痰热、肝郁、脾虚，予加减复脉汤合香苏散加减，拟方为生地10g，麦冬15g，白芍15g，甘草6g，香附10g，苏梗10g，当归12g，川楝10g，延胡索12g，黄芩6g，公英15g，半夏10g。7剂，每日1剂，3次分服。

二诊：胃不痛但进食有梗阻感，烧心、嗳气、咽痒均减轻，无咳嗽，情绪较前好转，口干不苦，舌暗红胖有齿痕，苔少，舌根苔黄腻，脉弦。首方去公英，黄芩加为10g，加黄连3g加大清湿热的力度，加佛手15g疏肝健脾和胃。再服7剂。

2014年7月4日，患者再次就诊，无明显嗳气、烧心，梗阻感较前缓解，口不苦，舌暗苔薄微泛黄，脉弦。前方去川楝，加太子参10g健脾补气，再服7剂后患者已无明显不适。

解析 胆汁反流性胃炎是胃幽门功能受损，过量的十二指肠内容物病理性反流入胃，导致胃黏膜损伤的一种慢性胃炎。长期胆汁反流可诱发食管炎、胃溃疡等多种疾病，甚至促使胃癌发生。中医学中虽然没有明确提出胆汁反流性胃炎这一病名，但其属于"胃痛""吞酸"等范畴。多与中焦脾胃密切相关，脾虚为本病之根本病机，然后天可累及先天，本虚标实是此类病证的最主要特征。本案患者西医诊断为胆汁反流性胃炎，中医诊断为胃痛，为虚实夹杂之证。症见晨起口干苦，情绪低落，舌胖有齿痕，舌尖无苔根黄腻为肝郁痰热之实；而胃脘隐痛，口干咽干少痰，目涩，舌淡暗又有真阴渐耗之虚，亦有上实下虚之象，即阴虚痰热共存，另兼有肝郁脾虚。故治疗用加减复脉汤合香苏散化裁。方中加减复脉汤滋阴润燥，更加白芍入肝、脾经，柔肝缓急止痛，并用当归柔肝，养阴血，加之疗效更佳。并配合香苏散理气和中。

第二十节 阴虚动风

一、证治概要

"下焦温病，热深厥甚，脉细促，心中憺憺大动，甚则心中痛者，三甲复脉汤主之"，阴虚动风证见于温病后期下焦证，是在真阴耗伤证基础上发展而来，热邪深入下焦，耗伤肝血肾精，出现全身各部位体液严重不足，甚至枯竭的危重证。证候特点为"热邪久羁，吸烁真阴，或因误表，或因妄攻，神倦，瘈疭，脉气虚弱，舌绛苔少，时时欲脱者，大定风珠主之"。即以不发热或低热，目陷睛迷，齿燥如枯骨，齿黑唇干，二便不通，两颧红赤，四肢厥逆，神昏嗜睡，手足蠕动或瘈疭，心中憺憺大动，甚则时时欲脱，形消神倦，舌干绛或光泽无苔，脉虚为主要表现，病机以水不涵木，虚风内动为特点，临证当治以滋水涵木，潜阳息风。

二、医案举例

案一　阴虚瘈疭案（黄英志. 叶天士医学全书. 北京：中国中医药出版社，1999）

金女，温邪深入营络，热止，膝骨痛甚。盖血液伤极，内风欲沸，所谓剧则瘈疭，痉厥至矣。总是消导苦寒，冀其热止，独不虑胃汁竭、肝风动乎？拟柔药缓络热、息风。复脉汤去参、姜、麻仁，生鳖甲汤煎药。

案二　温热痉厥案（黄英志. 叶天士医学全书. 北京：中国中医药出版社，1999）

顾，此痿厥也。盖厥阴风旋，阳冒神迷则为厥。阳明络空，四末不用，而为痿厥。午后黄昏，乃厥阴、阳明旺时，病机发现矣。凡此皆属络病，《金匮》篇中有之。仲景云：诸厥宜下，下之利不止者死。明不下降之药，皆可止厥。但不可硝、黄再伤阴阳耳。但积年沉疴，非旦夕速效可知矣。活鳖甲、真阿胶、方诸水、鲜生地、元参、青黛。又，照前方去元参，加天冬。厥从肝起，其病在下。木必得水而生，阴水亏，斯阳风烁筋，而络中热沸即厥。拙拟血属介类，味咸入阴，青色入肝，潜阳为法。又，阴络空隙，厥阳内风掀然，鼓动而为厥。余用咸味入阴和阳，介类有情之潜伏，颇见小效，但病根在下深远，汤剂轻浮，焉能填隙？改汤为膏，取药力味重以填实之，亦止厥一法。鲜鳖甲、败龟板、猪脊髓、羊骨髓、生地、天冬、阿胶、淡菜、黄柏。熬膏。早服七钱，午服四钱。

解析　案一为叶氏治疗肝风之病案。《内经》曰："诸风掉眩，皆属于肝。"而本案所见瘈疭，痉厥，乃为温邪深入营络，血液伤极，内风欲沸所致，即为真阴被劫，水不涵木所呈虚风内动之象，故有热止，即说明热已不甚，以阴虚内热为主，故临床症可见低热，手足心热甚于手足背。故方用加减复脉汤滋阴，鳖甲入络搜剔、平息肝风。

案二见于《临证指南医案》痉厥门。临床表现为神迷冒厥、四肢不用，叶氏认为厥从肝起，是水不涵木所致；四肢不用，即为痿，"治痿独取阳明"，故为阳明络空所致。故治以血肉有情之品，滋阴潜阳，重镇息风，并兼以通补阳明血络。

以上二案为吴鞠通三甲复脉汤证的参考病案，是在加减复脉汤基础上加入"三甲"（牡蛎、鳖甲、龟板），增强了滋阴潜阳、息风止痉的功效。

三、辨治思路

1. 辨证思路　本证为温病后期，肾阴耗损，以致水不涵木，虚风内动之候。多从肾阴耗损证发展而来。真阴亏虚，虚热内生，则低热；真阴欲竭，心失所养，故心悸或心中大动，甚则心中痛；阴亏至极，阴不维阳，阳气欲越，则时时欲脱；肾精肝血耗损，筋脉失养，故手足蠕动，甚或瘈疭；肾阴亏竭，无以充养，则形消神倦，咽干齿黑；舌干绛，脉虚细无力为肝肾阴亏之征。以手足蠕动，甚或瘈疭，舌干绛为本证辨证要点。

2. 治疗思路

治法：滋阴息风。

方药：三甲复脉汤、大定风珠（《温病条辨》）。

（1）**三甲复脉汤**（咸寒甘润法）：炙甘草六钱，干地黄六钱，生白芍六钱，麦冬五钱（不去心），阿胶三钱，麻仁三钱，生牡蛎五钱，生鳖甲八钱，生龟板一两。

（2）**定风珠**（酸甘咸方）：生白芍六钱，阿胶三钱，生龟板四钱，干地黄六钱，麻仁二钱，五味子二钱，生牡蛎四钱，麦冬（连心）六钱，炙甘草四钱，鸡子黄（生）二枚，鳖甲（生）四钱。

水八杯，煮取三杯，去滓，再入鸡子黄，搅令相得，分三次服。喘，加人参；自汗者，加龙骨、人参、小麦；悸者，加茯神、人参、小麦。

三甲复脉汤是在加减复脉汤的基础上加生牡蛎五钱、生鳖甲八钱、生龟板一两。加减复脉汤填补真阴，生牡蛎、生鳖甲咸寒质重，滋补肝肾，潜阳镇摄，以息虚风，正如吴鞠通所言"治下焦如权，非重不沉"；生龟板性味甘平，不仅能滋养肝肾，潜阳镇摄，还能补血养心，镇心安神。

大定风珠是由三甲复脉汤加鸡子黄、五味子组成。值得注意的是，大定风珠中除鸡子黄、五味子之外药味虽与三甲复脉汤相同，但药量却不同。方中的麻仁由三钱减为二钱，麦冬由五钱增为六钱，炙甘草由六钱减为四钱，生牡蛎由五钱减为四钱，生鳖甲由八钱减为四钱，生龟板由一两减为四钱，在此基础上加上鸡子黄二枚，五味子二钱。减量的原因是，阿胶、生牡蛎、生龟板、生鳖甲、鸡子黄都是动物药，属血肉有情之品，除了生牡蛎之外，都是作用极强的滋补药，具有"填阴塞隙"的作用，不仅浓浊黏腻，而且气味腥浓，正如王孟英对大定风珠的评价为"定风珠一派腥浊浓腻，无病人胃弱者亦难下咽，如果厥哕欲脱而进此药，是速其危矣"。因此，大定风珠的药物中虽血肉有情之品最多，但剂量却是最小的，以顾脾胃运化之职，这就是加药减量做法的具体体现。加鸡子黄以补益后天，调和阴阳；加五味子以收涩防脱，主治纯虚无邪，阴虚至极，正气时时欲脱之虚风内动重症。

四、方药运用于杂病的辨治思路

（一）阴虚动风证与杂病相关证候的关系

阴虚动风证见于温病后期，病属虚风内动，手足蠕动、震颤，徐缓无力，伴见心中大动，时时欲脱，形消神倦，咽干齿黑，舌干绛，脉虚细无力等一派虚象。是在真阴耗伤的基础上进一步发展为亡阴脱液，阴虚阳亢化风，甚至阴损及阳而导致阴阳俱亡的危重症。故临证以大队味厚滋腻之品填补真阴，守阴以留阳，又阴虚阳浮，风从内生，故同时辅以甲壳之类药物重镇潜阳以固摄津气。在临床实践中，可以根据病情的缓急程度斟酌选用方药。正如《素问•五脏生成》有云"故人卧血归于肝，肝受血而能视，足受血而能步，掌受血而能握，指受血而能摄"，阴精大亡，必将发痉致危之候，当急以救阴为务，即"存得一分精液，便有一分生机"。临证治疗一方面是针对亡阴脱液之证，救阴为要；另一方面是筋脉失养，虚风内动，柔肝息风。如高血压、甲亢、脑血管意外、帕金森病、周围神经病等杂病中，见肝肾阴虚，虚风内动者均可参照本证辨证论治。

（二）三甲复脉汤、大定风珠运用于杂病的辨治思路

三甲复脉汤由加减复脉汤变化而来。"热邪深入下焦，脉沉数，舌干齿黑，手指但觉蠕动，急防痉厥，二甲复脉汤主之"，即在加减复脉汤基础上加生牡蛎、生鳖甲，"以复脉育阴，加入介属潜阳，使阴阳交纽，庶厥不可作也"。三甲复脉汤即在二甲复脉汤证的基础上，又出现"心中憺憺大动，甚则心中痛"的症状，这是心阴大亏的表现。"心中动者，火以水为体，肝风鸱张，立刻有吸尽西江之势，肾水本虚，不能济肝而后发痉，既痉而水难猝补，心之本体欲失，故憺憺然而大动也。甚则痛者，'阴维为病主心痛'，此证热久伤阴，八脉丽于肝肾，肝肾虚而累及阴维故心痛，非如寒气客于心胸之心痛可用温通。矿以镇肾气、补任脉、通阴维之龟板止心痛，合入肝搜邪之二甲，相

济成功也"。加生龟板性味甘平,不仅能滋补肝肾,潜阳镇摄,还能补血养心,镇心安神。大定风珠用于病情非常危重,已经见"时时欲脱"之象,随时有亡阴、亡阳之危。吴鞠通在自注中有言此证候为"邪气已去八九,真阴仅存一、二"的危重证,所以加鸡子黄补益后天,调和阴阳;五味子收涩防脱。杂病中辨证为少阴阴虚,虚风内动,重者阴阳不相维系,均可选用两方加减,此两方亦可以用于心系疾病及神志疾病,如失眠、惊悸、心痛等。

(三)医案举例

案一 骨质疏松症案(毛国庆,陈世洲.三甲复脉汤治疗阴虚质骨质疏松症经验.中国中医药信息杂志,2019,26(11):115-117)

患者,女,73岁,2016年5月3日就诊。2013年8月13日,患者于家中跌倒致右股骨颈骨折,于外院行人工股骨头置换术后未进行正规抗骨质疏松治疗,2016年5月10日不慎再次跌倒致左股骨粗隆间骨折。平素形体消瘦,腰痛隐隐,唇干舌燥,眩晕耳鸣,双目干涩,心烦少寐,面色暗红,手足心热,大便干燥,舌红少苔,脉弦细。患者年轻时有肺结核病史,已治愈;慢性支气管炎病史10余年,肺功能差;否认"高血压、糖尿病、冠心病"等慢性疾病病史。体格检查示:精神正常,形体消瘦,面色潮红。左髋肿胀,压痛(+),叩击痛(+),局部肿胀,左下肢短缩2cm,外旋畸形。理化检查示:红细胞 $3.20×10^{12}$/L,血红蛋白8.7g/L,白细胞 $11×10^9$/L,中性粒细胞80%,血钙2.26mmol/L,血磷1.1mmol/L,Ⅰ型胶原氨基端肽33.68ng/mL,Ⅰ型胶原羧基端肽交联352.8ng/mL,25-羟基维生素 D_3 35nmol/L。肝肾功能未见明显异常。骨密度检查示:腰椎T值-3.3SD。临床诊断:左股骨粗隆间骨折;重度骨质疏松症(阴虚质);右人工股骨头置换术后。

治疗过程:患者于完善相关检查排除手术禁忌证后,在全麻下顺利施行左股骨粗隆间骨折股骨近端髓内钉内固定术。1周后患者出现肺部感染,发热(最高达39.2℃),白细胞 $13.2×10^9$/L,一度病情危急,使用大剂量抗生素及输血后,肺部感染得到控制,血象恢复正常,体温逐渐下降,但仍有发热(37.5~38.5℃),夜间发热明显,清晨自行退热,术后半个月伤口愈合拆线。停用抗生素,改服中药治疗。刻下:面色萎黄,身有低热,手足心热,两颧潮红,口干咽燥,伴有神倦乏力,手指蠕动,时有撮空理线,夜寐盗汗,谵语,舌质红绛、有裂纹,舌干少苔,脉沉细数。辨证分析:患者素体阴虚,加之手术耗伤阴血,术后肺部感染发热,热盛伤阴,阴液大亏,真阴耗竭,阴虚阳亢,虚风内动。治予滋阴潜阳、补肾填精。

处方:方选三甲复脉汤加减。干地黄18g,炙甘草18g,白芍15g,麦冬15g,阿胶(烊化)9g,火麻仁9g,牡蛎(先煎)20g,鳖甲(先煎)30g,龟甲(先煎)30g,天麻10g,川牛膝10g。每日1剂,水煎服。

服药1周后,患者身热退,盗汗、谵语明显好转,撮空理线、手指蠕动消失。守方去天麻继服1个月,精神好转,答语有力,面色红润,身热全退,手足心热消失,口干明显缓解,夜寐、盗汗、谵语等消失,舌红少苔,脉细数。复查血常规恢复正常。守方加减调理3月余,患者逐渐下地行走。复查骨密度T值:-2.9SD,其余各项指标较术前均有明显改善,X线片示骨折已愈合。

解析 骨质疏松症是以骨组织显微结构受损、骨量及骨小梁数量减少、骨质变薄、骨脆性增加和骨折危险度升高为特征的一种全身骨代谢障碍的疾病,属中医学"骨痿""骨痹"等范畴。临床上,骨质疏松症的发生与患者体质因素有关,尤其以阴虚质较为显著。骨质疏松症中阴虚证多因肾中阴精不足,精不充髓,髓失所养,致骨软不坚,出现骨痿。正如《素问·上古天真论》所云"女子……七七,任脉虚,太冲脉衰少,天癸竭,地道不通"及"丈夫……八八天癸绝,精少,肾脏衰,形体皆极"。又乙癸同源,肝主筋藏血,肾中精血不足,必致肝阴血不足,肝肾阴精不足。故治宜填补肝肾。

本案患者症见面色萎黄，身有低热，手足心热，两颧潮红，口干咽燥，伴有神倦乏力，舌质红绛、有裂纹，舌干少苔，脉沉细数一派真阴耗伤之象，手指蠕动，时有撮空理线为水不涵木，虚风内动所致。肾水大亏，不能上济，故心阴大亏，则见夜寐盗汗，谵语。故治宜滋阴潜阳、补肾填精。方选三甲复脉汤加减。加减复脉汤滋五脏之阴，牡蛎为质重介壳类药，味咸性寒，归肝、肾经，能平肝潜阳、滋阴固脱；鳖甲味咸微寒，归肝、肾经，龟甲味甘性微寒，归肝、肾、心经，二者合用能够滋阴潜阳、益肾健骨、养血补心。现代药理学研究表明，三甲（牡蛎、龟甲、鳖甲）中富含多种氨基酸、矿物质、维生素等，通过调节人体的免疫功能、补充体内快速流失的钙质而达到治疗的目的。

案二　梅格斯（Meige）综合征案（华平锋，蒋涛. 大定风珠加减治疗 Meige 综合征验案 1 则. 湖南中医杂志，2016，32（10）：115-116）

王某，女，65 岁，因不自主张闭口、弄舌 3 年，加重 2 年，四肢无力 3 小时于 2015 年 5 月 4 日住院。既往有高血压病史 9 年，糖尿病病史 6 年，胆囊炎病史 5 年。无家族史及头颅外伤史。于 3 年前无明显原因出现不自主张闭口约 15 次/分，张口时舌体不自主伸出口外扭动，闭口时自动回缩，无咬舌、咬唇、咬牙，影响发声和吞咽，无饮水呛咳及吞咽。触摸下巴、压迫颏下部不能减轻，出现腹痛和睡眠时停止，腹痛消失时复发。未作其他特殊检查和治疗。近 2 年来症状加重，且腹痛发作不能终止，次数增至 25 次/分。3 小时前因突发四肢无力入院。查：T36.5℃，P96 次/分，R21 次/分，BP168/84mmHg。发育正常，营养中等，神志清楚，吐字不清，左侧中枢性面瘫，不自主张闭口，下颌向两侧摆动，撇嘴、伸舌、弄舌、扭舌；悬雍垂右偏，左侧软腭动度差，咽反射减弱，双侧掌颏反射（+），左侧霍夫曼征（+），颈软，左侧肌力（Ⅱ级）＜右侧（Ⅳ级），肌张力降低，左侧腱反射（++）弱于右侧（+++），双侧病理征（+）。心肺无异常发现，右上腹压痛，墨菲征（+）。头颅 CT 示：右侧半卵圆中心脑梗死，右侧侧脑室前角腔隙性脑梗死，左侧枕叶软化灶，脑萎缩改变。随机血糖 15.8mmol/L，血常规、肝肾功能、血脂、电解质正常，血沉 78mm/h，糖化血红蛋白 116g/L。腹部彩超提示：胆囊积液伴淤泥。心电图检查正常。诊断：①Meige 综合征；②脑梗死、脑萎缩；③高血压；④糖尿病；⑤胆囊炎伴胆囊积液。入院后给予相应西医治疗，15 日后患者能下床活动，左侧肌力恢复至Ⅲ级，血糖 6.1mmol/L，血压 138/85mmHg。生活基本自理，但不自主张闭口、撇嘴、弄舌等症状无减轻，吐字不清。现症见患者面色淡红，语声低怯断续，倦怠，舌强懒言，舌绛少苔边尖有裂纹，脉细弱，辨病属中风中经络，证属阴虚风动，风痰阻络。治以滋阴息风、化痰通络。方以大定风珠加减。

处方：麦冬 20g，白芍 30g，生地 15g，醋龟甲 15g，醋鳖甲 15g，生牡蛎 20g，阿胶（烊冲）15g，五味子 15g，麻仁 10g，枸杞子 15g，人参（另炖）15g，浮小麦 20g，胆南星 15g，川贝母（分冲）10g，怀牛膝 15g，甘草 10g，鸡子黄 2 个。上方加水 400ml，煎取 300ml，1 次 100ml，分次加入鸡子黄 1/3 个搅匀后服，每日 3 次。嘱连服 5 剂，禁辛辣、油腻、黏滞食物。服上方后症状减轻至 12 次/分，面色转红润，语声清晰断续，舌微红绛无裂纹，苔薄黄，脉细。药已奏效，上方去怀牛膝、麻仁，加黄连 15g、黄芪 60g、山茱萸 15g，嘱其连服 10 剂而愈，随访 2 个月无复发。

解析　Meige 综合征为临床上较罕见的神经系统疾病，属于节段性肌张力障碍的一种，又称特发性眼睑痉挛-口下颌肌张力障碍综合征，主要引起眼睑痉挛，面肌、下颌及颈肌的各种形式的肌张力障碍，多见于中老年人，中医辨证属于"中风"范畴。本案患者年老，脏气衰微，脉络空虚，风邪乘虚入中，气血痹阻，3 年前出现不自主张闭口，弄舌，发为中风。病程日久，又素体饮食不节，嗜食辛香炙煿之物，导致脾胃运化失职，脾不升清，胃不降浊，内生痰热，痰浊闭阻经络，内热化燥伤阴。"五脏之伤，穷必及肾"，肾之真阴耗竭，水不涵木，风动于内，机体欲息热而自救，故弄舌、摇颌撮嘴；痰热痹阻经络故语言謇涩；舌绛少苔而有裂纹、脉细弱均为阴虚之象。故用大定风珠加减化裁。方中鸡子黄、阿胶滋阴养液息风为君药，寓"久旱逢甘露"之意；醋龟甲、醋鳖甲滋阴潜阳为臣，意"釜底抽薪"之旨，生地、麦冬、白芍、枸杞子滋阴柔肝息风为佐；怀牛膝、生牡蛎补肝平肝潜阳；人参、浮小麦相伍以补气养阴而固本，胆南星、川贝母息风定惊化痰，麻仁、五味子、甘草酸甘化阴养液而润燥。继以黄芪、山茱萸、黄连益气固本清热而收功。本案患者并发症较多，可从中医整体观念着手，分析其体质状况和患病之先后主次，以及局部症状与基础疾病之相关性，审因论治，丝丝入扣，可收奇功。

第二十一节　阴虚火炽

一、证治概要

阴虚火炽证为温病下焦病证。证候特点为"少阴温病，真阴欲竭，壮火复炽，心中烦，不得卧者，黄连阿胶汤主之"。临床表现为身热，心烦躁扰不得卧，口燥咽干，舌红绛苔黄燥或薄黑而干，脉细数。病机以真阴欲竭，心火亢盛，心肾不交为特点，临证治宜泻南补本，清热育阴，交通心肾。

二、医案举例

案一　肺结核大咯血案（柳少逸. 伤寒方证便览. 北京：中国古籍出版社，2006）

患者，男，37岁。胸痛6年，经胸透诊为空洞性肺结核。骨蒸潮热、干咳、痰中带血、夜寐多梦。1周前因外感而高热，服中药后汗出热退。近2日出现大咯血，每次约300ml，每日1~2次，中西药治疗无效。刻下见身微热，口渴，便秘，心烦，舌红苔薄白，脉细数。中医诊断为热邪未清，肺肾阴虚，心肝火旺。治宜滋阴降火止血。

处方：黄连阿胶汤加减。黄连3g，黄芩10g，白芍10g，鸡子黄（冲服）2枚，阿胶（烊化）30g，丹皮12g，白及30g，款冬花10g，杏仁10g，生地15g，麦冬10g，百合10g。煎服1剂，咯血即止。

案二　不寐案（韩丽萍，任艳芸. 古今名医医案赏析. 北京：人民军医出版社，2004）

李某，男，49岁。患失眠已2年，西医按神经衰弱治疗，曾服多种镇静安眠药物，收效不显。自诉：入夜则心烦神乱，辗转反侧，不能成寐。烦甚时必须立即跑到空旷无人之地大声喊叫，方觉舒畅。询问其病由，素喜深夜工作，疲劳至极时，为提神醒脑起见，常饮浓厚咖啡，习惯成自然，致入夜则精神兴奋不能成寐，昼则头目昏沉，萎靡不振。视其舌光红无苔，舌尖宛如草莓之状红艳，格外醒目，切其脉弦细而数。中医辨证属阴虚火炽，治以下滋肾水，上清心火，令其坎离交济，心肾交通，给予黄连阿胶汤。

处方：黄连12g，黄芩6g，阿胶（烊化）10g，白芍12g，鸡子黄2枚。此方服至3剂，便能安然入睡，心神烦乱不发，续服3剂，不寐之疾，从此而愈。

解析　黄连阿胶汤出自《伤寒论》，治疗少阴热化证，吴鞠通结合温病病机将其移用于治疗下焦温病水亏火炽之证。《温病条辨》原条有谓："少阴温病，真阴欲竭，壮火复炽，心中烦不得卧者，黄连阿胶汤主之。"案一为高热久羁，久热伤阴，阴虚火炽之证。肾水亏于下，阴虚内热，则见手足心热、脉细数；心火犹亢于上，阳不入阴，则见心烦失眠，舌红苔黄。故治宜黄连阿胶汤滋阴降火止血。方药以黄连、黄芩苦寒清心泻火；以阿胶、白芍酸甘咸滋肝肾阴液；鸡子黄滋养中焦，交通心肾。吴鞠通在其方解中言本方"以黄芩从黄连，外泻壮火而内坚真阴；以芍药从阿胶，内护真阴而外捍亢阳，名黄连阿胶汤者，取一刚以御外侮，一柔以护内主之义也。其交关变化，神明不测之妙，全在一鸡子黄……上补心……下补肾……镇定中焦，通彻上下，合阿胶能息内风之震动也"。

案二患者失眠 2 年，入夜心烦神乱，不寐，且舌光红无苔，舌尖宛如草莓之状红艳，证属水亏火炽，心肾不交无疑。故治宜黄连阿胶汤下滋肾水，上清心火，则坎离交济，患者安然入睡。可见，本方只要符合阴液损伤、虚火旺盛之病机，临床上均可广泛运用。

三、辨治思路

1. 辨证思路　本证见于下焦温病，温病后期病证。本证为热伤肾阴，肾阴不能上济心火而心火亢盛之候。在肾阴耗伤的基础上，肾水不能上济心火，而致心火犹炽，肾水犹亏，即吴鞠通所言："少阴温病真阴欲竭，壮火复炽之证，邪火炽于心，则心火亢炽于上。肾阴被劫，则真阴亏损于下。在下之阴愈亏，则在上之阳愈亢。在上之阳愈亢，则在下之阴愈亏。"水亏火炽，则身热，舌红苔黄，心烦不得卧；阴液亏损，则口燥咽干，脉细数。本证以身热，心烦不得卧，脉细数为辨证要点。

2. 治疗思路

治法：泻南补北，清热育阴。

方药：黄连阿胶汤（苦甘咸寒法）。

黄连阿胶汤（引《温病条辨》）

黄连四钱，黄芩一钱，阿胶三钱，白芍一钱，鸡子黄二枚。

水八杯，先煮三物，取三杯，去滓，内胶烊尽，再内鸡子黄，搅令相得，日三服。

黄连阿胶汤是泻南补北、交通心肾的代表方。五行中，心属南方火，"泻南"就是清心火，泻心热；肾属北方水，"补北"，就是滋肾阴，补肾水。黄连阿胶汤中泻南的君药是黄连，补北的君药是阿胶。黄芩和白芍是臣药，鸡子黄是佐、使药。如上文所言黄芩、黄连"外泻壮火""内坚真阴"是指苦寒清热，泻心火，则真阴不伤；阿胶、白芍"内护真阴""外捍亢阳"是指滋阴补肾，扶正而抵抗温热阳邪。鸡子黄补脾，脾居中州，是后天之本，通过补脾以充实后天，向上可以养心，向下可以滋肾，通过补脾而交通心肾，调和阴阳。

四、方药运用于杂病的辨治思路

（一）阴虚火炽证与杂病相关证候的关系

阴虚火炽证的核心病机为肾阴亏虚，心火炽盛，心肾不交。虽然病机有心火炽盛和肾阴不足两个方面，但是主要以心火炽盛为主。所以其主症是以心经火炽的症状表现突出。诊断此证具备两个条件，一是见于热病后期；二是舌象、脉象，舌质红，舌苔黄燥或黑燥，脉象细数。临床上见少阴心经火炽和少阴肾水不足的表现，如心烦不得眠，舌生疮疡，下利等。然而值得注意的是，虽然温病中此证为危重证。正如吴鞠通在本条按语中所说："心中烦，阳邪挟心阳独亢于上，心体之阴无容留之地，故烦杂无奈。不得卧，阳亢不入于阴，阴虚不受阳纳，虽欲卧得乎！此证阴阳各自为道，不相交互，去死不远。"然对杂病却是符合心肾不交，心火亢甚于上，肾水不足的病机均可参照辨证。本证常见于焦虑、更年期综合征、失眠、高血压、舌痛、耳鸣、口腔溃烂、糖尿病、甲亢等神经系统、心脑血管及内分泌系统疾病。

（二）黄连阿胶汤证运用于杂病的辨治思路

黄连阿胶汤出自《伤寒论》第 303 条："少阴病，得之二三日以上，心中烦，不得卧，黄连阿胶汤主之。"后被吴鞠通以此方治疗温病下焦阴虚火炽证，称"苦甘咸寒法"，其中黄连、黄芩苦寒与白芍酸寒相伍为酸苦泄热，可清心肝火热，以鸡子黄、阿胶、白芍酸甘咸寒滋养肝肾真阴，又可守阴留阳；不论外感还是内伤杂病，只要临床辨证为心肾不交，阴虚火炽证均可以黄连阿胶汤加减治疗。临床适应证一是心肝火热证如发热、心烦、出血、下利等；二是肾阴亏虚证如不寐、心悸、手足心热、震颤、舌红少苔等。所以，黄连阿胶汤广泛用于辨证为心肾不交所致如失眠、心悸、更年期综合征、甲亢等多种疾病。

黄连阿胶汤的同类方有连梅汤，出自《温病条辨·下焦篇》，由黄连、乌梅、麦冬、生地、阿胶组成。主治暑热伤阴而致的心热烦躁、口渴引饮及筋失濡养而致的四肢麻痹。全方清心泻火，滋肾养阴，心火清，肾水复，肝阴充，则消渴、麻痹均可愈。本方与黄连阿胶汤均可治疗心火上炽，肾水下亏的心肾不交证。但本方以消渴不已为主要临床特征，而后者以心烦不得卧为辨证要点。

（三）医案举例

案一　更年期综合征案（刘渡舟. 经方临证指南. 北京：人民卫生出版社，2013）

程某，女，47岁。天癸将竭，已值更年期，患病至今已有3年多。每次发病开始时便觉心中烦乱，莫能言状。继而周身烘热难忍，少顷则蒸蒸汗出，汗出后则热去而安，每次发作约5分钟。近来发作频繁，每半小时左右发作1次，不分昼夜，夜不能安寐。伴见大便或干或稀而不调。舌质红绛少苔，脉弦按之无力。黄连12g，黄芩3g，阿胶（烊化）12g，白芍6g，鸡子黄2枚。服药5剂后显效，病发次数减少，每日发作仅几次，夜寐转佳。改用"壮水之主以制阳光"，投三甲复脉汤，又服10余剂而愈。

解析　更年期综合征又称围绝经期综合征，是指妇女在绝经前后由于卵巢功能逐渐衰退、雌激素分泌减少所致的以自主神经系统功能紊乱为主伴有精神心理症状的一组症候群。其主要临床表现为月经紊乱、烘热汗出、烦躁易怒、心慌心悸、失眠健忘、头晕头痛、神疲乏力、情志不宁、记忆力减退等。古代文献中虽没有对"更年期综合征"相关病名的记载，但根据其临床表现多将其划为"郁证""脏躁""百合病""不寐""心悸"等病的范畴。病位与肝、肾、心密切相关。妇女至更年期，肾气渐衰，天癸渐竭，肾精亏虚，肾水不能涵养肝木，肾水不能上济心火，则见精神抑郁、情绪不稳、焦虑、烦躁不安、不寐等表现。

本案患者患更年期综合征，临床表现见燥热汗出、不寐，并见舌红绛少苔，脉弦按之无力，此为阴亏火炽之证。肾水亏耗则见舌红绛少苔，脉按之无力；肾阴亏耗，不能上济心火，心火亢盛于上，则见心中烦乱，周身烘热难忍，少顷则蒸蒸汗出。故治宜黄连阿胶汤交通心肾，助眠安神。

案二　舌痛（谭钟. 黄连阿胶汤临证验案举隅. 国医论坛，2021，36（2）：9-13）

乐某，男，49岁，2019年3月2日以舌痛半年余为主诉初诊。患者半年多以前无明显诱因出现舌部肿痛，口腔灼热，未见溃疡。自行服用银花、鱼腥草等清热解毒茶饮未见明显缓解。刻诊：舌部肿痛，口腔灼热，口干欲饮，心烦失眠，舌红、苔少，脉沉细。辨证为心阴血亏，心火炽盛。治宜滋阴养血，清心泻火。方选黄连阿胶汤加减。处方：黄连9g，黄芩12g，阿胶（烊化）9g，白芍9g，丹皮9g，生地12g，淡竹叶9g，白鲜皮20g，鲜石斛9g，鸡内金15g，谷芽12g，麦芽12g，陈皮12g。14剂，每日1剂，水煎取汁400ml，分早晚2次饭后40分钟温服。

药尽二诊：服上药14剂后舌痛缓解，胃纳欠佳，夜寐改善，舌质红苔少，脉沉细。予前方加山楂20g。7剂，煎服法同上。后电话询知诸症皆除，病已痊愈。

解析　本案患者舌部肿痛，见口干欲饮，舌红、苔少，脉沉细，考虑心阴血亏；口腔灼热，心烦失眠，考虑为心火旺盛所致。辨证属心阴血亏、心火炽盛证。治宜滋阴养血，清心泻火。方用黄连阿胶汤加减。舌为心之苗窍，故舌病责心，尤其舌痛，多为心火。黄连阿胶汤原系治疗心烦不寐者，以清心补水、交通心肾为主功，但本案为心阴血亏、心火炽盛证，本方能清心火、养心之阴血，证虽不同，其治则一。方中黄芩、黄连苦寒直折心火，阿胶、白芍滋心阴、养心血，生地清心热、养阴生津，丹皮清心凉血，鲜石斛养阴生津，淡竹叶可加强清心泻火之力，白鲜皮苦寒以助黄芩、黄连清热泻火，并可祛风燥湿，鸡内金、谷麦芽、陈皮健脾和胃、顾护中焦，以防寒凉药物损伤胃气。二诊症缓，新增纳食欠佳，故加山楂以增强消食和胃之力。

第二十二节　邪留阴分

一、证治概要

邪留阴分证见于温病后期。证候特点如《温病条辨·下焦篇》所言："夜热早凉，热退无汗，热自阴来者，青蒿鳖甲汤主之。"即以夜热早凉，热退无汗，能食形瘦，精神倦怠，舌红苔少，脉细略数为主要临床表现。病机以真阴损伤，余邪未净，深伏阴分为特点。临证当治宜滋阴清热，搜邪透络。

二、医案举例

案一　温热案（黄英志. 叶天士医学全书. 临证指南医案·温热. 北京：中国中医药出版社，2012）

王，十八，夜热早凉，热退无汗，其热从阴而来，故能食、形瘦、脉数左盛。两月不解，治在血分。生鳖甲、青蒿、细生地、知母、丹皮、竹叶。

案二　阴虚潮热案（丁甘仁. 丁甘仁医案. 北京：人民卫生出版社，2007）

宦左，入夜潮热，延今两月，纳少形瘦，神疲乏力，舌质光绛，脉象濡小而数。中医辨证：邪留阴分。治法：养阴透邪。方药：青蒿鳖甲汤加减。

青蒿梗一钱五分，炙鳖甲四钱，西洋参一钱五分，川石斛三钱，茯神三钱，怀山药三钱，嫩白薇一钱五分，陈皮一钱，生熟谷芽各三钱，红枣五枚。

解析　邪留阴分证的证候特点为真阴亏虚，邪热伏于阴分，虚实错杂，日久不愈。故用青蒿鳖甲汤滋阴清热，搜邪透络。

案一是吴鞠通整理的青蒿鳖甲汤证的相关叶氏病案。本案症见夜热早凉，热退无汗，能食，形瘦，脉数左盛等，叶氏认为"治在血分"，即所谓"热从阴而来"，是指血分阴津耗损，余热深伏难以达出。关于"夜热早凉"的机理，吴鞠通认为："夜行阴分而热，日行阳分而凉，邪气深入阴分可知。热退无汗，邪不出表，而仍留阴分，更可知矣。"故叶氏以生鳖甲、细生地凉血滋阴；青蒿、竹叶透热外出；知母、丹皮凉血泄热。

案二为患者入夜潮热已2个月，伴见纳少形瘦，舌质光绛，脉濡而数，符合邪伏阴分的辨证要点。阴分有热，易耗伤津液，非咸寒之品不能滋其阴液，但邪伏阴分不能透出，故非透达之品不能除其内热。故治宜养阴透邪。方用青蒿鳖甲汤加减。方以炙鳖甲滋阴入络，搜邪外出；青蒿梗芳香透络，领邪外达，如吴鞠通所言"此方有先入后出之妙，青蒿不能直入阴分，有鳖甲领之入也；鳖甲不能独出阳分，有青蒿领之出也"，因本案兼以神疲乏力等气阴耗伤之证，故加西洋参、川石斛、嫩白薇、怀山药等以养阴益气，陈皮等健脾和胃。

三、辨治思路

1. 辨证思路　本证见于温病后期，乃阴液亏损，邪伏阴分所致。卫气日行于阳，夜行于阴，入夜后卫气与阴分之伏邪相搏，故夜热；天明后不与阴分之邪相争，故早凉。留伏之余邪未能随卫气外出，故热虽退而身无汗。余邪久留，营阴耗损，精血亏损，失于充养，则形瘦；病不在胃肠，故能食；阴精亏乏，邪留未出，则舌红苔少，脉沉略数。本证以夜热早凉，热退无汗，舌红苔少为辨证要点。

2. 治疗思路

治法：滋阴清热，搜邪透络。

方药：青蒿鳖甲汤（《温病条辨》）。

青蒿二钱，鳖甲五钱，细生地四钱，知母二钱，丹皮三钱。

水五杯，煮取二杯，日再服。

青蒿鳖甲汤载于《温病条辨》下焦篇。吴鞠通说："邪气深伏阴分，混处气血之中，不能纯用养阴，又非壮火，更不得任用苦燥。"本证为阴液亏损，邪留阴分，不能鼓荡余邪外出之证。因为邪气深伏阴分，混于气血之中，故不能纯用养阴；又非壮火，更不能任用苦寒，以鳖甲滋阴入络剔邪，青蒿芳香清透，两药配伍，组成了滋阴透邪的基本用法，正如吴鞠通分注所言："此方有先入后出之妙，青蒿不能直入阴分，有鳖甲领之入也；鳖甲不能独出阳分，有青蒿领之出也。"因为本方证的病机为余邪深伏在血络之中，故用细生地、丹皮凉血散血，配合鳖甲滋阴凉血透络；本方证又阴伤，故用知母苦寒，既能滋阴，又可清热泻火，与青蒿配合则清热透泄。全方滋阴清热泻火，搜剔通络，透邪热从血分阴部外达而出。正如吴鞠通在注中所云："邪气深伏阴分，混处气血之中，不能纯用养阴，又非壮火、更不得任用苦燥。故以鳖甲蠕动之物，入肝经至阴之分，既能养阴，又能入络搜邪；以青蒿芳香透络，从少阳领邪外出；细生地清阴络之热；丹皮泻血中之伏火；知母者，知病之母也，佐鳖甲、青蒿而成搜剔之功焉。"

四、方药运用于杂病的辨治思路

（一）邪留阴分证与杂病相关证候的关系

邪留阴分证与真阴耗竭证、阴虚火炽证均属温热类温病的后期病证，但三者病机不同，证候有异：真阴耗竭证属肾阴亏损，虚热内生，虚多邪少之候，以低热、舌干绛、脉虚细或结代为主症，病情较重；阴虚火炽证乃阴伤而邪火仍盛之证，以身热、心烦不寐、舌红为主症；本证为肾阴亏损，余邪深伏阴分，亦属邪少虚多之候，以夜热早凉、热退无汗为主症。阴分相对于阳分而言，气分相对于血分而言，脏相对于腑而言，邪留阴分病机实质是肝肾阴伤，邪伏于营血分，既有肝肾阴伤，又有余邪深伏在血络之中。因此，如干燥综合征、系统性红斑狼疮、结节性红斑等风湿免疫病等杂病，见阴液亏虚，邪热深伏营血分，符合此病机特点的均可参照本证辨证治疗。

（二）青蒿鳖甲汤运用于杂病的辨治思路

青蒿鳖甲汤在《温病条辨》中有两个同名方，一方出自《温病条辨·中焦篇》湿温第 88 条治疗少阳疟，"脉左弦，暮热早凉，汗解渴饮，少阳疟偏于热重者，青蒿鳖甲汤主之"；一方出自《温病条辨·下焦篇》第 12 条，即邪留阴分的主方，即吴鞠通所谓的"辛凉合甘寒法"。虽然两方在组成上有异，但暮热早凉专症则一，且均有青蒿、鳖甲、知母、丹皮四药。下焦篇青蒿鳖甲汤方证病机如前所述是阴虚邪伏于营血分，因此加细生地与丹皮、知母凉血散血，滋阴清热泻火，青蒿、鳖甲滋阴清热透热，临床以低热、夜热、舌红、脉细数为主症，杂病中长期发热、反复低热呈现阴虚血热特点的病证均可以本方治疗，如系统性红斑狼疮、干燥综合征、类风湿关节炎等风湿免疫疾病。中焦篇青蒿鳖甲汤主治阴虚血热，邪在少阳，肝胆气滞的少阳疟证。在青蒿、鳖甲、知母、丹皮的基础上，加用"桑叶清少阳络中气分"，加用天花粉清热止渴，侧重于清宣气分之热而生津止渴。其中青蒿有很好的抗疟作用，青蒿素即为此提取物，是治疗疟疾的特效药，临床用药以 30~100g 为宜。杂病中也可用于反复、长期发热辨证为阴伤邪伏少阳的类疟证。

（三）病案举例

案一 荨麻疹（张军瑞，姚福东. 青蒿鳖甲汤新用. 湖南中医杂志，2008，24（6）：10）

患者，女，53 岁，主诉身痒 7 年。患者 7 年前出现身痒，先起于足部，后发展至全身，痒时全身出现红色风团，大小不一，形态各异，位置不定，出没迅速，痒退后不留痕迹，此证每年冬天稍轻，夏天尤重。早晨稍轻，午后加重，与饮食、作息无关，但大便干，排便时间较长，近两年来时感潮热。查体未见异常体征，舌红，苔薄白，舌上有裂纹，脉弦细。

处方：青蒿 9g，鳖甲 15g，生地 12g，知母 6g，丹皮 9g，麻黄 3g，白芥子 6g，3 剂，水煎服，日 1 剂。

二诊：患者自诉身痒减轻，继服前方加银柴胡 10g，胡黄连 10g，再 3 剂，水煎服。嘱少食辛辣，以清淡饮食为主，调情志，并冲服蜂蜜。

随访 4 个月不再身痒。

解析 荨麻疹是皮肤、黏膜小血管扩张及渗透性增加而出现的一种局限性水肿反应，临床上表现为大小不等的风团伴瘙痒，约 20% 的患者伴有血管性水肿。慢性荨麻疹是指风团每日发作或间歇发作，持续时间 >6 周的皮肤疾病。西医认为本病病因较为复杂，急性荨麻疹常可找到致病因素，而慢性荨麻疹病因多难以明确，且反复发作，病程迁延。在治疗方面，西医主要以对症治疗为主，疗效不稳定。本病属中医学"瘾疹""风疹块"等范畴，首见于《素问·四时刺逆从论》，指出其病机为"少阴有余"，故可从邪伏少阳来治。

本案为慢性荨麻疹反复发作。其主诉为身痒，其特点为早晨稍轻，午后加重，类似于"夜热早凉"之机理，且与饮食无关。并兼见大便干、潮热、舌红，苔薄白，舌上有裂纹，脉弦细等阴虚之象，故用青蒿鳖甲汤切中病机，则获捷效。

案二 系统性红斑狼疮案（陈银环，钟嘉熙. 运用伏气温病理论辨治杂病经验. 辽宁中医学院学报，2005，7（6）：565-566）

梁某，女，36 岁。初诊日期为 2003 年 8 月 20 日。

主诉：持续低热不退 3 个多月。

患者于 2003 年 5 月 2 日无明显诱因出现发热、口腔溃疡、关节疼痛、浮肿等，在某医院确诊为系统性红斑狼疮，经用泼尼松（每日 50mg）等西药治疗后，关节疼痛减轻，但口腔糜烂及发热不退，遂慕名求诊。诊时症见：发热（T38.6℃），午后加重，持续不退，手足心热，盗汗，疲乏懒言，腰酸，关节痛楚，近 1 个月来脱发逐渐加重，舌红少苔，脉细数。实验室检查：抗核抗体（ANA）1/80，ds-DNA（+），血沉 120mm/h，$C_3$0.38g/L，$C_4$0.08g/L，Hb78g/L，尿蛋白（++++），管型（++），24 小时尿蛋白 5700g/L，A/G 0.7/1。西医诊断为狼疮性肾炎活动期，属中医"伏暑"范畴，邪伏阴分，耗伤气阴型，宜清热解毒、养阴透邪。拟青蒿鳖甲汤加减，药用：青蒿（后下）10g，鳖甲（先煎）30g，黄芩 10g，大青叶 20g，秦艽 12g，白薇 10g，地骨皮 15g，玉米须 30g，蝉蜕 6g，岗梅根 15g，桔梗 10g，甘草 6g，每日 1 剂，连服 2 周。激素（泼尼松）逐量递减，每周减 5mg。

9月5日二诊：发热已退，精神好转，舌尖红、苔薄黄，脉弦细数。上方去青蒿、大青叶、岗梅根、桔梗，加黄芪、鸡血藤各15g，乌梢蛇12g，再服用10剂。

9月16日三诊：又见低热（T37.2℃），但精神好转，胃纳尚可，舌质偏红、苔薄干，脉弦细略数。复查：Hb105g/L，尿蛋白（++）、管型（-），24小时尿蛋白153mg/L，$CH_{50}80kU/L$，$C_3 0.7g/L$，$C_4 0.18g/L$。病情好转，低热又起，为余邪未尽，进补太早之故。遂以益气养阴、解毒透邪为主治疗。处方：青蒿（后下）6g，鳖甲（先煎）30g，水牛角20g，丹皮6g，生地、黄芩各12g，大青叶15g，秦艽、白薇各10g，地骨皮15g，玉米须20g，蝉蜕、甘草各6g，每日1剂。连服3日后体温又降至正常。在此方基础上加减，持续治疗半年，平时注意饮食及休息。2004年3月20日复查实验室指标基本正常，泼尼松已由50mg/d减至10mg/d，诸症消失，精神如常，已经能正常上班。随访至2004年10月未见复发。

解析　系统性红斑狼疮是一种累及全身多系统的自身免疫性炎症性结缔组织病，是具有代表性的慢性自身免疫性疾患，可合并其他自身免疫性疾病。根据其发病、临床表现、传变规律等认为与中医"伏气温病"颇相类似，认为其病因是先有正气不足（如遗传因素、内分泌因素等），邪气内蕴，化热化毒，由里外发；或由外感暑湿、湿热病邪（如病毒感染、日光、饮食不当、进食易致敏物质等）引动而发。其病理变化符合伏气温病乃正虚、邪重、病位深、病程长的病理特点。正如前人柳宝诒总结认为伏气温病："常以少阴为据点，或出之阳，或去肺胃，或陷厥阴，或窜太阴，或结少阴，路径多歧，随处可发。"说明了本病发病的多样性、复杂性。研究认为本病以肾虚为本，邪毒内伏为标。肾虚蕴毒，伏气致病为本病的病理关键。2005年卫生部颁发《中药新药治疗系统性红斑狼疮的临床研究指导原则》，将其分为热毒炽盛证、瘀热痹阻证、风湿热痹阻证、阴虚内热证、脾肾阳虚证、肝肾阴虚证、气血两虚证等7个证型论治。就本案例患者临床证候特点属于阴虚内热证为主，乃久病，湿热蕴伏阴分，阴液亏虚，符合温病邪伏阴分的病机特点，故以青蒿鳖甲汤清热化湿，解毒化瘀，滋阴透热，取得了令人满意的疗效。

第三章 湿热类证治

第一节 湿遏卫气

一、证治概要

湿遏卫气证可见于湿温病初起，内外合邪，卫气同病，湿重热轻之候。证候特点为"头痛恶寒，身重疼痛，舌白不渴，脉弦细而濡，面色淡黄，胸闷不饥，午后身热，状若阴虚，病难速已，名曰湿温。汗之则神昏耳聋，甚则目瞑不欲言，下之则洞泄，润之则病深不解，长夏深秋冬日同法，三仁汤主之"。即临床以恶寒少汗，身热不扬，午后热盛，头痛如裹，身重肢倦，胸闷脘痞，面色淡黄，口不渴，苔白腻，脉濡缓等症状为主，病机以湿遏卫气，湿重热轻为特点。湿遏卫阳，腠理开阖失常，故恶寒少汗，湿邪在表，卫气不得宣泄而发热，因热处湿中，热为湿遏，故身热不扬，湿热交蒸于午后，则午后热甚；湿性重浊，蒙蔽清阳，故头重如裹，客于肌腠则身重肢倦；湿阻中焦，气机升降不畅，故胸闷脘痞；面色淡黄、口不渴、苔白腻、脉濡缓均为湿邪偏盛的征象。临证当芳香化湿，宣通气机，以藿朴夏苓汤合三仁汤为代表方。

二、医案举例

案一　湿温案（叶天士. 临证指南医案. 苏礼整理. 北京：人民卫生出版社，2006）

冯，三一，舌白头涨，身痛肢疼，胸闷不食，尿阻，当开气分除湿。飞滑石，杏仁，白蔻仁，大竹叶，炒半夏，白通草。

案二　湿温邪留案（黄建华，王永炎. 中国现代名中医医案精粹第 4 集. 北京：人民卫生出版社，2010）

张某，女，27 岁。初诊：1980 年 7 月 15 日。主诉及病史：缠绵发热 30 日，中西药屡治罔效。发热无定时，汗出热不退（体温 39℃左右），不恶风，胸脘痞闷，身痛纳呆，口苦，渴喜热饮，小便短赤。诊查：精神倦怠，少气懒言，面色淡黄。舌质红，苔白厚腻，脉象濡数。体温 38.1℃。辨证：外感湿热，湿遏热伏，弥漫三焦，气机不畅（湿热并重）。治法：清热利湿，宣畅气机。处方：三仁汤加减。苡仁 15g，杏仁 10g，白蔻仁 6g，滑石 20g，通草 10g，法半夏 10g，厚朴 10g，栀子 10g，黄芩 6g，连翘 10g，防己 10g，茯苓皮 15g。

二诊：上方药日服 2 剂，共服 10 剂，身痛有所减，但仍汗出热不退，午后热甚（39℃以上）。舌苔渐退，面色变黄，舌质深红。此湿热之邪留恋气分，热重于湿之证。于上方去白蔻仁、法半夏、厚朴、黄芩、栀子，加青蒿 12g，板蓝根 15g，黄连 6g，石膏 30g，穿心莲 15g，重清气分热邪。

三诊：日服上方药 2 剂，共服药 8 剂，体温完全恢复正常，诸症若失。守方略加调整，日服 1 剂，继服 5 剂善后。

解析　三仁汤证为湿重于热，邪阻三焦，三焦气机不畅所致，故案一中见患者出现湿阻三焦之证头涨、胸闷、尿阻、身痛肢疼等。而案二中患者胸脘痞闷、纳呆、小便短赤、身痛亦为湿阻三焦气机之证，不同之处在于案二中热象较为明显，所以患者缠绵发热、口苦、小便赤、舌质红。故均用三仁汤清化湿热，宣畅三焦气机。以杏仁清宣肺气；白蔻仁、法半夏芳香化浊、燥湿理气；通草、滑石淡渗利湿，共奏清化湿热、宣通三焦气机之功。因案二中热象较为明显，故在三仁汤基础上化裁，加用黄芩、连翘、黄连、石膏、穿心莲等加强清热之力。

因湿性黏滞重浊，与邪热相裹结，湿遏热伏，湿郁化热，所以临证时，需视湿热之偏重而化裁选用药物，以开上、畅中、渗下之法，使湿化热清，三焦气机得畅，病势解除。

三、辨治思路

1. 辨证思路　本证为湿温初起，内外合邪，卫气同病，湿重热轻之候，既有湿热外遏肌腠之卫表见症，又有湿郁气分，脾失健运之里证。卫受湿遏，腠理疏泄失常，故恶寒少汗。湿阻清阳，故头重如裹。湿困肌腠，故身重肢倦。热处湿中，为湿所遏，故身虽热而其势不扬，且午后身热较显。湿阻中焦，气机失畅，故胸闷脘痞。面色淡黄，口不渴，苔白腻，脉濡缓等，均为湿邪偏盛之象。本证以发热恶寒，心烦口渴，脘痞，苔腻为辨证要点。

本证见发热恶寒，头痛少汗而口不渴，类似风寒表证，但脉不浮紧而濡缓，项不强痛，且有胸闷脘痞、苔白腻等湿郁见症，据此可作鉴别。本证胸闷脘痞，与食滞相似，但无嗳腐食臭，亦可区别。本证午后热甚，与阴虚潮热类似，但无五心烦热、颧红、盗汗、舌红少苔等见症，不难鉴别。

2. 治疗思路

治法：芳香辛散，宣气化湿。

方药：三仁汤。

杏仁五钱，飞滑石六钱，白通草二钱，白豆蔻二钱，竹叶二钱，厚朴二钱，生苡仁六钱，半夏五钱。

本方用杏仁宣开上焦肺气；白豆蔻、厚朴、半夏入中焦，芳香化浊、燥湿理气；生苡仁、飞滑石、白通草入下焦，利湿泄热；竹叶清宣透热。方中诸药合用，疏通三焦气机。三仁汤重视宣开上焦肺气，对于湿邪的祛除尤为重要，正如吴鞠通云："唯以三仁汤轻开上焦肺气，盖肺主一身之气，气化则湿亦化也。"石蒂南也指出："治法总以轻开上焦肺气为主，肺主一身之气，气化则湿自化，即有兼邪，亦与之俱化。"并且三仁汤用竹叶、飞滑石、白通草透泄湿中之热，故用于湿渐化热，卫表湿郁稍轻者为佳。

湿温初起邪遏卫气证的治疗主以开上、运中、渗下之法，因病邪偏于上中焦，所以用药主以芳香化湿之品以宣化湿邪，常用藿香、佩兰、大豆黄卷、白豆蔻、荷叶等。同时配伍宣展肺气之品，如杏仁、淡豆豉等，以取流气化湿之效。如湿中蕴热者，则伍以竹叶、连翘、黄芩等清轻之品，但一般不过用苦寒之品，以防寒凝碍湿。至于茯苓、滑石、通草、苡仁等淡渗之品，也每配伍使用，既可通过利小便导湿外出，又有助于使邪热从小便外泄。

吴鞠通提出湿温初起有三大禁忌：一则禁汗，若见恶寒头痛，身重疼痛，误认为伤寒而用辛温发汗之药，则会耗伤心阳，湿浊随辛温之品上蒙清窍，可致神昏、耳聋、目闭等症。二则禁下，若见胸闷不饥等湿热阻滞脾胃之证，误以为胃肠积滞而妄用苦寒攻下，则脾阳受损，脾气下陷，湿邪下趋而为洞泄。三则禁润，若见午后身热等而误认为阴虚，妄用滋腻阴柔之药，势必使湿邪锢结难解，病情加重而难以治愈。

四、方药运用于杂病的辨治思路

（一）湿遏卫气证与杂病相关证候的关系

湿遏卫气证是湿热犯于卫气，湿重热轻之证，临床杂病中湿重于热，犯于表里之证也可参考本证论治，如湿热痹阻经络，经络不通则出现身体关节疼痛、沉重，或皮肤瘙痒等证候；湿热困阻上焦，湿热上犯清窍，则可见目糊、目痒流泪、耳鸣、耳聋、口干等，或湿热郁肺，肺为湿困，肺失宣降，而见胸闷、咳喘或咳血、咽痛等；湿热困阻中焦，中焦脾胃升降失司而出现脘痞、腹胀、纳差、黄疸、大便溏等；湿热流注于下焦，下焦气机不利，则可到小便不利甚至不通，大便不通等。所以临床上眼科的结膜炎、角膜炎、虹膜睫状体炎、慢性结膜炎等，皮肤科的带状疱疹、汗疱疹等病证符合湿热阻滞病机，以及内科杂病的一些疑难杂病，如慢性阻塞性肺疾病、慢性胃炎、慢性肝炎、慢性肾炎、腹泻、痢疾、便秘等以湿热困阻，气机不畅为主要病机的疾病，均可参考本证治疗。

（二）三仁汤运用于杂病的辨治思路

三仁汤出自《温病条辨·上焦篇》第 43 条，组成为杏仁、飞滑石、白通草、白豆蔻、竹叶、厚朴、生苡仁、半夏。其原文为："头痛恶寒，身重疼痛，舌白不渴，脉弦细而濡，面色淡黄，胸闷不饥，午后身热，状若阴虚，病难速已，名曰湿温……三仁汤主之。"三仁汤是吴鞠通根据《临证指南医案》湿门有关医案整理而成，它的组方特点是宣气化湿法，方用三仁为君，其中杏仁苦辛，善入肺经，宣通上焦肺气，使气化则湿化；白豆蔻芳香苦辛，行气化湿，宣畅中焦；生苡仁甘淡，渗湿健脾，疏导下焦，使湿热从小便去，尚能疏通郁阻肌肉、经络之湿而缓解肢体困重酸楚之症。飞滑石既能通下窍配合生苡仁利小便，又能开毛窍配合杏仁散在表之湿郁，如李时珍所言"滑石利窍，不独小便也，上开腠理而发表"；半夏、厚朴辛开行气，化湿散满，助白豆蔻以畅中和胃；白通草利小便而祛湿；竹叶轻清，既入上焦清热除烦，也可通利小便，合生苡仁以引湿热下行。诸药合用，宣上、畅中、渗下，气机调畅，使湿热从三焦分消，诸症自解。所以不仅是湿温的湿遏卫气之证，对杂病中的湿热郁阻三焦可见目痒流泪、关节疼痛、皮肤疱疹、咳喘、脘痞腹胀、胁痛、水肿等病证，同样具有临床指导意义。

（三）医案举例

案一　便秘湿热壅滞案（王成川，刘强，彭其凤，等. 贺平教授基于三焦辨证运用三仁汤论治湿热壅滞型便秘经验浅析. 四川中医，2018，36（6）：7-9）

刘某，女，78 岁，2016 年 7 月初诊。患者因"反复便秘 20 余年，加重 2 年"于门诊就诊，患者自诉久居川渝两地，嗜食辛辣。20 余年前患者因进食辛辣后出现下腹部疼痛不适，伴排黏腻大便1 日 2~3 次，伴排便不尽感，无黏液，无便血等不适，经过多地反复治疗后（具体治疗不详），患者每因进食辛辣后出现大便难解，伴下腹部隐痛，大便 3~5 日 1 次，前干后黏腻，伴排便不尽感，患病以来患者间断使用泻下剂辅助排便，近 2 年来患者排便困难加重，不服用泻下剂无法排便，故于贺平教授门诊就诊，患者就诊时已 4 日未行排便，少神，纳眠差，舌质淡，苔厚腻，脉细滑，行专科查体：下腹部膨隆，有轻压痛，无反跳痛，肛门镜检查可见 3、7 点位混合痔，直肠前突，直肠黏膜脱垂，伴干燥大便堆积直肠中、下段。门诊安排行清洁灌肠，并行肠镜检查示结肠黑变，未查见肠道新生物、溃疡及狭窄肠腔。既往史：患者冠心病及冠脉支架植入术后 15 年。病因病机分析：患者嗜食辛辣厚腻之品，因过食辛辣后，胃肠湿热壅盛，热重于湿，里急后重，以致腹痛难忍，泻下黏腻大便，患者病情经久不愈，湿热熏蒸肠道，燥屎亦结，下不通，上亦不能食也，久而以致中焦脾胃之气机不畅，更加重病情发展，以致今日脾胃气机不枢，湿热蕴结下焦。且病情日久，脾胃气机不畅，以致脾胃运化失施，脾虚湿蕴，以致后期湿重于热。治法：患者因长期便秘或排便不尽以致粪便堆积直肠中下段，至直肠扩张前突，选择手术治疗可缓解出口梗阻等症状，但患者高龄，且有冠心病病史，手术麻醉风险大，故选择中药以清热化湿，行气导滞为治法总则。方药：杏仁 10g，白蔻仁 30g，薏苡仁 30g，白术 15g，滑石粉（包）30g，厚朴 20g，枳实 15g，苍术 15g，茯苓 15g，半夏 12g，泽泻 12g，陈皮 12g，水煎服，1 日 1 剂，1 日 3 次饭后温服。其后患者长期门诊随访，据辨证调整用药，目前规律排便每 1~2 日 1 次，舌质淡，厚腻苔较前明显好转，患者因常年便秘后，现恐食辛辣，贺平教授嘱其正常食辣反有助排便。

解析 便秘的主要病因有内伤饮食、情志失调、年老体弱、病后体虚、感受外邪等，病位在大肠，与肺、脾、胃、肝、肾脏腑功能失调有关，由于热结、湿热熏蒸、气滞、寒凝、气血阴阳虚衰等导致邪滞大肠，腑气闭塞不通或肠失温润，推动无力，大肠传导功能失常。此患者反复便秘 20 余年，每因进食辛辣后出现下腹部疼痛不适，大便难解，就诊时已 4 日未行排便，少神，纳眠差，舌质淡，苔厚腻，脉细滑，此乃患者嗜食辛辣厚腻之品，导致脾胃运化失施，脾虚湿蕴，后湿热熏蒸肠道，肠腑气机不通，大便难解，故治疗以祛湿清热，行气导滞为治疗法则，以三仁汤为基本方加减治疗，其后随访，排便每 1~2 日 1 次。

案二 痤疮湿热蕴结案（蔺耐荣，武永利，魏文元. 武永利教授运用三仁汤加减治疗痤疮临证经验. 现代中医药，2018，38（3）：7-8）

邓某，女，24 岁，2016 年 9 月 30 日初诊。主诉：面部痤疮 10 余年。临床表现：面部可见大小不等的红色皮疹，伴有瘙痒，时有脓疱，以脸颊及额部为重，伴头油，便秘，口臭，溲黄；舌、脉：舌红，苔腻，脉弦滑。中医诊断：粉刺（湿热蕴结），西医诊断：痤疮。治以清热利湿，方选三仁汤加味。炒薏苡仁 30g，炒冬瓜子 15g，炒杏仁 15g，砂仁 10g，厚朴 15g，法半夏 15g，淡竹叶 15g，滑石粉（包）15g，炙甘草 8g，炒泽泻 10g，萆薢 15g，火麻仁 15g，槟榔 15g，酒大黄（后下）3g，炒麦芽 30g，炒谷芽 30g。6 剂，每日 1 剂，水煎服，饭后 2 小时早晚分服，嘱患者饮食宜清淡，规律作息。

1 周后复诊：患者脸颊部皮疹略有减少，脓疱略缩小，服药期间饮食可，大便量增加，小便正常，但患者自诉最近痰多，武永利认为这是一种疾病转好的迹象，体内湿气从痰而出，处方：原方自拟三仁汤基础上加竹茹 15g，瓜蒌 15g，使体内湿气由痰而去。

三诊：患者皮疹明显减少，已无脓疱，嘱按自拟三仁汤继服。

至 12 月 15 日，患者皮疹已痊愈。

解析 痤疮是一种常见的青春期皮肤病，中医称为"粉刺"。本病以粉刺、丘疹、脓疱、结节等多形性皮损为特点。发病部位以面部及上胸背部尤其以面部为多，病情易反复，多数迁延不愈。本病病位在面部，脏腑涉及肺、胃、肝、脾，多由于肺胃蕴热，脾胃湿热，肾阴不足，肝失疏泄，血瘀痰结等，导致气血运行受阻和经络失于畅通，阻于局部，形成结节、囊肿、瘢痕，累累相连。

患者面部可见大小不等的红色皮疹，伴有瘙痒，时有脓疱，以脸颊及额部为重，伴头油，便秘，口臭，溲黄，舌红，苔腻，脉弦滑。辨证因患者体内湿热蕴结，湿热郁阻于皮肤，湿热熏蒸于面部，出现面部痤疮，故予以祛湿清热，宣通气机为治疗大法，以自拟三仁汤加减。用炒杏仁以宣上焦气机，炒薏苡仁渗湿健脾，宣畅中焦，炒冬瓜子甘寒淡渗、清利下焦，三焦并调。砂仁、厚朴、法半夏用以助炒薏苡仁和中焦脾胃，炒泽泻、萆薢、火麻仁、槟榔，使湿热从"后路、前路"，即大小二便排出体外，加酒大黄泻热通便，使堆积在体内的宿便也排出体外。

第二节 邪 阻 膜 原

一、证治概要

本证为湿温初起另一初发之证，多见于湿热性质的疫病初起，由湿热秽浊郁伏膜原，阻遏气机所致。膜原者，外通肌肉，内近胃腑，为三焦之门户，一身之半表半里。湿热病邪从口鼻而入，直趋中道，膜原为必经之路，故可郁伏膜原。如吴又可《温疫论》所言："温疫初起，先憎寒而后发热，日后但热而无憎寒也，初得之二三日，其脉不浮不沉而数，昼夜发热，日晡益甚，头疼身痛。其时邪在夹脊之前，胃肠之后，此邪热浮越于经……汗之徒伤表气，热亦不减，又不可下，此邪不在里，下之徒伤胃气，其竭越甚，宜达原饮。"临床可见寒热往来，寒甚热微，身痛有汗，手足沉重，呕逆胀满，舌苔白厚腻浊或如积粉，脉缓等证候。以湿热秽浊郁伏膜原，阻遏气机为特点，临证当以疏利透达膜原湿浊为法。

二、医案举例

案一　疟案（叶天士. 临证指南医案. 苏礼整理. 北京：人民卫生出版社，2006）

胡，间日疟，痰多脘闷；汗多心热，伏暑内炽，忌与风寒表药。滑石、黄芩、浓朴、杏仁、通草、白蔻、半夏、瓜蒌皮、知母。

又黄芩、草果、知母、半夏、生白芍、乌梅。

案二　新型冠状病毒感染案（丁瑞丛，龙清华，王平，等. 运用达原饮治疗新型冠状病毒肺炎的体会. 中医杂志，2020，61（17）：1481-1484，1511）

患者，女，78 岁，家住武汉市武昌区，2020 年 2 月 3 日上午初诊，以"低热反复 10 日伴咳嗽 5 日"为主诉。患者 1 月 17 日外出买菜，1 月 21 日晚外出吃饭，1 月 25 日开始出现发热，稍恶寒，伴咳嗽、咽干、咽痒，体温 37.5℃左右，2 月 2 日起体温 38.5℃左右，血氧饱和度 87%，发热上午轻，下午重；其间自行服用阿比多尔片（每次 0.2g，每日 3 次）、盐酸莫西沙星片（每次 0.4g，每日 1 次），用家用吸氧装置自行吸氧，效果不佳。刻下：体温 38.6℃，精神差，但欲寐，咽干痛，咳嗽、气喘、动则为甚，不欲饮食，大便每日 1 次，便质稍溏，小便短少，色淡黄，舌红，苔黄厚腻，脉濡。辅助检查：白细胞计数 $5.52×10^9$/L，淋巴细胞绝对值 $1.04×10^9$/L，淋巴细胞百分比 18.84%；超敏 C 反应蛋白 45.4mg/L；新冠病毒核酸检测：阳性；胸部 CT（2020 年 2 月 2 日）：双肺大面积感染。中医诊断：湿温；中医辨证：脾胃湿热证（湿热俱重）；西医诊断：新型冠状病毒感染。予达原饮合麻黄连翘赤小豆汤加减以清热祛湿泄浊。处方：麻黄 6g，连翘 20g，银花 30g，草果 10g，槟榔 20g，厚朴 20g，藿香 15g，佩兰 10g，知母 10g，桑白皮 15g，葶苈子 30g，牛蒡子 10g，黄芩 10g，黄连 6g，贯众 15g，白芍 20g，赤小豆（碎）30g，滑石（包）30g。2 剂，水煎服，每日 1 剂，早、中、晚分服。同时停用阿比多尔片等其他药物。

2020 年 2 月 5 日二诊：诉 2 月 3 日中午服药 1 次，18:00 体温 37.4℃，自觉较前舒适、有力，2 月 4 日晨起可下床行走，食纳转佳，18:00 体温 36.8℃。目前精神可，咳嗽、喘息明显减轻，已无明显咽干痛及但欲寐情况，饮食较前改善，大便仍稀；舌淡红、苔白厚、表面稍黄。予藿朴夏苓汤加减温中祛湿，兼以清热。处方：藿香 15g，厚朴 20g，草果 6g，槟榔 20g，法半夏 15g，苦杏仁 10g，淡豆豉 6g，连翘 15g，豆蔻 15g，薏苡仁 45g，猪苓 20g，泽泻 20g。2 剂，煎服法同前。

2020 年 2 月 7 日三诊：2 剂药服完，精神佳，咳嗽、气喘及咽干痛症状已无，纳食可，二便调；

舌苔较前变薄，予停药观察。

解析 达原饮证为湿热郁伏于半表半里之膜原所致，以寒热交替为特征性表现，并见湿热内伏之证。案一为寒热往来的间日疟，且患者痰多脘闷、汗多心热；案二为新型冠状病毒感染案，患者除有咳嗽，气喘、动则为甚等新型冠状病毒感染典型临床表现外，还有发热恶寒，不欲饮食，大便每日1次，便质稍溏，小便短少，色淡黄；舌红，苔黄厚腻等湿热困阻等症状。两案均有湿热郁伏半表半里之证，故均选用和解半表半里湿热之达原饮，取槟榔、草果、厚朴等辛温燥湿、疏利气机；黄芩、知母苦寒清热；白芍酸甘养阴缓急。因案二中患者还有湿热困阻上焦，肺气不宣之表现，故予达原饮合麻黄连翘赤小豆汤加减以清热祛湿，宣肺泄浊。

湿热郁伏于半表半里之膜原，"此邪热浮越于经，不可以为伤寒表证，辄用麻黄桂枝之类强发其汗，此邪不在经，汗之徒伤表气，热亦不减。又不可下，此邪不在里，下之徒伤胃气，其渴愈甚，宜达原饮"。邪伏膜原半表半里之病位"膜原"，薛生白谓"外通肌肉，内近胃腑，即三焦之门户，实一身之半表半里也"。其发热类似少阳，但表现又有不同，其表以手足疼痛有汗为特点，其里以腹胀脘痞胃肠证突出，故薛生白谓其为"阳明之半表半里"。因湿热秽浊郁伏，气机郁闭，需辛开温通峻猛之药以拔除病因，方中槟榔、厚朴、草果乃拔病之药，开郁燥湿，行气破结，加黄芩、知母苦寒清热，再加调和之药，共奏燥湿清热、疏利透达盘踞于半表半里湿热秽浊之邪。

三、辨治思路

1. 辨证思路 本证为湿热秽浊郁伏膜原，阻遏气机所致。湿热病邪阻遏膜原，表里气机不畅，故见寒热往来；湿浊偏盛，阳气被郁，故见恶寒较甚，而发热较微，至阳气渐积，郁极而通，则恶寒消失，而见发热汗出。湿浊之邪，外渍肌肉，故见身痛，手足沉重；内阻脾胃，气机不畅，则见呕逆胀满；舌苔白厚腻浊如积粉，脉缓，均为湿浊偏盛的征象。以寒热往来，寒甚热微，舌苔白厚浊腻为辨证要点。

寒热往来是确立本证居半表半里病变层次的特殊表现；寒甚热微，舌苔白厚腻，脉缓是确定本证属于湿重于热的主要凭证；舌苔白厚腻浊如积粉，是邪伏膜原的特征性表现。本证寒热往来似疟，但发作没有定时，故可与疟疾鉴别；本证寒热往来类似伏暑邪郁少阳，但伏暑邪郁少阳之寒热往来，多热甚寒微，且舌质红，苔黄，脉弦数有力等，故可区别。

2. 治疗思路

治法：疏利透达膜原湿浊。

方药：达原饮或雷氏宣透膜原法。

（1）**达原饮**（《温疫论》）：槟榔二钱，厚朴一钱，草果仁五分，知母一钱，芍药一钱，黄芩一钱，甘草五分。

本证湿浊郁闭较甚，非一般化湿之剂所能为功，须投以疏利透达之法，正如《温疫论》中所云："温疫初起，先憎寒而后发热，日后但热而无憎寒也，初得之二三日，其脉不浮不沉而数，昼夜发热，日晡益甚，头疼身痛。其时邪在夹脊之前，肠胃之后，此邪热浮越于经，不可以为伤寒表证，辄用麻黄桂枝之类强发其汗，此邪不在经，汗之徒伤表气，热亦不减，又不可下，此邪不在里，下之徒伤胃气，其渴愈甚，宜达原饮。"以达原饮开达湿浊之邪，方中用厚朴、槟榔、草果仁芳香辟邪，苦温燥湿，辛开行气，直达膜原，开泄透达盘踞之湿浊；配知母滋阴清热，芍药敛阴和血，黄芩清湿中之热，甘草和中。全方共奏疏利透达膜原湿浊之功。

（2）**雷氏宣透膜原法**（《时病论》）：厚朴（姜制）一钱，槟榔一钱五分，草果仁（煨）八分，黄芩一钱，粉甘草五分，藿香叶一钱，半夏（姜制）一钱五分。

加生姜三片为引，水煎服。

本方为达原饮去芍药、知母之酸敛滋润，加化湿泄浊之半夏、藿香叶。方中厚朴、槟榔、草果仁辛温燥烈，直达膜原，开泄透达膜原湿浊；辅以藿香叶、半夏芳香理气，化湿除秽；佐黄芩清湿中蕴热；粉甘草和中。另以生姜为引，和胃降逆，宣通气机，以利湿浊透化。

本证常见于湿热疫初起，秽浊较重，须投以苦辛通燥，疏利透达之剂，以开达膜原湿浊。两方均为邪阻膜原证的代表方，但达原饮方中有知母、黄芩，清热滋阴之力稍盛，适用于湿温邪阻膜原，营阴不足，见苔白腻如积粉而舌质绛者；雷氏宣透膜原法方中用藿香叶、半夏，燥湿化浊之力更强，适用于湿浊阻滞膜原气分，苔厚腻如积粉而舌红者。两方药力均较峻猛，且药性偏于温燥，临床运用时必须辨证准确，并应注意中病即止。一旦湿开热透，即应转手清化，切勿过剂使用，否则反助热势，劫伤阴液，以致痉厥之变。对于阳虚体寒者，加蔻仁、干姜以破阴化湿。

四、方药运用于杂病的辨治思路

（一）邪阻膜原证与杂病相关证候的关系

邪阻膜原证是湿热郁伏于半表半里之膜原证，内伤杂病中某些湿热证符合本证特点的可参考本证论治，如由于湿热交蒸出现的持续性高热、傍晚后发热、低热、间断发热等湿热性的各种类型发热；又因膜原内近胃腑，进而湿热可阻滞三焦气机，而致上焦湿热证，出现胸闷、胸满胸痛；中焦湿热证，出现脘痞，腹胀呕吐；下焦湿热证，出现便滞不畅等，属湿热秽浊毒蕴内蕴三焦等病证，或湿热流注于关节，而出现指节红肿，灼热疼痛，反复发作等症状。所以临床上结核性胸膜炎、急性支气管肺炎、病毒性肺炎、胃肠功能失调、急性肾盂肾炎、霉菌性肠炎、便秘、慢性结肠炎、失眠、急性类风湿关节炎等疾病可参考本证辨证论治。

本证以寒热往来，寒甚热微，舌苔白厚浊腻为辨证要点。但邪阻膜原证的特殊舌象对临床诊治意义更为重要，也是临床辨证的关键。如吴又可《温疫论》中明确指出："温疫舌上白苔者，邪在膜原也。"清代医家章虚谷《医门棒喝》云："若感浊邪，如温疫及湿温之重者，则必脘痞、恶食、舌苔厚腻，以其近于胃口，故昔人谓邪客膜原也。"清代医家柳宝诒《温热逢源》记载："邪涉于胃，则舌上生苔，又可所论邪由募原而发，故始则苔如积粉。"

（二）达原饮运用于杂病的辨治思路

达原饮的组方特点是燥湿清热，开达膜原。吴又可在《温疫论》中指出："槟榔能消能磨，除伏邪，为疏利之药，又除岭南瘴气；厚朴破戾气所结；草果辛烈气雄，除伏邪盘踞；三味协力，直达其巢穴，使邪气溃败，速离膜原，是以为达原也。热伤津液，加知母以滋阴；热伤营气，加白芍以和血；黄芩清燥热之余；甘草为和中之用；以后四味，不过调和之剂，如渴与饮，非拔病之药也。"达原饮七味药中，槟榔、厚朴和草果仁为君药，其余药物为佐使药，草果仁辛热，能散寒燥湿，温脾截疟；厚朴苦辛温，行气化湿，温中止痛；槟榔苦辛温，能下气通便、利水消肿、消积杀虫。其共性温热，以化湿邪。辛能开能行，以宣湿；苦能降以利湿，且能燥湿，辛开苦降以舒畅气机，故使秽湿气得以消散，湿消热自除矣。所以达原饮可用于治疗各种疾病中的湿热型发热，也可用于治疗湿热蕴伏于少阳之内伤杂病。

（三）医案举例

案一　结核性胸膜炎湿热郁阻于少阳案（朱进忠. 中医临证经验与方法. 太原：山西科学技术出版社，2018）

于某，男，21岁，持续高热、胸痛40余日。医始终未确诊，与抗生素等治疗20多日，体温一直持续在39℃左右。又于某院住院检查治疗，发现大量胸腔积液，诊为结核性胸膜炎。继续应用西药，并配合中药大剂清热解毒之药治之，20多日后，体温仍然不见下降。细审其症，除胸痛胸满、咳嗽气短之外，并见寒热往来，头身疼痛，口苦咽干，恶心欲吐，脘腹胀满而痛，按之更甚，大便不畅，小便微黄，舌苔黄白，脉弦紧而数。综合脉症，乃太阳、少阳、阳明俱见之证。急予达原饮加减，外散风寒，中调肝胆，里攻实滞。处方：厚朴10g，草果10g，槟榔10g，黄芩10g，知母10g，石菖蒲10g，柴胡10g，桂枝10g，白芷10g，大黄3g。服药4剂，头痛身痛、寒热往来、胸满胸痛、脘腹胀痛等症俱减，体温降至37.8℃。

解析　胸膜炎是以胸胁刺痛，干咳，胸膜摩擦音等为主要表现的疾病。本病属中医"咳嗽""悬饮""胁痛"范畴。由于外感时邪，内伤脾肺等因素，均可致三焦不利，气道闭塞，津液凝聚，水液代谢失常，导致饮停于胸胁。因足厥阴肝经布于胸胁，湿热郁阻于少阳，少阳气机不利，水液代谢障碍，亦可导致饮停于胸胁，而出现本病。本案例中主诉为持续高热、胸痛40余日，西医诊为结核性胸膜炎，但应用西药，并配合中药清热解毒治疗，效果不显。详辨其证，患者除高热、胸痛外，症见寒热往来，且头身疼痛，脘腹胀满，恶心欲吐，舌苔黄白，为湿热郁阻，气机不畅所致，可选用达原饮加减化裁，以槟榔、厚朴、草果苦辛温之品燥湿破结，黄芩、知母苦寒泻火，清热燥湿，另以柴胡疏利少阳气机，桂枝疏利太阳气机，白芷、大黄等疏利阳明气机，驱逐病邪。故服达原饮加减方后，患者症状大减，病情向愈。

案二　内伤发热邪阻膜原案（张文选. 温病方证与杂病辨治. 北京：中国医药科技出版社，2017）

胡某，女，62岁，2004年12月31日初诊。患者从2004年9月开始周身不适，随后发热，体温38~39.5℃，已历时近4个月。在当地某医院检查，怀疑肾上腺占位病变，因此，从江苏某县专程来北京诊治，在某大医院住院治疗20多日，做CT等各种检查，排除肾上腺肿瘤，但发热原因不明，未明确诊断。因住院费昂贵，故出院找中医试治。发热特点为每日下午3点左右开始发冷，然后发热，次日黎明热退身凉，发热时腹胀满，口干不欲饮水，大便3~4日一次，状如羊屎，干燥。舌红赤，苔黄白相间、满布舌面、特别厚腻，脉沉细滑数，似弦非弦。处方：厚朴14g，槟榔10g，草果3g，柴胡20g，清半夏12g，黄芩10g，生大黄1g，杏仁10g，藿香6g，白蔻仁10g，滑石12g，通草6g。1剂。

2005年1月1日复诊：服药1剂，昨日至今未发热，腹胀减，大便仍不通，有汗，不思饮食，每日只能进粥半碗。脉舌同前。守法增生大黄量为10g，加葛根10g，羌活3g，即合入三消饮。5剂。

2005年1月6日三诊：服药3剂，未发热，大便通畅，患者已于1月5日返回江苏老家准备过春节，其儿子仍在北京打工，来诊代诉：回家后继续服药2剂，体温正常，胃口已开，唯腹时胀。遂于二诊方减生大黄、通草，继续服药12剂，腹胀消失，体温正常，病告痊愈。

解析　内伤发热是指以内伤为病因，气血阴阳亏虚，脏腑功能失调所导致的发热，可见于多种疾病，临床比较多见。一般起病较缓，病程较长。临床上多表现为低热，但有时可以是高热。是由于脏腑功能失调、气血水湿郁遏或气血阴阳亏虚等因素，导致以发热为主要临床表现的病证。本病案中患者长期发热不退，经西医检查未能明确发病原因，治疗效果不显，乃寻求中医辨治，根据患者发热特点为每日下午3点左右开始发冷，然后发热，次日黎明热退身凉，发热时腹胀满，口干不欲饮水，舌红赤，苔黄白相间、满布舌面、特别厚腻，辨证为湿热郁蒸于半表半里，主要症状特点是舌苔特别厚腻，符合邪阻膜原证，以达原饮为主方加减治疗，因患者每日下午3点寒热往来，以小柴胡汤中核心药物柴胡、清半夏、黄芩合达原饮，和解表里，开达膜原，又患者发热时腹胀满，大便 3~4 日一次，状如羊屎，干燥，但舌红赤，苔黄白相间、满布舌面、特别厚腻，此为湿热郁阻，三焦气机不畅，加三仁汤之杏仁、藿香、白蔻仁、滑石、通草，燥湿清热，宣通三焦气机，以生大黄泻热通便。二诊后未发热，但大便仍未通畅，增大黄量为 10g，加葛根 10g，羌活 3g，即在一诊方基础上合入三消饮，三诊时大便通畅，后继续以达原饮等为基础加减治疗，病告痊愈。

第三节　湿阻中焦

一、证治概要

本证为湿热病邪直犯中焦，或为膜原湿浊传归于脾胃，由于湿浊偏盛，困阻中焦，脾胃升降失常所致。吴鞠通《温病条辨》所言："三焦湿郁，升降失司，脘连腹胀，大便不爽，一加减正气散主之。"临床可见身热不扬，脘痞腹胀，恶心呕吐，口不渴或渴而不欲饮或渴喜热饮，大便溏泄，小便浑浊，苔白腻，脉濡缓等症状，病机以湿浊偏盛，困阻中焦，脾胃升降失职为特点，临证当治以芳香化浊，燥湿运脾之法。

二、医案举例

案一　霉湿案（雷丰. 时病论. 北京：人民卫生出版社，2012）

东乡刘某，来舍就医，面目浮肿，肌肤隐黄，胸痞脘闷，时欲寒热，舌苔黄腻，脉来濡缓而滞。丰曰：此感时令之湿热也，必因连日务农，值此入霉之候，乍雨乍晴之天，湿热之邪，固所不免。病者曰然。丰用芳香化浊法，加白芷、茵陈、黄芩、神曲治之，服五帖，遂向愈矣。

案二　湿温湿阻中焦案（彭建中，杨连柱. 赵绍琴临证验案精选. 北京：学苑出版社，2013）

王某，男，15岁。其母代诉：患者 4 月 5 日开始发热，头晕，恶心呕吐，胸中满闷不适，4 月 8 日经本街某医诊为春温，即服清解方剂，药如银花、连翘、桑叶、菊花、元参、沙参、芦根、石膏，2 剂后病势加重，胸闷如痞，夜不能寐，饮食不进，且已卧床不起，小便黄少，大便略稀。4 月 11 日又请某医往诊，谓为温病日久深重，方用元参、知母、石膏、生地等，并加服安宫牛黄丸。药后上症加重，身热不退，体温 39℃，神志不清，面色苍白，7、8 日未能进食，胸中异常满闷，大便稀溏，两脉沉濡略数，舌白腻而滑，舌质边尖红绛。其证为湿困中焦，脾胃气机郁闭，三焦气机不行。治法全在湿阻气闭，治以雷氏芳香化浊法苦辛温燥，辛开苦降，燥湿行滞，宣畅中焦，佐以栀子豉汤宣郁热而展气机，畅三焦而泄火。药用藿香 5g，佩兰 5g，郁金 6g，石菖蒲 10g，厚朴 5g，蔻仁 4g，杏仁 10g，半夏 10g，陈皮 5g，干姜 2g，栀子 3g，豆豉 12g。

解析　雷氏芳香化浊法方证为湿浊偏盛，困阻中焦而致，如雷少逸在《时病论》中指出："霉湿之为病，在乎五月也。芒种之后，逢丙入霉，霉与梅通，其时梅熟黄落，乍雨乍晴，天之日下逼，地之湿上蒸，万物感其气则霉，人感其气则病。以其气从口鼻而入，即犯上中二焦，以致胸痞腹闷，身热有汗，时欲恶心，右脉极钝之象，舌苔白滑。以上皆霉湿之浊气，壅遏上焦气分之证，非香燥之剂，不能破也。拟以芳香化浊法，俾其气开畅，则上中之邪，不散而自解也。"案一中患者面目浮肿、胸痞脘闷，苔腻脉濡，为湿重于热，阻滞上中焦气机所致。案二中患者本为湿热证，但过用寒凉清热滋阴之剂后，湿困清阳更甚，病势加重，故患者胸闷如痞，饮食不进，乃湿邪困遏，阳气郁阻所致，以致将成昏厥之变。因两案中，均为湿邪偏重，困阻中上焦气机，故均用雷氏芳香化浊法辨证治疗。以藿香、佩兰芳香化湿，陈皮、半夏燥湿健脾，大腹皮、厚朴宽中理气，再加荷叶芳香醒脾。但案二中患者由于过用寒凉，使湿浊郁闭，热邪郁伏，恐有昏厥之变，故加用栀子、豆豉清热泻火，石菖蒲、郁金清热祛湿，化痰开窍，以防昏厥之变。

三、辨治思路

1. 辨证思路　本证为湿浊偏盛，郁遏中焦气分，脾胃升降失调所致，病变以太阴脾为主。本证身热不扬为湿中蕴热，热为湿遏，故热势虽高而热象不显；湿困脾胃，气机失于展化，则见脘痞腹胀；脾胃升降失常，清阳不升，津液失于上布，则见口不渴，或渴而不欲饮，渴喜热饮；湿浊趋下，脾气升运受阻，则大便溏泄；胃气失于和降，浊气上逆而见恶心呕吐；苔白腻，脉濡缓，为湿邪偏重征象。以身热不扬，脘痞腹胀，大便溏泄，小便浑浊，苔白腻，脉濡缓为辨证要点。

2. 治疗思路

治法：芳香化浊，燥湿运脾。

方药：雷氏芳香化浊法（《时病论》）。

藿香叶一钱，佩兰叶一钱，广陈皮一钱五分，制半夏一钱五分，大腹皮（酒洗）一钱，厚朴（姜汁炒）八分，加鲜荷叶三钱为引。

吴鞠通称"本证以中焦为扼要"。虽以湿阻中焦，气机不畅为主，但祛湿之法兼顾三焦。如雷少逸所说："治五月霉湿，并治秽浊之气……此法因秽浊霉湿而立也。君藿、兰之芳香，以化其浊；臣陈、夏之温燥，以化其湿；佐腹皮宽其胸腹，厚朴畅其脾胃，上中气机，一得宽畅，则湿浊不克凝留；使荷叶之升清，清升则浊自降。"方中藿香叶、佩兰叶芳香化浊；广陈皮、制半夏、厚朴、大腹皮燥湿理气和中；鲜荷叶透热升清化浊，泄湿中之热。全方具有芳香化浊、燥湿理气的功效。

本证因湿浊偏盛，湿中蕴热，治疗当泄湿透热，先开其湿，而后清热。不可见热清热，早投寒凉而致闭郁湿浊，阻滞气机；亦不可早投益气健脾之品，恐其恋邪不解。如湿邪已有化热之象，见口渴、小便黄赤、苔微黄腻者可加入竹叶、栀子、黄芩、滑石、生甘草以增泄热之力；如胸闷脘痞较甚者，可加枳壳、郁金、苏梗等理气之品。

四、方药运用于杂病的辨治思路

（一）湿阻中焦证与杂病相关证候的关系

邪困中焦证是湿热证，湿重于热之证，水湿之代谢有赖于三焦的气机通畅，因湿阻气滞，则三焦之气机不畅，故本证虽是邪困中焦，但病证是以中焦为主，而有兼犯上、下焦之证候，符合湿重于热，阻滞上、中、下三焦气机的病证可参考本法指导治疗。如湿邪阻滞上焦气机，则临床可见头痛、胸闷、咳嗽、口渴等；湿邪阻滞中焦，则可见脘痞腹胀、不思饮食，或食欲减退、口淡无味、舌苔白厚腻；湿邪阻滞下焦气机，则可出现大便不爽，或便泄，小便不利等症状；所以临床上如慢性胃炎、糖尿病、急慢性肠炎、肠易激综合征、痢疾等现代疾病符合湿阻中焦病机特点的也可以参考本证辨治。

（二）雷氏芳香化浊法运用于杂病的辨治思路

雷氏芳香化浊法是芳香宣化，燥湿运脾之剂，湿浊偏盛，当以温运化湿为主，不可早投寒凉。故以藿香叶、佩兰叶芳香化湿；广陈皮、制半夏、厚朴、大腹皮理气燥湿，散满除胀，降逆止呕；鲜荷叶升脾中清气，且又透泄郁热，升清则浊自降。此方为雷氏治芒种后霉湿之证，湿浊之邪壅遏上焦气分，非香燥之剂不能除，本方燥湿化浊，升运脾气，使气机得通而湿浊得去。虽说雷氏芳香化浊法为雷氏为湿阻上焦气分而设，但方中所用药物可祛三焦之湿。方中藿香叶、佩兰叶具芳香之性，可芳化上焦之湿，或宣透表湿，可用于治疗湿阻上焦之证，或湿浊弥漫体表，走窜经络之证，对杂病中胸闷、头痛、身体困重等症状具有指导意义；广陈皮、制半夏、厚朴、大腹皮燥湿理气，降逆除满，可温运中焦，化湿理气，治疗中焦之湿浊偏盛所致之脘痞腹胀、纳差、口渴；鲜荷叶升脾中清气，升清则浊自降，可利于下焦之湿浊祛除，治疗大便不爽、小便不利等症状。

（三）医案举例

案一　头痛湿阻清窍案（杜勉之. 雷氏芳香化浊法的临床辨证鉴别运用. 中医杂志，1982（7）：53，26）

刘某，男，54岁，干部，1976年6月30日初诊。头痛逐渐加剧，呻吟不已，伴微恶寒发热，口不作渴，脘闷腹胀，食欲不振，尿清便溏等。始投川芎茶调散，继以他药皆罔效。后细察，面色淡黄而垢，神倦嗜睡，苔白腻，脉弦数。证属湿浊头痛，予芳香化浊法治之。

处方：藿香、佩兰、大腹皮、羌活、川芎、厚朴各6g，陈皮、半夏、茯苓、白芷、蔓荆子各10g。3剂后，头痛大减，连服5剂，头痛若失，半年随访未复发。

本案主诉为头痛，凡痛者，不荣则痛，不通则痛。但投川芎茶调散及他药无效，细辨其证，患者脘闷腹胀，食欲不振，尿清便溏，面色淡黄而垢，神倦嗜睡，苔白腻，实乃湿阻气滞，经络不通，故而头痛，以雷氏芳香化浊法加白芷、蔓荆子、川芎等引经药治之，头痛大减。

解析　头痛的病因有外因和内因，主要有感受外邪，阻遏清阳；情志失调，郁而化火，上扰清窍；饮食劳倦，脾失健运，湿热痰浊上蒙清窍；体虚久病，脑失所养；先天不足，脑髓空虚；房事不节，肾精亏虚，清阳不展；头部外伤，瘀血阻络；久病入络，多虚多瘀，而诱发头痛。基本病机是不通则痛，不荣则痛。本病患者头痛伴随表现为微恶寒发热，口不作渴，脘闷腹胀，食欲不振，尿清便溏，面色淡黄而垢，神倦嗜睡，苔白腻，脉弦数。诊断为湿浊头痛，由于湿邪为弥漫之邪气，无处不到，湿浊偏盛，既可表现为常见之脾胃中焦气机失调之症状，亦湿热上蒙清窍而表现为头痛，或湿阻气滞而出现胸闷、四肢困重之症。因为湿浊困阻中上二焦气机，故可选用雷氏芳香化浊法芳香化湿，燥湿理气，使湿邪得去，气机调畅。

案二　急性肠胃炎湿滞中焦案（杜勉之. 雷氏芳香化浊法的临床辨证鉴别运用. 中医杂志，1982（7）：53，26）

王某，男，32岁，农民，于1980年6月28日初诊。突然吐利、腹痛2日，呕出食物残渣及下稀粪，泻下黄色水样便。当地医院诊断为"急性肠胃炎"。经用抗生素及补液后，脱水已基本纠正，但吐利腹痛如故，并伴恶寒发热（体温38℃）、头痛而晕、汗出不畅、渴不欲饮、胸闷纳呆等症，遂来就诊。症见面色淡黄，精神困倦，表情痛苦，呈急性病容，苔白腻，脉濡缓。证属湿滞中焦，升降失司，拟用本法加减。处方：藿香、滑石、苏叶、陈皮、半夏、大腹皮、厚朴各10g，佩兰、木香、苍术各6g。服药1剂，吐利腹痛均减，原方再进3剂，诸恙悉平。

解析　急性胃肠炎属中医"呕吐""泄泻"等范畴。本病的发生，主要由时邪外感及饮食不洁所致。风、寒、暑、湿之邪及秽浊之气侵袭脾胃，导致脾胃运化失司，升降失常，清浊不分，从而出现呕吐、腹泻等症状。患者以突然吐利、腹痛2日就诊，症见面色淡黄，精神困倦，表情痛苦，呈急性病容，头痛而晕，汗出不畅，渴不欲饮，胸闷纳呆，苔白腻，脉濡缓等。因暑湿秽浊壅滞中焦，脾阳受遏，运化无权，水易为湿，谷易成滞，不能化水谷、生津液以输布全身。清气不升，浊气不降，以致清浊不分而吐利交作。以用雷氏芳香化浊法加减治疗，以理气化湿，升清降浊，中焦气机调畅，则吐利腹痛自止。

第四节 湿热困阻中焦

一、证治概要

本证为湿温病湿热并重，湿热交蒸，郁阻中焦的代表证候。《重订广温热论》所言："腹痛痞满，呕吐不纳，舌白或黄，手扪之糙，渴不引饮，大便泄泻，小便不利，或赤而短。此湿热内结于脾……舌苔黄滑者，宜辛开清解法，如藿香左金汤，连朴饮之类。"临床可见到发热汗出不解，口渴不欲多饮，脘痞呕恶，心中烦闷，便溏色黄，小溲短赤，苔黄滑腻，脉濡数等症状，病机以湿热并重，湿热困阻中焦，升降失司为特点，临证当辛开苦降，燥湿泄热。

二、医案举例

案一 痞案（叶天士.临证指南医案.苏礼整理.北京：人民卫生出版社，2006）

尤 面垢油亮，目皆黄，头涨如束，胸脘痞闷，此暑湿热气内伏，因劳倦，正气泄越而发，既非暴受风寒，发散取汗，徒伤阳气。按脉形濡涩，岂是表症，凡伤寒必究六经，伏气须明三焦，论症参脉，壮年已非有余之质，当以劳倦伤，伏邪例延医。

滑石、黄芩、厚朴、醋炒半夏、杏仁、蔻仁、竹叶。

又胸痞自利，状如结胸，夫食滞在胃，而胸中清气悉为湿浊阻遏，与食滞两途。此清解三焦却邪汤药，兼进保和丸消导。

淡黄芩、川连、淡干姜、厚朴、醋炒半夏、郁金、白蔻仁、滑石，送保和丸三钱。

案二 湿温湿热困阻中焦案（赵绍琴，胡定邦，刘景源.温病纵横.北京：人民卫生出版社，2007）

张某，女，43 岁，1939 年 9 月 4 日。

湿温已逾四周，头痛形寒，身热咳嗽咽痒，舌苔黄腻而滑，口渴思饮，两脉濡滑沉取弦滑而数，两腿清冷，大便滞下不畅。

香豆豉 12g，焦山栀 4.5g，嫩前胡 3g，白蒺藜 10g，鲜杷叶 10g，金沸草 4.5g，制半夏 10g，粉甘草 4.5g，制厚朴 4.5g，川连 2g，焦薏米 10g，白蔻衣 4.5g，陈皮 6g，赤苓 10g，2 剂。

解析 王氏连朴饮方证为湿热困阻中焦，中焦脾胃气机升降失常所致。故临床症见脾胃气机升降失调之脘痞、腹胀、大便失调，湿重热亦重之舌苔黄腻。案一中患者湿热困阻中焦症状显著，胸脘痞闷，面垢油亮，头涨等，又中焦主运化，湿热阻滞中焦气机，运化不利，故而又饮食停滞，胸痞自利，状如结胸，以辛开苦降法治之，以期祛湿清热，恢复脾胃升降之功。案二患者患湿温，湿热困阻中焦气机，故而两腿清冷，大便滞下不畅，湿热俱重，患者头痛形寒、舌苔黄腻而滑。以王氏连朴饮为主方加减治疗，以焦山栀、川连苦寒清热燥湿，制半夏、制厚朴辛温燥湿，和中降逆，香豆豉芳香化湿。共奏辛开苦降，燥湿清热之功。又案二中患者身热咳嗽咽痒，故加用宣肺之嫩前胡、鲜杷叶等；而两腿清冷，因湿阻下焦所致，故加焦薏米、赤苓加强通利下焦之功。

三、辨治思路

1.辨证思路 本证为湿郁化热，湿热并重，互结中焦，致脾胃升降失常所致。里热渐盛，热蒸湿动，则发热汗出，因湿性黏滞，不易速祛，故发热不为汗解；热盛伤津则口渴，湿邪内留，则不欲多饮。湿热阻滞中焦，脾胃气机升降失常，则脘痞呕恶；脾不升运，湿浊下迫，小肠泌别失司，则便溏色黄，小便短赤。湿热扰心则烦，郁阻气机而闷；苔黄腻，脉濡数，为湿热俱盛之征象。本证以身热汗出不解、口渴不欲多饮、脘痞呕恶、心中烦闷、苔黄腻、脉濡数为辨证要点。

2. 治疗思路

治法：辛开苦降，燥湿清热。

方药：王氏连朴饮（《霍乱论》）。

厚朴二钱，川连（姜汁炒）、石菖蒲、制半夏各一钱，香豉炒、焦栀各三钱，芦根二两。

本证病机重点是湿热交蒸于脾胃，如吴鞠通《温病条辨》所说："脉缓身痛，舌淡黄而滑，渴不多饮，或竟不渴，汗出热解，继而复热。内不能运水谷之湿，外复感时令之湿，发表攻里，两不可施，误认伤寒，必转坏证。徒清热则湿不退，徒祛湿则热愈炽。"故治疗必须清热燥湿并举。方中川连姜汁炒、焦栀苦寒清热燥湿，厚朴、制半夏理气燥湿，苦温与辛温并用，苦辛并进，顺其脾胃升降，分解中焦湿热，制半夏又有和胃止呕之功。配以香豉炒助焦栀清宣郁热，石菖蒲芳香化浊，芦根清利湿热，生津止渴，防湿去阴伤。

本方对发热汗出不解、口渴不欲多饮、吐利、脘痞、苔黄腻等湿热中阻证，有较好的疗效。若湿热较重，加黄芩、滑石、通草、猪苓等增强清热利湿之功；呕吐较甚者，加姜汁、竹茹以降逆止呕。若呕而兼痞，得汤则吐者，为湿热互结中焦闭塞不通之患，可改用半夏泻心汤去人参、甘草、大枣、干姜，加枳实、生姜方（《温病条辨》：半夏、黄芩、黄连、枳实、生姜）。

本证与湿困中焦证的区别在于本证具有发热、口渴、小便短赤、苔黄等明显化热之象。另外本证之呕吐，还可见于湿困中焦、邪伏膜原、湿浊上蒙泌别失职等证型中，应注意鉴别：湿困中焦之呕恶，必有身热不扬，脘腹痞胀，舌苔白腻，脉濡缓等中焦湿浊偏盛之证；邪伏膜原之呕恶，必有苔白厚腻如积粉，寒热起伏之半表半里证；湿浊上蒙泌别失职之呕吐，必有小便不通甚或尿闭，以资鉴别。

四、方药运用于杂病的辨治思路

（一）湿热困阻中焦证与杂病相关证候的关系

湿热困阻中焦证是湿热并重，湿热交蒸，郁阻中焦之证，临床上杂病中湿热并重，湿热困阻中焦或三焦之证也参考本证论治。中焦与上焦、下焦，虽各司其职，但又互相联系，构成一个整体。《难经》云："三焦者，原气之别使也，主通行三气，经历五脏六腑。""三气"即分指上焦、中焦、下焦。上焦以肺为主，中焦以脾为主，下焦以肾为主。"上焦者，在心下，下膈，在胃上口，主内而不出""中焦者，在胃中脘，不上不下，主腐熟水谷""下焦……主分别清浊，主出而不内，以传道也"。三焦通行元气于全身，是人体之气升降出入的通道，亦是气化的场所，全身五脏六腑共同完成水谷精微的受纳转输，所以中焦之气机不畅，抑或影响上焦、下焦之气机不畅，导致上焦、下焦之脏腑不能正常完成其生理功能，如湿热郁蒸于上焦，则可见头昏沉、胸闷、咳嗽；湿热弥漫于体表，可见湿疹、疖肿、皮肤瘙痒、出汗异常；湿热困阻中焦，不但可见于外感湿热病，亦多见于内伤湿热病中，湿热交蒸于中焦，中焦脾胃升降失常，脾不升清，胃不降浊，可见脘痞、腹胀、腹泻、便秘、呃逆、呕吐、口腔溃疡、口臭等；湿热困阻中焦，亦可导致下焦湿热，气机不畅，则可见小便不利、尿血、水肿，或阴囊潮湿、阳痿、妇科疾患等。所以现代疾病中湿疹、多发性疖肿、胃肠道疾病、复发性口腔溃疡、便秘、泄泻、阳痿、白带异常等符合湿热并重，困阻中焦特点的，可参考本证辨治。

（二）王氏连朴饮运用于杂病的辨治思路

王氏连朴饮是辛开苦降之剂，它的组方特点是苦辛温配苦寒，寒温同施，苦辛并进，分解中焦湿热，调整脾胃功能，故谓之"辛开苦降"。赵绍琴《温病纵横》谓："本证属湿热并重，治疗宜清热与燥湿并行，方中黄连、栀子苦寒，清热泻火燥湿。厚朴、半夏、石菖蒲三药相配，苦温与辛温并用，辛苦开泄，燥湿化浊。半夏又有和胃止呕之功。豆豉宣郁透热。芦根清热生津。诸药配伍，为燥湿清热之良方。"王氏连朴饮针对的是中焦湿热并重证，临床表现以"呕、痞、利"为证候特点，其中心下痞满为主症，所以不仅对外感湿热病，对内伤杂病中脾胃湿热证表现如口苦、口臭、口腔溃疡、心烦；脘痞、纳差、腹胀、大便黏腻、便溏、便秘等具有临床指导意义。

（三）医案举例

案一　阳痿湿热困阻中焦案（左海朝，黄琴.王氏连朴饮临床新用.山西中医，2016，32（4）：38）

夏某，男，39 岁，2013 年 10 月 11 日初诊。患者近几个月来反复腹胀、腹满，头昏，纳谷不馨，四肢酸软倦怠，阴囊潮湿，阳痿，大便不成形、先干后稀，形体肥胖，舌质淡红、苔黄腻，脉濡数。辨证：湿热中阻，气机不畅，宗筋弛纵。予王氏连朴饮加减治疗。药用：川黄连 3g，厚朴、法半夏、芦根、石菖蒲、栀子、藿香各 10g，薏苡仁、桃仁、淫羊藿、茯苓各 15g，山楂、黄芪各 18g。每日 1 剂，水煎服。服药 5 剂后，纳谷明显增加，腹胀、腹满缓解，阴囊潮湿、四肢酸软倦怠减轻。继予上方加减化裁服用半个月，阳痿消退，诸症好转。

解析　阳痿病位在肾，并与脾、胃、肝关系密切。病机主要有火衰、阴亏、肝郁、瘀阻、湿热等五个方面，并最终导致宗筋失养而弛纵，发为阳痿。由于房劳太过，或少年误犯手淫，或早婚，以致精气亏虚，或忧愁思虑不解，饮食不调，损伤心脾，病及阳明冲脉，以致气血两虚，宗筋失养，而成阳痿。亦可由于情志不遂，忧思郁怒，肝失疏泄条达，不能疏通血气而畅达前阴，则宗筋所聚无能，或过食肥甘，伤脾碍胃，生湿蕴热，湿热下注，热则宗筋弛纵，阳事不兴，亦可导致阳痿。该患者以阳痿为主诉，阳痿之证多从肝肾入手。但此案患者腹胀，纳谷不馨，四肢酸软倦怠，大便不调，阴囊潮湿，阳痿，舌质淡红、苔黄腻，此乃湿热阻滞中焦，中焦升降失司，致下焦宗筋弛纵不收。主诉在下焦，但辨证根本在中焦，乃湿热困阻所致。故以王氏连朴饮加减，以辛开苦降，清热燥湿，祛除湿热，脾胃升降正常，中焦气机得畅，则下焦气机通利，又加用黄芪、淫羊藿壮元阳、益气血等，则阳痿消退，诸症好转。

《内经》云：治病必求于本。阳痿一证虽与肝肾关系密切，但究其病机，实则湿热困阻中焦脾胃所致，故可以王氏连朴饮辛开苦降，燥湿清热以祛除病机，恢复气机升降，下焦功能得以正常。

案二　胃痞湿热蕴阻中焦案（梅青青，吕文亮.吕文亮运用王氏连朴饮验案举隅.湖北中医杂志，2018，40（9）：25-27）

吴某，男，31 岁，2018 年 1 月 13 日初诊。患者自诉近 2 个月来胃脘痞胀、呃逆，无反酸、烧心，按之稍舒，进食 2 小时后连及腹部，晨起口干而不欲多饮，平素喜食肥甘厚腻之品，形体偏胖，胃镜示慢性浅表性胃炎，B 超检查示轻度脂肪肝，眠差，倦怠，小便色黄，大便黏腻不爽，解之不尽，舌质略红，苔白厚，脉缓。辨证为湿热蕴阻中焦，气机不利，予以王氏连朴饮化裁治疗。处方：黄连 10g，厚朴 15g，栀子 10g，法半夏 10g，陈皮 10g，淡竹叶 20g，蒲公英 15g，瓦楞子 20g，乌贼骨 20g，枳壳 10g，莱菔子 10g，茯神 50g，14 剂，每日 1 剂，水煎服。另嘱患者清淡饮食，饭后半小时适量运动。

患者于 2018 年 1 月 27 日复诊，自诉胃脘痞胀、呃逆及晨起口干明显好转，大便质地好转，偶有不尽感，睡眠稍差，倦怠，舌质略红，苔薄黏，脉缓。守上方去栀子，加郁金 20g，合欢皮 20g，14 剂后诸症消退，睡眠转佳。

解析 浅表性胃炎是由多种原因引起的慢性胃黏膜浅表性炎症，以上腹部隐痛、食后饱胀、食欲不振及嗳气等为主要症状，此病属于中医学"胃痞""胃痛"等范畴。饮食失节（过食辛、肥甘或嗜食寒凉之品或饥饱无度，饮食不洁等），情志失调（抑郁伤感，多愁善思等），外邪侵袭（包括各种理化因素的刺激）都容易损伤脾胃，脾胃居中焦，乃气机升降出入枢纽，脾胃升降有序，周身气机得以斡旋。上述各种致病因素直接或间接影响到脾胃，妨碍脾胃运化功能，脾胃升降失职，脾不升清，胃不降浊，脾主湿而恶湿，胃主燥而恶燥，故中焦脾胃功能失调，则湿热壅滞中焦。本例患者胃脘痞满，呃逆，进食烧心，失眠，倦怠，小便色黄，大便黏腻不爽，解之不尽，舌质略红，苔白厚，脉缓，为湿热俱盛，相互交蒸于中焦脾胃。里热偏盛症见舌红、失眠，小便色黄等。因内有湿邪所阻，故口干所饮不多，湿热扰及心神则失眠；湿热蕴阻，气机不展则倦怠；湿热胶结大肠，故大便黏腻不爽；湿性黏滞，故大便解之不尽。结合舌苔脉象，辨证为湿热蕴阻中焦，气机不利。治疗予王氏连朴饮辛开苦降、清热燥湿。方中以厚朴行气化湿，黄连苦寒清热燥湿，苦辛同用治在脾胃，使气行则湿化，湿去热亦消，佐以法半夏辛温消痰，燥逆而和胃。清半夏和黄连同用，二者辛开苦降，有协调作用。辛温可振阳气，化阴祛寒，苦寒清热祛邪降逆气，有调和寒热，升降气机，宣上通下，相互制约的作用。辛温可防苦寒伤阳滞邪凝血之弊，苦寒可防辛温药辛散伤阴之弊，还有反佐作用；栀子泄热平肝清宣胸脘之郁热，加淡竹叶、茯神甘淡通利，渗湿于下，且淡竹叶有清心除烦安神之功，茯神有宁心安神之功；加入蒲公英苦寒入肝胃二经，清热解毒，健胃，又有促进溃疡面愈合的效用，加瓦楞子、乌贼骨制酸消胀；加枳壳、莱菔子降气消胀，气行则湿行，气化则湿化。诸药相伍，共奏清热化湿，理气和中之效，脾湿热得清，胃气得和，清升浊降，呕恶泻即止，胃痞满胀痛得愈。诸药具辛开苦降，苦辛合化，寒温并用平调阴阳，散结消痞之功，两方加减合用能清热除湿开郁，恢复脾胃功能。服药14剂后诸症好转缓解，睡眠稍差，为湿热渐去，守上方去清热之栀子，加郁金、合欢皮解郁安神以助睡眠，14剂后诸症消退，睡眠转佳。

第五节　暑湿郁阻少阳

一、证治概要

暑湿郁阻少阳见于湿热类温病邪在气分阶段，如湿温、伏暑、暑温夹湿等。证候特点如《通俗伤寒论》所言："邪传少阳腑证，寒轻热重，口苦膈闷，吐酸苦水，或呕黄涎而粘，甚则干呕呃逆，胸胁胀疼，舌红苔白，间现杂色，或尖白中红，或边白中红，或尖红中白，或尖白根灰，或根黄中带黑，脉右弦滑，左弦数，此相火上逆，少阳腑病偏于半里证也。"即以寒热如疟，午后身热加重，入暮尤剧，天明得汗诸症稍减，但胸腹灼热始终不除，口渴心烦，脘痞呕恶，舌红苔薄黄而腻，脉弦数为主，病机以暑湿郁蒸少阳为特点，临证当清泄少阳，分消湿热。

二、医案举例

案一　湿温案（丁甘仁.丁甘仁医案·湿温案十四.北京：人民卫生出版社，2007）

裘左湿温8日，壮热有汗不解，口干欲饮，烦躁不寐，热盛之时，谵语妄言，胸痞泛恶，不能纳谷，小溲浑赤，舌苔黄多白少，脉象弦滑而数。投以白虎加苍术汤加减2剂之后，复转寒热似疟之象，胸闷不思纳谷，且有泛恶，小溲短赤，苔黄口苦，脉象左弦数，右濡滑。此伏匿之邪，移于少阳，蕴湿留恋中焦，胃失降和。今宜和解枢机，芳香淡渗，使伏匿之邪从枢机而解，湿热从小便而出也。

软柴胡（八分），仙半夏（二钱），酒黄芩（一钱），赤苓（三钱），枳实（一钱），炒竹茹（一钱五分），通草（八分），鲜藿佩（各一钱五分），泽泻（一钱五分），荷梗（一尺）。

案二　胆囊炎胆道感染湿热郁阻少阳案（程聚生. 蒿芩清胆肠的临床应用. 江西中医药，1982（2）：35-36）

潘某，女，52 岁。患慢性胆囊炎已二载余。昨日食少许肥肉后发热（38.3℃），微感恶寒，右胁及脘部胀痛，口苦且干，呕吐黄绿色液体，纳谷不香，大便干燥，小溲黄赤，脉象弦数，苔薄黄而腻，舌质红。超声波检查：胆囊进出波 3cm，进出饱和毛波（++）。证属肝胆气滞、疏泄不利、湿热内蕴，治予疏肝利胆、清利湿热。

处方：青蒿梗 30g，淡黄芩 10g，法半夏 10g，陈橘皮 6g，赤茯苓 12g，炒枳壳 6g，广郁金 12g，淡竹茹 12g，碧玉散（包）12g，金钱草 30g，生大黄 6g。上方服 3 剂后，大便日行 2~3 次，质溏，热势得降（37.5℃），脘胁胀痛已减，呕吐亦止。以原方之生大黄易熟大黄 6g，续服 4 剂，症情递减。再去熟大黄加虎杖根 20g，服 4 剂后热退，脘胁胀痛已止，惟胃纳欠香，改用健脾醒胃剂，服 5 剂后诸症悉平，胆囊超声波检查（－）。

解析　蒿芩清胆汤证为湿热郁阻于少阳，少阳枢机不利，胃失和降所致。湿热阻于少阳，少阳为半表半里，枢机不利，故临床见患者寒热往来之候。又少阳为病，患者有口苦，胁肋不舒，脉弦之症。木郁土壅，则胃失和降，见脘痞，呕恶之象。湿热阻滞，故苔黄腻。案一为湿温医案，而案二为胆囊炎胆道感染医案，但两医案中患者湿热郁阻少阳之证均表现得非常明显，均见少阳枢机不利之寒热往来，口苦，胁肋不舒；胆气横逆犯胃之脘痞，呕恶。两案均以蒿芩清胆汤为主方，以青蒿、黄芩为伍，清泄少阳，和解枢机；半夏、赤苓、陈皮、竹茹、枳壳，分消走泄中焦痰湿，胃司和降，则胆气条达；碧玉散清利湿热，使邪从小便而去。

本证与达原饮证均是湿热之邪郁阻于半表半里，但有不同，一则本证病位偏于少阳，有口苦，胁肋不舒，脉弦等症状；二则本证热象较达原饮证为重，故患者口干，小便黄，苔黄腻。又案二患者患慢性胆囊炎已二载余，以蒿芩清胆汤为主方，加金钱草、大黄、虎杖根等利胆通下之品。

三、辨治思路

1. 辨证思路　本证为暑湿之邪阻遏少阳。少阳为人身表里之枢纽，主司气机疏调，暑湿郁阻少阳，正邪往复交争，故见寒热往来如疟。湿为阴邪，而午后及暮夜属阴，午后暮夜邪盛，与正气交争加剧，故身热加重；暑为阳邪，旺于阳分，天明阳气渐旺，暑热欲蒸迫外出，腠理得天时阳气所助而汗泄，故见汗出，身热下降，诸症稍减；但因湿邪郁遏，邪气不得进解，故虽诸症稍减而胸腹灼热不除；暑邪内盛，故心烦口渴；气机失畅，则脘痞呕恶；舌苔薄黄而腻，脉弦数，均为暑湿蕴蒸少阳之象。本证以寒热如疟，脘痞苔腻，身热午后加重为辨证要点。

本证当与伤寒少阳证相鉴别。两者均为邪犯少阳之证，临床均可见寒热往来、胸胁不适、脉弦等症。但伤寒少阳证是寒邪化热入于半表半里之证，故有寒热往来；少阳之经气不利，故胸胁苦满；又少阳证胆热上犯，故有咽干、目眩、口苦、心烦；胆热犯胃，胃气上逆故有干呕。而本证是湿热郁阻于少阳，少阳枢机不利，也有寒热往来如疟；少阳经气不利，也有胸腹不适，但因暑热内盛，胸腹灼热，又湿阻气机，故有脘痞；因湿热郁阻，故苔黄白而腻，且天明得汗诸症稍减，但胸腹灼热不除。

2. 治疗思路

治法：清泄少阳，分消湿热。

方药：蒿芩清胆汤（引《重订通俗伤寒论》）。

青蒿脑钱半至二钱，淡竹茹三钱，仙半夏钱半，赤茯苓三钱，青子芩钱半至三钱，生枳壳钱半，广陈皮钱半，碧玉散（包）三钱。

《重订通俗伤寒论》云："足少阳胆经与手少阳三焦合为一经，其气化一寄于胆中以化水谷，一发于三焦以行腠理。若受湿遏热郁，则三焦之气机不畅，胆中之相火乃炽，故以蒿、芩、竹茹为君，以清泄胆火。胆火炽，必犯胃而液郁为痰，故臣以枳壳、二陈和胃化痰。又佐以碧玉，引相火下泄。"本方为俞根初用以治疗伏暑传胃而暑重湿轻之方。方中青蒿脑芳香清透，青子芩苦寒泄降，两药合用以清泄少阳暑热，疏利枢机；广陈皮、仙半夏、淡竹茹、生枳壳辛开湿郁、和胃降逆化痰；赤茯苓、碧玉散清利暑湿、淡渗湿邪，使暑湿去、枢机利而诸症可愈。如心烦较甚，可加栀子、淡豆豉等；如恶心呕吐明显，可加黄连、苏叶、生姜；有黄疸者可加茵陈、苦参、栀子、金钱草等；胁痛者可加柴胡、郁金、橘络等；若湿邪较重，可加藿香、薏苡仁、蔻仁、厚朴等。

四、方药运用于杂病的辨治思路

（一）暑湿郁阻少阳证与杂病相关证候的关系

暑湿郁阻少阳证实乃湿热郁阻于少阳之证，杂病中湿热郁阻少阳证，符合本证特点的可参考本证辨证论治。如湿热郁阻少阳，少阳枢机不利，出现发热症状的杂病发热，或出现胁肋不舒、胀痛的慢性胆囊炎、慢性肝炎、胆结石等病证可参考本证治疗；湿热郁阻少阳，胆气横逆犯胃，可见脘痞、呕恶、干呕、胃脘疼痛等症状的慢性胃炎、胆汁反流性胃炎、慢性胰腺炎等，可参考本证辨证论治；又"胆为中正之官，决断出焉"，故对于神志和精神方面的杂病符合本证特点的，可参考本证拓展思路。又"三焦者，决渎之官，水道出焉"，湿热郁阻少阳，可致三焦气机不利，水湿代谢失调，出现水肿、小便不利等，所以临床上慢性肾功能不全、热淋等病证可参考本证辨治。

（二）蒿芩清胆汤运用于杂病的辨治思路

蒿芩清胆汤是清泄少阳，分消湿热的代表方，是取小柴胡汤与温胆汤两方加减化裁而来，方中以青蒿脑与青子芩相配，仿小柴胡汤方义，清泄少阳，何廉臣认为该方中的青蒿脑是为代替柴胡而设，"青蒿脑清芳透络，从少阳胆经领邪外出，虽较疏达腠理之柴胡力缓，而辟秽宣络之功，比柴胡为尤胜，故近世喜用青蒿而畏柴胡也"。青蒿与黄芩相伍，青蒿苦寒芳香，清透少阳邪热，黄芩苦寒泄降，清泄胆腑郁热，两药合用，清泄少阳，对杂病中的胁肋疼痛、胁肋胀满、口苦、黄疸等湿热郁阻少阳胆经之证具有临床指导意义。

方中除用青蒿与黄芩外，改温胆汤中枳实为枳壳，加碧玉散，加强方中分消走泄，分消湿热之功，因佐以碧玉散，更增引相火相泄之力，便湿热下出，均从膀胱而去。对于湿热郁阻少阳之证有较好疗效，常用于慢性肝炎、慢性胆囊炎、慢性肾炎、慢性盆腔炎等病证。

（三）医案举例

案一　低热湿热郁阻少阳案（董建华，王永炎.中国现代名中医医案精粹第4集.北京：人民卫生出版社，2010）

林某，男，77岁，初诊：1991年11月25日，主诉及病史：经常性低热四五年。体温常在37.3~38.9℃，经多方治疗无效。本月曾服头孢菌素、酚氨咖敏片，并肌内注射链霉素等药，低热可稍退，但只要停服复方对乙酰氨基酚则低热又再起，曾服用滋阴中药也无效。诊查：体温37.9℃，气促而喘，形寒短气，易倦嗜睡，纳呆脘痞，涎多色白。舌体胖厚尖瘦，色晦，苔白厚糙，脉弱时现代象。血白细胞及其分类无异常。辨证：少阳郁抑，痰湿遏阻，气机不畅，邪热难化。治法：清透少阳郁热，蠲除湿邪痹阻。处方：香青蒿 9g，枯黄芩 9g，法半夏 9g，盐陈皮 6g，藿香梗 6g，白豆蔻 6g，胡黄连 6g，飞滑石 18g，白茯苓 15g，生甘草 3g，4剂。

以上方药加减共服 9 剂，低热未再复起，余症俱失。

解析 内伤发热的病因病机可归纳为虚、实两类。由于肝经郁热、瘀血阻滞及内湿停聚所致者属实，其基本病机为气、血、水等郁结壅遏化热而引起发热。或由中气不足、血虚失养、阴精亏虚及阳气虚衰所致者属虚，由阴阳失衡导致发热。本案患者用多种抗生素，但治疗无效。患者形寒发热，乃湿热郁阻少阳之象，且有易倦嗜睡，纳呆脘痞，涎多色白等痰湿阻于中焦之症，与蒿芩清胆汤证病机相符，故以蒿芩清胆汤为主方，加藿香梗、白豆蔻辛温芳化中焦湿浊，并合胡黄连苦寒清热燥湿，辛开苦降，助中焦痰湿运化，更利于少阳湿热得清，气机通畅。药后患者少阳湿热得祛，气机调畅，症减病愈。

案二 胆汁反流性胃炎肝胆湿热案（王健民. 蒿芩清胆汤治愈胆汁反流性胃炎. 辽宁中医杂志，1987（5）：41）

刘某，男，36 岁。1986 年 3 月 15 日初诊。主诉胃脘右下部疼痛 3 个月，1 个月前曾在某院胃镜探查提示为胆汁反流性胃炎。我院胃电图检查发现胃体胃窦 4 个联电极，无论餐前餐后均出现频率 6 次/分，幅值偏低的串珠小波长达 3 分钟，提示为胆汁反流性胃炎。刻诊：胃脘右下部隐痛，有时连及右胁，胸闷干呕，泛酸嗳气，神疲乏力，纳差，小便时黄，大便如常，舌质微红苔白兼黄，脉弦。此乃肝胆湿热，肝胃失调，治宜清肝利胆，调和肝脾，拟蒿芩清胆汤加减治之。处方：青蒿 9g，黄芩、竹茹、赤茯苓、半夏、郁金、陈皮各 10g，碧玉散（布包）10g，药后诸症减轻，唯纳谷不增，以上方加炒六曲、炒麦芽各 18g。再服 2 剂，药后诸症悉除，胃电图复查为正常波形，随访 3 个月未复发。

解析 胆汁反流性胃炎是由于幽门功能不全，胃窦十二指肠协调运动障碍，胃排空延迟或胆囊功能障碍等因素导致过量含胆汁的十二指肠液反流入胃，破坏胃黏膜表面的黏液屏障，损伤黏膜上皮，引起黏膜充血水肿等炎症改变。属中医学"胃脘痛""呕吐"等范畴。多由忧思恼怒、情志失畅，使肝失疏泄，肝气郁结，久郁化热，移热于胆，或肝胆兼夹外邪，湿热内蕴，引起胆腑气血蕴滞，疏泄失常，使胆液不循常道，肝胆郁热逆乘脾胃，使脾胃升降功能失常，而导致本病。本案例患者见胃脘右下部隐痛，胸闷干呕，泛酸嗳气，神疲乏力，纳差，小便时黄，舌质微红苔白兼黄，脉弦等症状，此为湿热郁阻三焦之证，因湿热困阻三焦，三焦气机不畅，故患者胸闷、纳差、小便时黄；又湿热困阻三焦，且少阳枢机不利，胆气横逆犯胃，故患者胃脘右下部隐痛，有时连及右胁，干呕、泛酸嗳气；舌质微红苔白兼黄，脉弦为湿热郁蒸三焦之舌脉。治疗宜分消三焦湿热，调和胆胃，以蒿芩清胆汤加减治之，用青蒿、黄芩和少阳，清邪热而利枢机；竹茹、半夏、陈皮辛开苦降，燥湿化痰，行气降逆；赤茯苓、碧玉散清热利湿，共奏分消三焦湿热之功。药后患者诸症减轻，但仍纳谷不增，又以上方加炒六曲、炒麦芽消食健胃，药后诸症悉除，随访 3 个月未复发。

第六节 湿热蕴毒

一、证治概要

湿热蕴毒证见于湿热类温病中期湿热并重的阶段，如湿温、伏暑、暑热夹湿等。证候特点如王孟英《温热经纬》所言："……湿温疫疠病，而为发热倦怠，胸闷，腹胀，肢酸，咽肿，斑疹，身黄，颐肿，口渴，溺赤，便闭，吐泻，疟痢，淋浊，疮疡等证。但看病人舌苔，淡白或厚腻，或干黄者，是暑温，热疫之邪，尚在气分。"即以发热口渴，咽喉肿痛，小便短赤，或身目发黄，脘腹胀满，肢酸倦怠，苔黄腻，脉滑数为主，病机以湿热交蒸，充斥气分，蕴酿成毒为特点，临证当清热化湿解毒。

二、医案举例

案一　湿温案（丁甘仁. 丁甘仁医案. 北京：人民卫生出版社，2007）

杨某，湿温七日，身热有汗不解，午后入夜尤甚，口苦而干，渴不多饮，脉濡滑带数，舌苔薄腻。伏邪蕴湿，逗留膜原，少阳阳明为病。前进达原饮宣化不应，今拟柴葛解肌汤加味。软柴胡2.4g，清水豆卷12g，仙半夏4.5g，六一散（包）9g，粉葛根4.5g，赤苓9g，六神曲9g，泽泻4.5g，甘露消毒丹（包）12g。服药2剂，身热较前大减。胸脘不舒，纳减少寐。余邪湿热未除，胃不和则卧不安。脉濡滑，苔薄腻微黄。今拟芳香淡渗，以靖余氛。更当避风节食，不致反复为要。

案二　急黄肝湿热蕴毒案（解新科，王静. 夏令时方甘露消毒丹临床应用. 陕西中医学院学报，1996（2）：21-22）

刘某，女，32岁，于1990年8月3日以身、目、尿俱黄一周，按"急黄肝"收入住院。曾因发热咽痛在门诊按"上呼吸道感染"治疗，未效。入院时患者发热，肢倦，身、尿、目俱黄，咽痛烦渴，胸闷腹胀，小便短黄，纳差，厌油腻，便溏。体温38.3℃，全身皮肤及巩膜中度黄染，舌苔白厚微黄，脉滑数。

拟清利湿热，化浊退黄，甘露消毒丹加减：茵陈、滑石各30g，黄芩、连翘、木通、射干各15g，白蔻仁、石菖蒲、藿香、薄荷、贝母各9g。2剂后体温正常，食纳精神转佳，腹胀减轻。再服5剂后黄疸明显减退，恶心消失，唯便溏，身困。上方去滑石，加茯苓、猪苓各15g，续服6剂，黄疸消失。

继用上方，去贝母、射干，加大腹皮15g，再服7剂，症状、体征均消失，肝功能正常，病愈出院。随访1年，肝功能化验4次均正常。

解析　甘露消毒汤证为湿热交蒸，蕴酿成毒，热毒上壅咽喉则咽喉肿痛；湿热下注则小便短赤；湿热熏蒸肝胆，则身目发黄。以滑石、茵陈、黄芩清热利湿退黄；石菖蒲、藿香、白豆蔻行气化湿；木通清热利湿通淋；连翘、射干、贝母、薄荷清热解毒，散结消肿。共奏清热化湿，上下分消之功。案一患者身热有汗不解，午后入夜尤甚，虽不是典型寒热往来之症，但亦有热势起伏之象，考虑病位与半表半里有关。又湿温之证，总与中焦脾胃关系密切，湿热郁阻中焦，土壅木郁，致少阳枢机不利，故患者口苦，苔腻，为少阳阳明合病，故以柴葛解肌汤和解少阳，甘露消毒丹清热化湿，仅服药2剂，病症即减轻。案二为典型的湿热酿毒的甘露消毒丹证，症见身、尿、目俱黄，咽痛，且伴烦渴，胸闷腹胀，小便短黄，纳差，厌油腻，便溏，舌苔白厚微黄，脉滑数。以甘露消毒丹原方治之，症状大减，后续仍用此方调理，病愈出院。

三、辨治思路

1. 辨证思路　本证为湿热交蒸，蕴酿成毒，充斥气分所致。湿热俱盛蒸腾上下，耗伤津液，则发热，口渴；热毒上壅，则咽喉肿痛；湿热蕴结下焦，则小便黄赤；湿热郁阻，气机不展，则胸痞腹胀，肢酸体倦；如湿热交蒸，内蕴肝胆，胆汁外溢则见身目发黄；苔黄腻，脉滑数为湿热并重，湿热壅阻的表现。以发热口渴，胸痞腹胀，肢酸倦怠，咽肿溺赤，或身目发黄为辨证要点。

2. 治疗思路

治法：清化湿热，解毒利咽。

方药：甘露消毒丹（《温热经纬》）。

飞滑石十五两，淡黄芩十两，茵陈十一两，藿香四两，连翘四两，石菖蒲六两，白蔻仁四两，薄荷四两，木通五两，射干四两，川贝母五两。

各药晒燥，生研极细（见火则药性变热），每服三钱，开水调服，日二次。或以神曲糊丸，如弹子大，开水化服亦可。

方中用淡黄芩、连翘、薄荷清热透邪；射干、川贝母解毒散结，利咽消肿；藿香、白蔻仁、石菖蒲芳香化浊，宣上畅中；茵陈、飞滑石、木通渗利湿热以导邪下行。王孟英称其为"治湿温时疫之主方"。若黄疸明显，可加栀子、大黄清泄湿热；口渴明显可酌加芦根、天花粉生津止渴；大便不通者，酌加生大黄、槟榔通便泻热；咽喉肿痛明显者，酌加山豆根、元参、桔梗、生甘草、僵蚕等解毒利咽。

四、方药运用于杂病的辨治思路

（一）湿热蕴毒证与杂病相关证候的关系

湿热蕴毒证是湿热交蒸，蕴酿成毒之证，内伤湿热证，符合本证特点的可参考本证辨证论治。如湿热交蒸，熏蒸于上焦，导致上焦湿热蕴毒，出现扁桃体红肿，咽喉红肿，头面部红肿，口舌生疮，胸闷，咳喘；湿热交蒸，熏蒸于肝胆，可出现胁肋不舒，或胀痛，黄疸，呕恶，纳差等；湿热交蒸，流注于下焦，可见腹痛，腹胀，腹泻，淋浊；湿热熏蒸于肌肤，可出现皮肤疱疹，瘙痒。所以，上、中、下三焦的湿热蕴毒而出现的发热、扁桃体炎、咽喉炎、鼻窦炎、口腔溃疡、支气管炎；慢性肝炎、慢性胆囊炎；胃肠炎、肾炎、带下病；带状疱疹等现代疾病符合湿热蕴毒证特点的可参考本证辨治。

（二）甘露消毒丹运用于杂病的辨治思路

《医效秘传》谓："时毒疠气……邪从口鼻皮毛而入，病从湿化者，发热目黄，胸满，丹疹，泄泻……用甘露消毒丹治之。"甘露消毒丹是清热利湿，解毒利咽之剂，它的组方特点是利湿化浊，清热解毒，分消三焦湿热。其一，用藿香芳香化浊，宣透上焦之湿；薄荷、连翘轻透上焦之热，其合用可清化上焦湿热，对杂病中湿热熏蒸上焦所致的头面部肿痛、口舌生疮、咽喉肿痛、胸闷、咳喘，或者湿热外渍于肌肤的疱疹等具有临床指导意义。其二，用白蔻仁、石菖蒲辛温化湿；淡黄芩、连翘苦寒清热，其合用辛开苦降，清化中焦湿热，对杂病中湿热交蒸中焦所致的脘痞、腹胀、呕恶、纳差等具有一定的临床参考意义。其三，飞滑石、木通渗利下焦湿热，对湿热流注于下焦之腹泻、淋浊、带下病等杂病具有指导意义。其四，射干、川贝母具有解毒利咽之功，尤其能在清热化湿药中加强利咽化痰，开结解毒之功效，适用于杂病中咽喉肿痛符合湿热蕴毒证的临床辨治。其五，茵陈为退黄之要药，故对湿热熏蒸之黄疸也有较好的疗效。

（三）医案举例

案一　汗证湿热交蒸案（尹蔚萍，杨若俊，李小宣，等.熊磊教授运用甘露消毒丹儿科治验举隅.中国民族民间医药，2020，29（18）：93-95）

肖某，女，七岁半，2018年5月6日初诊。主诉：多汗半年余。患儿半年来周身汗出多，以头部及手足心为甚，稍微运动后明显，夜间盗汗，感乏力疲倦，肩背酸胀不适，上课困倦，反复口腔溃疡，口臭，夜眠烦躁，纳食一般，大便稀溏，日行一次，小便调。查体：咽稍红，面色红润，舌红苔黄厚腻，脉平。家长诉患儿平素喜食辛辣之品。中医诊断：汗证。辨证为脾胃湿热证。治以清利湿热，清心泄脾，方用甘露消毒丹合导赤散加减。处方：藿香 10g，石菖蒲 9g，茵陈 6g，滑石粉 9g，通草 6g，连翘 6g，射干 6g，灯心草 3g，淡竹叶 6g，白豆蔻 6g，甘草 6g。每日 1 剂，共 6 剂。5 月 13 日复诊，诉患儿汗出减少，乏力好转，进食增加，舌苔转薄。在上方基础上去茵陈、射干，加煅龙骨 15g，麻黄根 9g，五味子 5g 等，续服 6 剂，病基本愈。

解析 汗证是指汗液外泄失常的病证。汗证的病因为病后体虚，耗伤肺气，感受风邪，营卫不和，或烦劳邪热亡血耗阴，情志不遂，肝火湿热内盛，均可致汗液外泄异常。由于肺气不足，肌表疏松，表卫不固，或为营卫不和，卫外失司，腠理开泄而致汗液外泄失常；烦劳过度，亡血失精，或邪热耗阴，以致阴精亏虚，虚火内生，阴津被扰，不能自藏而外泄作汗；情志不舒，肝气郁结，肝火偏旺，或嗜食辛辣厚味，或素体湿热偏盛等，以致肝火或湿热内盛，邪热郁蒸，津液外泄而致汗出增多。儿童由于生机旺盛、清阳外越，加之形气未充、腠理疏薄，正常情况下较成人更易汗出。小儿汗证与成人有所不同，其元气未充，肤腠不密，往往自汗、盗汗并见。本例患儿平素喜食肥甘辛辣之品，加之小儿脾常不足，运化失司，导致湿热内生，相互交蒸，迫液外出而为汗。首诊方中并不急于使用止汗之品，而是从湿热这一根本入手，用藿香、石菖蒲、滑石粉、茵陈等药清热利湿为主，灯心草、淡竹叶、通草清心利水，使热去湿化，无以蒸迫津液为汗。二诊时汗出减少、舌苔转薄皆为湿热渐消之象，此时去苦寒之茵陈、射干，适当加煅龙骨、麻黄根、五味子潜阳敛汗，可取得良好疗效。

案二 口疮湿热内蕴案（饶慧，何星星，谢静. 谢静副教授从湿热论治小儿疱疹性疾病经验. 中医儿科杂志，2018，14（2）：23-25）

李某，男，3 岁，2016 年 6 月 15 日初诊。患儿于 2016 年 6 月 14 日无明显诱因出现发热，体温最高达 38.7℃，口服布洛芬后，汗出热退。刻诊：患儿体温 38.2℃，稍烦躁，口腔疼痛，唇红，口水增多，纳食欠佳，小便黄，大便尚可，舌质红、苔腻中黄，脉数。查体：咽部充血，扁桃体Ⅱ度肿大，咽腭弓、软腭黏膜上可见数个直径 3mm 大小的灰白色疱疹，周围有红晕；心音有力，心率 120 次/分，律齐，各瓣膜听诊区未闻及杂音；双肺呼吸音清，未闻及明显干、湿啰音；腹部查体（-）。西医诊断为疱疹性咽峡炎。中医诊断为口疮，证属湿热内蕴证，治以清热、祛湿、解毒，方以甘露消毒丹加减。处方：白豆蔻 3g，藿香 3g，茵陈 5g，滑石粉（包）5g，通草 5g，石菖蒲 3g，黄芩 5g，连翘 3g，射干 3g，浙贝母 3g，薄荷（后下）3g，薏苡仁 3g，炙甘草 3g，3 剂，水煎服，每日 1 剂。

2016 年 6 月 18 日二诊：患儿热已退，口水较前减少，纳食较前增多，灰白色疱疹较前减少，上方去连翘、薄荷，加天花粉 3g，3 剂，每日 1 剂。

2016 年 6 月 22 日三诊：纳可，夜寐安，疱疹消失，痊愈告终。

解析 疱疹性咽峡炎的西医病因主要是由于抵抗力下降，受到病毒感染所引起的。常见的病毒有柯萨奇病毒，病毒感染所引起咽腔黏膜疱疹样变。属于中医学"口疮"的范畴。中医学认为本病病位在咽喉，与肺胃关系密切，咽喉为肺胃之门户，可因外感邪毒兼夹湿热，或平素食积内热而导致湿热蕴结肺胃，外感内伤相互搏结，导致本病。患儿无明显诱因出现发热，体温最高达 38.7℃，西医查体：咽部充血，扁桃体Ⅱ度肿大，咽腭弓、软腭黏膜上可见数个直径 3mm 大小的灰白色疱疹，周围有红晕，诊断为疱疹性咽峡炎。患儿体温 38.2℃，稍烦躁，口腔疼痛，唇红，口水增多，纳食欠佳，小便黄，大便尚可，舌质红、苔腻中黄，脉数，其辨证为湿热交蒸于中焦，蕴酿成毒，熏蒸于上，故发为口疮，治以清热、祛湿、解毒。该患儿在疾病早期热象明显，故加大清热力度，黄芩、茵陈用量稍大；疾病后期热象已退，疱疹减少，加之小儿属易虚易实体质，热易伤阴，故此时应在清热祛湿的基础上加养阴生津之天花粉，方可邪去病退体安。

第七节　湿热酿痰蒙蔽心包

一、证治概要

湿热酿痰蒙蔽心包证见于湿热类温病湿热并重的阶段，如湿温、伏暑、暑湿夹湿等。《温病全书》谓："伏邪风温，辛凉发汗后，表邪虽解，暂时热退身凉，而胸腹之热不除，继则灼热自汗，烦躁不寐，神识时昏时清，夜多谵语，脉数舌绛，四肢厥而脉陷，症情较轻者。"证候特点以身热不退，朝轻暮重，神识昏蒙，清醒之时，表情淡漠，耳聋目瞑，反应迟钝，问答间有清楚之词，昏则谵语乱言，苔浊腻，脉濡滑数为主，病机以气分湿热氤氲，酿蒸痰浊，蒙蔽心包为特点，临证当清化湿热，豁痰开窍。

二、医案举例

案一　暑湿案（叶天士. 临证指南医案. 苏礼整理. 北京：人民卫生出版社，2006）

张病几一月，犹然耳聋，神识不慧，嗽甚痰黏，呼吸喉间有音，此非伤寒暴感，皆夏秋间暑湿热气内郁，新凉引动内伏之邪，当以轻剂清解三焦，奈何医者，不晓伏气为病，但以发散消食寒凉清火为事，致胃汁消亡，真阴尽灼，舌边赤，齿板燥裂，乃邪留营中，有内闭瘈疭厥逆之变，况右脉小数，左脉涩弱，热固在里，当此阴伤日下，久之再犯亡阴之戒，从来头面，皆是清窍，既为邪蒙，精华气血不肯流行，诸窍失司聪明矣，此轻清清解，断断然也，议清上焦气血之壅为先，不投重剂苦寒，正仿古人肥人之病，虑虚其阳耳。

连翘心、元参、犀角（现以水牛角代替）、郁金、橘红、黑栀皮、川贝、鲜菖蒲根、竹沥。

又昨进清上焦法，诸症虽然略减，而神识犹未清爽，总由病久阴液内耗，阳津外伤，聪明智慧之气，俱被浊气蒙蔽，所以子后午前稍清，他时皆不清明，以阳盛时，人身应之也。拟进局方至宝丹，藉其芳香，足以护阳逐邪，庶无内闭外脱之虞。

至宝丹每服三分。灯心嫩竹叶汤送。

案二　病毒性脑炎湿蒙清窍案（杜建，周金伙. 菖蒲郁金汤临证治验. 福建中医药，1983，5：20-21）

甘某，男，25岁，1979年12月15日会诊。患者于1个月前发热，鼻塞，流涕，咽干，自服羚翘解毒丸等中药，3日后症状加剧，症见发热，神谵昏蒙，颈部略有抵抗感，巴宾斯基征阳性，脑脊液检查正常。经某医院神经科会诊和脑电图检查，诊断为"病毒性脑炎"。经清瘟败毒饮、安宫牛黄丸及西药甘露醇、青霉素等治疗后，仍有不规则低热，神识时清时昧，步履失常。行走时如醉状，尿黄臭。舌质红，苔厚腻而浊，脉弦滑近数。证属湿热酿痰，阻塞窍机。治拟清热利湿，豁痰开窍。处方：石菖蒲、竹叶、牛蒡子各9g，郁金9g，菊花9g，板蓝根18g，银花15g，连翘12g，滑石24g，丹皮6g，竹沥汁（分冲）一支，至宝丹（分冲）一粒。药服3剂后热退，神识仍有昧时，对答多数切题，余同前。照上方去至宝丹加玉枢丹并随症加减，连服1个月痊愈。3个月后随访已正常上班。

解析　病毒性脑炎是指由各种病毒感染引起脑膜急性炎症的一种感染性疾病，临床上以发热、头痛和脑膜刺激征为主要表现。属于中医学"暑温""伏暑""痉病""痫证""颤证"等范畴，中医学认为本病病位在脑，病变脏腑与心、肝、脾等相关。为机体阴阳失调、温邪外生、正虚邪侵所致，总的病理因素为痰、湿、热相互影响，相互转化，上犯脑窍，引发脑炎。

菖蒲郁金汤证为湿热酿痰蒙蔽心包之证。以神识昏蒙，似清似昧，时清时昧，苔腻为主要表现。以石菖蒲、郁金、淡竹沥、玉枢丹芳香辟秽，豁痰化浊；连翘、鲜竹叶、炒栀子、丹皮轻清宣透湿中之热；木通、灯心导湿热下行。案一中患者耳聋、神识不慧，又见嗽甚痰黏，呼吸喉间有音，乃热蒸湿动，痰湿上蒙清窍所致。但因误用发散苦燥之剂，而致舌边赤，齿板燥裂，恐有内闭痉疭厥逆之变，故以菖蒲郁金汤化裁，加用犀角（现以水牛角代替）、元参等清心开窍，滋养营阴之物。案二为病毒性脑炎之案，结合发病时令与证候特点，当为温病伏暑病。经多种手段中西医治疗后，神识时清时昧，步履失常，苔厚腻而浊，但患者热象较重，低热、尿黄臭、舌质红。故以菖蒲郁金汤清热利湿，豁痰开窍的同时，加用牛蒡子、菊花、板蓝根、银花、滑石等，加强清热利湿之功，药后病情痊愈。两案患者均为湿热蒙蔽上焦所致的清窍不利之证，均以菖蒲郁金汤清热豁痰开窍，而收效显著。

三、辨治思路

1. 辨证思路　本证见于湿热类温病湿热并重阶段，为气分湿热，酿蒸痰浊，蒙蔽心包所致。心包为痰湿所蒙，心神受其蔽扰，故见神识昏蒙，似清似昧或时清时昧，时有谵语；气分湿热郁蒸，故身热不退，朝轻暮重；舌苔黄腻，脉濡滑而数，均为湿热并重，痰浊郁蒸之象。以身热不退，朝轻暮重，神识昏蒙，似清似昧，或时醒时昧为辨证要点。

本证与热闭心包，均以神志异常为主，但两者病变性质不同，应注意鉴别。前者为湿热酿生痰浊，包络受其蒙蔽；后者为热邪内陷，灼液为痰，痰热闭阻心包。前者病在气分，后者已入营血。前者心神为痰湿蒙蔽而神识时清时昧、似醒似睡、时或谵语；后者心神为热邪逼扰而神昏谵妄，或昏愦不语。前者湿热熏蒸，上泛于舌而苔黄腻；后者营血受灼而舌质红绛。

本证与阳明腑实引起的时有谵语，并伴见腹满痛、便秘、苔黄厚燥裂者亦不同，临证时应注意鉴别。

2. 治疗思路

治法：清化湿热，豁痰开窍。

方药：菖蒲郁金汤合苏合香丸或至宝丹。

（1）**菖蒲郁金汤**（《温病全书》）：石菖蒲三钱，炒栀子三钱，鲜竹叶三钱，丹皮三钱，郁金二钱，连翘二钱，灯心二钱，木通一钱半，淡竹沥（冲）五钱，紫金片（冲）五分。

方中以石菖蒲、郁金、淡竹沥、紫金片等化湿豁痰、开闭醒神；用炒栀子、丹皮、连翘、鲜竹叶清泄湿中之蕴热；木通、灯心导湿热下行，适用于气分湿热郁蒸，酿痰蒙蔽心包之证。并见痉厥者，兼以息风止痉，可加用全蝎、蜈蚣、地龙、僵蚕等。

（2）**苏合香丸**（《太平惠民和剂局方》）：白术，青木香，乌犀屑，香附子（炒去毛），朱砂，诃黎勒，白檀香，安息香（别为末）用无灰酒熬膏，沉香，麝香（研），丁香，荜茇，龙脑（研），苏合香油（入安息香膏内），熏陆香（即乳香，别研）。

上药除苏合香油外，均研成极细粉末和匀，然后将苏合香油用白蜜适量（微温）调匀拌入药粉内，加炼蜜制成药丸。

（3）**至宝丹**（引《温病条辨》）：犀角（现以水牛角代替，镑）一两，朱砂（飞）一两，琥珀（研）一两，玳瑁（镑）一两，牛黄五钱，麝香五钱。

以安息香重汤炖化，和诸药为丸一百丸，蜡护。

治疗本证时，可根据痰湿、痰热的偏重，配合使用其他芳香开窍成药：若痰热较重，邪热炽盛，可加服至宝丹，以清心化痰、辟秽开窍；若湿浊偏盛而热势不著，可送服苏合香丸化湿辟秽、芳香开窍。

四、方药运用于杂病的辨治思路

（一）湿热酿痰蒙蔽心包证与杂病相关证候的关系

湿热酿痰蒙蔽心包证是气分湿热证，病位涉及心包，故内生湿热，符合本证特点的也可参考本证辨证论治。如湿热酿痰，蒙蔽心包机窍，影响心藏神的生理功能，出现失眠、失语、嗜睡、头痛头涨、恐慌等；又心藏神，心主神明，心者君主之官，神明出焉，心主人的精神、意识、思维活动，如湿蒙心包，影响心主神明，可出现感知觉障碍、思维障碍、情感障碍、意志和行为障碍、认知功能障碍，临床可见幻听、幻视、幻嗅、妄想、情感淡漠、抑郁、焦虑等；而心脑相关，故脑炎、脑卒中、肺性脑病、肝性脑病，符合本证特点的可参考辨治；又手厥阴心包经与足厥阴肝经是同名的手足厥阴经，湿热酿痰，蒙蔽心包机窍，亦可影响肝的生理功能，临床可导致动风、抽搐等。所以，对于睡眠障碍、精神情志病、脑病、抽动症等符合湿热酿痰蒙蔽心包证特点的可参考本证辨证论治。

（二）菖蒲郁金汤运用于杂病的辨治思路

菖蒲郁金汤是豁痰开窍的代表方，它的组方特点是芳香辟秽，豁痰化浊配合清透湿热，导湿热下行。其一，以连翘、鲜竹叶、炒栀子、丹皮清宣透湿中之热，石菖蒲芳香化湿，使湿热从上焦而去；其二，以木通、灯心导湿热从下焦而去，使上焦之湿热更好地祛除体外，不但打开湿热下行的通路，而且心与小肠相表里，增强石菖蒲、郁金等芳香辟秽，豁痰开窍之功。其三，更重要的是在清热化湿的基础上，用石菖蒲、郁金、淡竹沥、紫金片芳香辟秽，豁痰开窍，故本方对杂病中与心相关的湿热酿痰病证具有临床指导意义，如湿热蒙蔽心包而致的睡眠障碍，嗜睡、失眠、多梦等；或情志精神类疾病，如抑郁症、精神分裂症等；或心脑相关的脑炎、脑病，可配合苏合香丸或至宝丹等增强化痰清热开窍之功；或肝风内动而致的抽搐动风，可配合止痉散加强息风之力。

（三）医案举例

案一　嗜睡湿热蒙蔽清窍案（龙亚林.菖蒲郁金汤加减治愈疑难病2则.实用中医内科杂志，1991（4）：12）

龙某，男，55岁，1990年3月16日初诊。因间隔一旬，嗜睡一旬，不分昼夜反复发作5个月，曾多方医治无效而来诊。经行脑电图、脑血流图、脑CT检查均正常。其弟代述：患者入睡前感觉全身乏力，精神极度困倦，哈欠不已，继之进入睡眠阶段，其间不吃不喝，鼻有鼾声，心跳减慢，每分钟48次，大小便失禁，四肢厥冷，苏醒后感头昏重，反应迟钝，神疲，胸脘痞闷，纳差，大便正常，小便略黄，舌质红，苔黄厚而腻，脉濡数。脉证合参，辨为湿热酿痰，蒙蔽心包。治宜清热化湿，豁痰开窍。方用菖蒲郁金汤加减。处方：鲜菖蒲、郁金、枳实、栀子各15g，薏苡仁、滑石（包）各30g，连翘、菊花、远志、竹叶各10g，鲜竹沥（冲）5匙，姜汁（冲）3滴。5剂后，自述头不昏重，食欲好转，精神亦佳，十日已至，未有倦意，且如常人作息，苔薄腻微黄，脉濡数。后以健脾化痰巩固疗效，随访1年未发。

解析　本案为嗜睡症，西医认为嗜睡症是指由于调节睡眠-觉醒节律的中枢神经系统功能障碍而出现的一种以白天睡眠过多为主要临床特征的睡眠障碍。中医学认为本病与心、脾、肾密切相关，可由心、脾、肾之阳气不足，或痰、湿、瘀血闭阻脉络，使心神蒙蔽，多寐嗜睡。本案患者嗜睡前全身乏力，精神极度困倦，苏醒后感头昏重，反应迟钝，神疲，胸脘痞闷，纳差，舌质红，苔黄厚而腻，脉濡数。患者虽未表现为典型的菖蒲郁金汤神志不清之证，但时而昏睡，时而苏醒，且反应迟钝，又见湿热困阻之症状，详辨其证为湿热蒙蔽清窍，清窍经气不利而致昏睡，湿热缠绵，湿中有热，热蒸动湿，故而时而昏睡，时而苏醒。以菖蒲郁金汤加用菊花、滑石、远志等清热利湿，开窍醒脑之品，5剂而症状大减。

案二　抑郁症湿热蒙蔽心窍案（张景祖. 菖蒲郁金汤新用. 新中医，2003（10）：66-67）

王某，女，32岁，2001年3月12日初诊。患者性格孤僻，夫妻感情不和，致精神恍惚、情绪不宁、胸胁胀满、纳呆2年余。初起时夜间不眠，时有哭泣不止，或暗自落泪，继而整夜失眠，心中烦闷，恐慌不安，神情呆板，不思饮食，曾有自杀行为。家属将其送至某医院精神科诊治，诊为"心因性抑郁状态"。予以西药治疗（药名、药量均不详），效果不明显，故求诊中医。诊见：精神抑郁，情绪不宁，善太息，胸闷胀痛，且痛无定处，脘闷嗳气，腹胀纳呆，失眠，体重明显减轻，口中喃喃自语，舌淡、苔薄腻，脉弦细。证属肝气郁结。治以疏肝理气解郁，清热开窍，安神定志。方用菖蒲郁金汤加减。处方：石菖蒲、郁金、连翘、神曲各15g，炒栀子、竹沥、枳壳、朱灯心各10g，茯苓、佛手各12g，沉香6g，焦山楂18g，合欢皮20g，琥珀（冲）、朱砂（冲）各1g。每日1剂，水煎分服。服上药10剂后，情绪稍见稳定，饮食有所增加，精神状态好转，心情舒畅。原方再进20剂，情绪稳定，精神饱满，睡眠正常，无抑郁状态。续上方继续治疗。处方：石菖蒲、郁金、枳壳各10g，菊花、神曲各15g，焦山楂18g，茯苓、麦冬、竹茹、佛手各12g，合欢皮20g，沉香6g，琥珀（冲）1g。水煎服，每日1剂。10剂后精神症状全部消失，情绪稳定，体重增加3kg，睡眠、饮食均正常，能胜任日常生活和工作。随访半年未复发。

解析　抑郁症是躁狂抑郁症的一种发作形式，以情感低落，思维迟缓，言语动作减少、迟缓为典型症状。抑郁症严重困扰患者的生活和工作，给家庭和社会带来沉重的负担，约15%的抑郁症患者死于自杀。抑郁症中医学又称郁证，是由于情志不舒，气郁失畅及脏腑功能失调导致的一种情志类疾病，其认为有气郁、痰郁、血郁、火郁、湿郁等。最常用的治疗方法是疏肝解郁，以逍遥丸、柴胡疏肝散等为临床常用方。本病例患者精神抑郁，情绪不宁，善太息，胸闷胀痛，且痛无定处，脘闷嗳气，腹胀纳呆，失眠，体重明显减轻，口中喃喃自语，舌淡、苔薄腻，脉弦细。虽见精神抑郁，情绪不宁，善太息，胸闷胀痛，且痛无定处，脘闷嗳气，有肝气郁结之表现，但患者胸胁胀满、纳呆2年余，失眠，舌淡、苔薄腻，究其病机，辨证为湿热郁阻，蕴酿痰浊，蒙蔽心窍，致心主神明功能失调，而出现抑郁表现的情志疾病，故在治疗上重在清热化痰开窍，故以菖蒲郁金汤为主方加减，重用石菖蒲、郁金、炒栀子、竹沥、连翘、朱灯心等，又用琥珀、朱砂、合欢皮加强安神定志之功效。又患者胸胁胀满、纳呆2年余，为湿热困脾日久，导致脾胃升降失调，而脾胃为气机升降之枢纽，脾主运化水湿，因此用神曲、焦山楂、沉香、佛手、茯苓以调理脾胃，加强健运脾胃之功，使湿浊可以更好地祛除。以菖蒲郁金汤加减，共服40剂方药后，精神症状全部消失，情绪稳定，随访半年未复发。

第八节　湿热郁阻经络

一、证治概要

湿热郁阻经络证见于湿热类温病湿热并重阶段，如湿温、伏暑、暑温夹湿等。《温病条辨》谓："湿聚热蒸，蕴于经络，寒战热炽，骨骱烦疼，舌色灰滞，面目萎黄，病名湿痹，宣痹汤主之。"证候特点以高热寒战，面色萎黄晦暗，骨节肿痛，舌苔灰腻或黄腻，脉濡数为主，病机是湿热之邪郁阻骨节经络之间，而成湿热痹痛之候，临证当清化湿热，宣痹止痛。

二、医案举例

案一 湿热痹案（叶天士. 临证指南医案. 苏礼整理. 北京：人民卫生出版社，2006）

徐，温疟初愈，骤进浊腻食物，湿聚热蒸，蕴于经络，寒战热炽，骨骺烦痛，舌起灰滞之形，面目萎黄，显然湿热为痹。仲景谓湿家忌投发汗者，恐阳伤变病。益湿邪重着，汗之不却，是苦味辛通为要耳。

防己、杏仁、滑石、醋炒半夏、连翘、山栀、苡仁、野赤豆皮。

案二 系统性红斑狼疮湿热痹阻案（王华明，黄振翘，何玉辉，等. 壮热发斑痹痛案. 中医杂志，1986（5）：23-25）

徐某，女，22岁，工人。入院日期：1984年9月7日。主诉：壮热6日，伴面部、四肢红斑及关节疼痛。患者6日前开始发热，体温38℃以上，时感怯寒，得衣则减。并感头晕，心悸，少量脱发，经常鼻衄，二便自调。查体发现两上肢、颈部、前上胸、手足掌指（趾）部均可见到散在性的小如赤豆，大如蚕豆的结节，阳光暴露部位尤为明显，两小指指端关节呈水肿样红斑，无溃疡，口无气味，语声低微，全身皮肤干燥、灼热，体温逐日上升，高达39.6℃，关节疼痛日渐加重，尤以两肘关节、膝关节、小指关节为重，活动受限，其他未见异常。舌苔黄腻，舌尖红，脉细滑数。（理化检验从略）中医诊断：①发斑（阳证）；②痹证（热痹）。西医诊断：系统性红斑狼疮。治疗经过：根据患者入院时症状，考虑为热痹湿阻，湿热内蕴，热重于湿，身发红斑主要是面部、颈部及两上肢，并见皮下结节，为湿热蕴结于肌肤。由于痹证多由风寒湿三气合而成之，虽已化热，但寒湿未必尽除，故采用清热除痹，祛风解表，通络散寒的治疗方案，方选白虎汤、宣痹汤加减。处方：生石膏30g，肥知母9g，甘草9g，青防风9g，光杏仁9g，生苡仁30g，焦山栀9g，块滑石30g，赤小豆30g，晚蚕沙（包煎）9g，连翘壳9g，制半夏15g，川羌活9g，川独活9g，净麻黄9g，木防己9g，川桂枝9g。每日1剂，水煎服。服药3剂，体温下降到37.4℃，再以原方增损进3剂，热退到正常，全身红斑色素逐渐变浅，鼻衄好转。原方去白虎汤及净麻黄、川桂枝，继加入益气补血之品合清热祛风以资调理。但1周之后关节疼痛又加剧，低温逐起，缠绵不退，持续时间达1月余。复于方中加麻黄、桂枝以助祛风通络散寒。全方以清为主，寒热并用。服药2剂，低热即除，药已中病，故以原方调治近1月，低热未发，红斑未起，诸症皆安。患者虽大病已去，然尚遗有腰酸，下肢软，偶有眩晕等症。虑其肾气已衰，正气未复，故又于方中加入补肾益气凉血之品。处方：生苡仁30g，青防风9g，木防己9g，光杏仁9g，焦山栀9g，块滑石15g，连翘壳9g，制半夏10g，晚蚕沙（包煎）9g，锁阳30g，白花蛇舌草30g，虎杖9g，红藤15g，生黄芪15g，花生衣9g。每日1剂，水煎服。药进6剂，症无加重，病情日趋稳定。在中医治疗过程中，未用任何西药，但为了明确现代医学对本病的诊断，曾先后三次请外院皮科专家会诊，皆诊断为系统性红斑狼疮。理化检查，除血沉复查尚有反复，其余各项检查均有不同程度的好转。纳谷增进，体重由入院时46kg增加到59kg，精神转佳，于1984年12月29日出院。患者出院4月余随访，高热、红斑未发，无自觉不适症状，舌苔正常，脉缓和，实验室检查指标均较前明显好转。

解析 宣痹汤证为湿热郁阻经络骨节之证，湿热痹阻骨节经络，气血瘀滞，而致骨节肿痛；因湿热郁阻，又见高热寒战，面色萎黄晦暗，舌苔灰或黄腻。以防己走经络之湿，杏仁开肺气之先，连翘、山栀苦寒清热，半夏辛温燥湿，赤小豆皮、滑石淡渗清热利湿，晚蚕沙祛风湿，和胃化湿。案一为典型的湿热郁阻经络之证，患者寒战热炽，骨骺烦痛，舌起灰滞之形，面目萎黄，为湿热郁阻骨节经络而致。案二为系统性红斑狼疮患者，以面部蝶形红斑及关节疼痛为主要表现，因其伴见发热怯寒，舌苔黄腻，舌尖红，脉细滑数等症，详辨病机，为湿热内蕴，蕴结于肌肤则为红斑、结节；湿热郁阻于关节则关节疼痛。故两案病机均为湿热郁结经络关节，以宣痹汤为主方治疗。因案二中患者经常鼻衄、全身皮肤干燥、灼热，体温逐日上升，高达39.6℃，其热象较为显著，故合用白虎汤以加强清热之功，又因考虑痹证多为风寒湿三气合而致病，所以加用川羌活、川独活、净麻黄、川桂枝等祛风散寒通络。

三、辨治思路

1. 辨证思路 本证见于湿热类温病湿聚热蒸，蕴于经络之阶段。高热寒战，乃湿热郁阻，正气奋起祛邪，正邪激战而致。高热而面色不红，反见萎黄，是因热蕴湿中，热蒸湿动，湿热上熏之故。湿热郁阻，气血瘀滞，故面色晦暗不华。湿热痹阻骨节经络，气血瘀滞，乃致骨节肿痛。舌苔灰腻或黄腻，脉濡数，皆为湿热内蕴之征。以关节痹阻、肿痛，舌红赤、苔灰滞或黄腻为辨证要点。

2. 治疗思路

治法：清化湿热，宣痹止痛。

方药：宣痹汤（《温病条辨》）。

防己五钱，杏仁五钱，滑石五钱，连翘三钱，山栀三钱，薏苡五钱，半夏醋炒三钱，晚蚕沙三钱，赤小豆皮三钱。

方中防己除经络湿邪，合薏苡淡渗利湿治筋脉挛急痹痛；杏仁宣开肺气；连翘、赤小豆皮一清气分湿热，一清血分湿热；滑石利窍，清湿中之热；山栀泻火解湿中之热；半夏、晚蚕沙化浊升清，通经络。诸药相合，清化湿热，宣痹通络。

四、方药运用于杂病的辨治思路

（一）湿热郁阻经络证与杂病相关证候的关系

湿热郁阻经络证是湿热郁阻经络骨节之证，故内生湿热。如湿热熏蒸于关节，可致关节疼痛、发热、肿胀、活动受限、行走疼痛，或产生积液、关节变形等。如湿热郁阻于经络，可出现皮疹、红斑等。所以对于辨证为湿热阻滞关节经络之杂病可参考本证辨治。

（二）宣痹汤运用于杂病的辨治思路

宣痹汤是清化湿热，宣痹止痛之剂，吴鞠通在《温病条辨》中自注："舌灰目黄，知其为湿中生热；寒战热炽，知其在经络，骨骺疼痛，知其为痹症。若泛用治湿之药，而不知循经入络，则罔效矣。故以防己急走经络之湿，杏仁开肺气之先，连翘清气分之湿热，赤豆清血分之湿热，滑石利窍而清热中之湿，山栀肃肺而泻湿中之热，薏苡淡渗而主挛痹，半夏辛平而主寒热，蚕沙化浊道中清气，痛甚加片子姜黄、海桐皮者，所以宣络而止痛也。"其组方特点有三个方面：第一，防己配薏苡等宣通经络之湿以治疗关节肌肉痹痛，对杂病中出现关节红肿、疼痛、屈伸不利等表现的风湿性关节炎、类风湿关节炎、肩周炎、痛风性关节炎、滑膜炎、关节肌肉疼痛等湿热熏蒸关节病证具有临床指导意义。第二，开泄中焦，分消三焦湿热，以半夏配山栀苦辛开泄中焦湿热，杏仁开宣上焦，滑石、薏苡渗利下焦，由肺而达膀胱以利湿，并使湿浊祛除，通路打开，此配伍有杏仁滑石汤之义，苦辛通降，清利三焦湿热，可治疗湿热蕴结三焦如"寒战热炽"等证。第三，赤小豆皮合连翘清热解毒，宣泄血分瘀热，其清热凉血之功，可有助于因湿热郁阻经络而出现的皮疹、红斑等更好透发于外，治疗以皮肤黏膜红斑为主要表现的系统性红斑狼疮、结节性红斑、红斑性肢痛症等内伤杂病。

（三）医案举例

案一 类风湿关节炎湿热痹阻经络案（赵崇智.宣痹汤治疗湿热痹临床运用体会.中医研究，2013，26（10）：53-54）

患者，女，42岁，2012年7月20日初诊。主诉：反复双手关节肿痛半年，加重1周。症见：双手关节红肿热痛，活动受限，手不能握，得凉则痛减，伴口渴不欲饮，小便黄，大便不爽，舌质红，苔黄腻，脉数。患者于半年前久居潮湿之地，逐渐出现双手关节对称性肿痛，活动功能受限，曾经外院诊断为"类风湿关节炎"，服用阿司匹林、泼尼松等西药治疗半个月后好转，但停药后病情反复。1周前因冒雨作业，症状加重，遂来就诊。查体：双手近端指间关节肿胀，呈轻度梭形改变，腕关节稍有尺偏畸形，活动受限，双膝关节轻度肿胀、压痛（+）。实验室检查：抗链球菌溶血素"O"试验420U，类风湿因子（+），血沉48mm/h。西医诊断：类风湿关节炎。中医诊断：痹证，证属湿郁热壅，痹阻经络。治宜清热除湿，宣痹通络。方用宣痹汤加减，处方：汉防己15g，杏仁12g，滑石15g，连翘15g，山栀子10g，薏苡仁30g，醋半夏9g，蚕沙10g，赤小豆10g，黄柏15g，川牛膝10g，炒苍术10g，路路通12g，石膏30g，甘草6g。每日1剂，水煎3次分服。服上方20剂后，关节疼痛及口渴等诸症好转。继服30剂后，临床症状消失，抗链球菌溶血素"O"试验、类风湿因子、血沉正常。随访4个月，未见不适。

解析 类风湿关节炎是一种以关节和关节周围组织非感染性炎症为主的自身免疫性疾病。好发于手、腕、膝、踝等小关节，症状反复发作，呈对称性分布。中医学称本病为痹证，其病因《内经》中最早提出"风寒湿三气杂至，合而为痹"，本例患者，久居湿地，复因正气不足，外感风寒湿邪，痹阻筋骨、关节、经络，导致血行不畅，故关节肿胀疼痛。痰浊郁而化热，耗伤津液，故见口渴、小便黄。湿性黏腻，故见大便不爽。辨证为湿热痹阻关节经络，故以宣痹汤为主加减治疗，宣痹汤有清化湿热、宣痹止痛之功效，黄柏配炒苍术之二妙可芳香化浊，清热燥湿；川牛膝祛风利湿，活血祛瘀；路路通舒筋通络；石膏清肺胃之热，生津润燥；甘草和中。诸药合用，共奏清热除湿、宣痹通络之效。

案二 结节性红斑湿热痹阻案（张松青，许家松.宣痹汤治疗结节性红斑.陕西中医学院学报，2000（2）：44）

张某，女，30岁，初诊时间：1999年8月30日。主诉：双下肢出现红斑2日，红肿疼痛，伴有轻微的关节疼痛。查体：双下肢可见5处结节红斑，最大3cm×3cm，最小1.2cm×1.3cm。红肿压痛明显，余无明显不适，舌红苔薄白，脉沉细。自诉发病前月余，因天气炎热而夜卧地板半月余。分析本病与感受湿邪有关，结合暑热气候，诊断为"暑湿痹"，治以清热利湿，养血通络，选用宣痹汤加减：杏仁10g，苡仁30g，滑石15g，连翘10g，炒栀子10g，秦艽12g，炒白术10g，木防己10g，晚蚕沙10g，木瓜15g，半夏10g，桑枝10g，茯苓20g，当归12g，赤芍10g，生地10g，服上方6剂后，症状明显减轻。9月5日复诊时，查结节明显变小，红肿疼痛消失，皮色较暗，舌脉同前。处方在上方基础上加浙贝母10g，炒栀子改为6g，继服4剂。各种症状进一步减轻，未再继续服药。1个月后复查，红肿热痛均消失，结节未触及，仅一处留有轻微的色素沉着，余无任何自觉症状。治疗过程中未服用任何西药。

解析 结节性红斑，现代医学认为其是以皮肤结节性损害为主的一种血管变应性炎性疾患，属于中医学"湿毒流注""瓜藤缠"的范畴。中医学认为，本病多因素有蕴湿，郁久化热，湿热下注，凝滞血脉，经络阻隔；或因脾虚湿盛，阳气不足，腠理不固，以致风寒湿邪乘虚而入，流注经络，致使气血运行不畅而发病。本案患者由于暑热下迫，地气上蒸，加之久卧湿地，湿热交结，闭阻经络，致使气血运行不畅，而双下肢出现红斑，红肿疼痛，伴有轻微的关节疼痛。辨证为湿热交蒸，闭阻经络，故拟以清热利湿，养血通络之法，以宣痹汤为主方加减治疗，方中杏仁宣开肺气，使气化则湿化；木防己、苡仁善清经络中湿热，除湿痛；晚蚕沙祛风除湿，和胃化浊，对湿热蕴结所致的发热身痛，每有良效；木瓜舒筋活络，现代研究证明其具有抗炎、抗风湿、镇痛的作用；炒栀子、连翘、滑石清热利湿；半夏辛温通降以行水湿；秦艽、桑枝祛风湿，通利关节，通络止痛；炒白术、茯苓等健脾渗湿；当归、赤芍、生地，清热凉血，活络通血；浙贝母软坚散结。通览全方，以祛邪利湿通络为主，而佐以扶正，使邪祛而正自复。

第九节　湿热积滞阻结阳明

一、证治概要

湿热积滞阻结阳明证见于湿热类温病湿热并重阶段，如湿温、伏暑、暑温夹湿等。叶天士《温热论》言："伤寒邪热在里，劫烁津液，下之宜猛；此多湿邪内搏，下之宜轻。"证候特点以身热稽留，胸腹灼热，恶心呕吐，大便溏滞不爽，色黄如酱，舌苔黄垢腻，脉滑数为主，病机以湿热积滞搏结肠腑，腑气不畅为特点，临证当通因通用，导滞通下，清热化湿。

二、医案举例

案一　暑湿夹滞案（丁甘仁. 丁甘仁医案. 北京：人民卫生出版社，2007）

王左温邪暑湿，夹滞互阻，太阴阳明为病。发热5日，有汗不解，胸痞泛恶，腹痛痢下，日夜四五十次。

舌尖绛，中浓灰腻而黄，脉象滑数有力。暑为天之气，湿为地之气，暑湿蕴蒸阳明，湿滞郁于肠间，气机窒塞，胃失降和，湿温兼痢之重症。姑宜泄气分之伏邪，化阳明之垢浊，表里双解，通因通用之意。

炒香豉（三钱），银花炭（四钱），六神曲（三钱），炒竹茹（一钱五分），黑山栀皮（一钱五分），扁豆衣（三钱），焦楂炭（三钱），青陈皮（各一钱五分），酒炒黄芩（一钱五分），仙半夏（一钱五分），鲜藿香（一钱五分），炒赤芍（一钱五分），鲜佩兰（一钱五分），枳实导滞丸（包，三钱）。

案二　积滞湿热结滞案（王瑞恒. 临证治验会要. 北京：人民卫生出版社，2007）

王某，男，25岁，1978年7月18日初诊。发病10日，身热不解，恶心欲呕，胸脘痞闷，腹胀，不能纳谷，嗳腐吞酸，大便溏垢不爽，舌苔黄腻，脉濡滑数。诊为湿热结滞，阻滞气机，脾胃升降失常所致。拟清化湿热，导滞通下之法。

处方：枳实15g，川军10g，槟榔15g，厚朴10g，三仙各15g，连翘15g，木香10g，竹茹15g，甘草10g，3剂。

7月21日二诊：自述腹胀减轻，恶心减轻，但身热不解。在上方基础上加黄连10g，服3剂而愈。

解析　枳实导滞汤证为湿热郁蒸气分，困阻中焦，并与积滞互结，阻结肠道所致。案一、案二中均见中焦湿热阻滞之胸脘痞闷、纳差、呕恶等症，以及湿热夹有积滞胶结肠腑之大便溏垢不爽、腹痛痢下之症。发热、舌苔黄腻、脉濡滑数为湿热交蒸之表现。故以大黄、枳实、川朴、槟榔通腑泄热、推荡积滞；楂肉、六和曲消导化滞和中；川连、青连翘、紫草清热解毒；木通利湿清热；甘草调和诸药。因本证为湿热夹有积滞胶结于肠腑之证，而非阳明腑实燥结，所以不宜峻剂猛攻，如用承气汤类峻下，徒伤患者正气，并使病情更加胶着难解，但饮食积滞为有形之邪，又结于下焦，非用下法不得去。故用"轻法频下"，以轻剂量的小承气汤因势利导，反复攻下，使湿热积滞逐渐祛除。

三、辨治思路

1. 辨证思路 本证见于湿热类温病湿热并重之气分阶段，为湿热郁蒸气分，与积滞互结搏滞阳明肠腑所致。湿热郁蒸，故身热稽留；湿热积滞胶结于肠腑，传导失司，故大便溏而不爽，色黄如酱；湿热积滞蕴结于里，则胸腹灼热；湿热阻遏气机，胃失和降，浊气上逆，则恶心呕吐，脘痞腹胀；苔黄垢腻，脉滑数为湿热积滞阻遏之象。以身热稽留，胸腹灼热，脘痞腹胀，便溏不爽、色黄如酱为辨证要点。

本证应与肠热下利证相鉴别：肠热下利证，表现为泻下稀便臭秽、肛门灼热、苔黄等邪热迫注大肠之证，无湿邪阻滞的特征；而本证便溏而不爽，色黄如酱，苔黄垢腻等，证属暑湿积滞搏结肠腑。又与热结肠腑证所见纯利稀水臭秽、苔黄燥等属于温热证候有明显区别。

2. 治疗思路

治法：导滞通下，清热化湿。

方药：枳实导滞汤。

枳实二钱，大黄钱半，楂肉三钱，槟榔钱半，川朴钱半，川连六分，六和曲三钱，青连翘钱半，紫草三钱，木通八分。

本证为暑湿夹滞阻于肠道，暑湿宜清化，积滞须通导，故用枳实导滞汤苦辛通降，清热化湿，消积化滞。方中大黄、川朴、枳实、槟榔推荡积滞，理气化湿；楂肉、六和曲消导化滞和中；川连、青连翘、紫草清热解毒；木通利湿清热；甘草则调和诸药。若腹胀显著可加木香等以理气散满；呕逆较重可加半夏降逆和胃；方中紫草作用主要是凉血解毒，木通着重清利下焦湿热，对于湿热积滞结滞肠道之证一般可以不用。

本证为暑湿夹滞，非阳明腑实，故不宜用三承气汤苦寒下夺或咸寒软坚，若误投承气，不仅暑湿之邪难以清化，而且徒有伤阳损正之弊。又因本证为湿热夹滞胶着黏滞肠道，每非一次攻下即能使病邪尽除，往往需要连续攻下，但所用制剂宜轻，因势利导，不宜重剂猛攻，即所谓"轻法频下"。临床上亦有下后不久，邪气复聚，大便再见溏而不爽者，此时，可再行轻剂消导，泄热下行，总以胃肠邪尽，湿热夹滞之证消失为度。正如叶天士所说"伤寒邪热在里，劫烁津液，下之宜猛；此多湿邪内搏，下之宜轻。伤寒大便溏为邪已尽，不可再下；湿温病大便溏为邪未尽，必大便硬，慎不可再攻也，以粪燥为无湿矣"。

四、方药运用于杂病的辨治思路

（一）湿热积滞阻结阳明证与杂病相关证候的关系

湿热积滞阻结阳明证是湿热郁蒸气分，与积滞互结搏滞肠腑所致。如湿热夹有食滞之中焦证，出现腹痛、腹胀、呕恶、嗳腐吞酸、纳食减少、泻下便臭如败卵等，可参考本证辨治；如湿热积滞阻于下焦之证，临证可出现腹泻、便秘、便溏不爽、夹有黏液、腹胀痛、肛门灼热等，可参照本证病机指导临床治疗；湿热积滞阻结中下焦，又可致湿热熏蒸于上焦，而见口疮、口臭、口腔糜烂、疼痛、痤疮、皮疹等，亦可参考本证辨证论治。所以，对于符合湿热郁阻于三焦，以阳明胃肠为主，腑气不畅病机的疾病可参考本证辨治。

（二）枳实导滞汤运用于杂病的辨治思路

枳实导滞汤为苦辛通降之剂，具有导滞通下，清热化湿之效，其组方思想，有以下四个方面：第一，辛开苦降，清热化湿，川连、青连翘苦寒清热，枳实、川朴、槟榔辛温燥湿，以上药物合用辛开苦降，对于杂病中湿热阻滞中焦之证而出现的脘腹胀满、纳差、呕恶、便溏不爽等痞证具有临床指导意义。第二，本方还具有行气通下之功，方中大黄、枳实、川朴、槟榔推荡积滞，行气通下，通腑泄热，虽含小承气之义，但所用剂量较小承气轻，即所谓"轻法频下"中的"轻法"之意，对湿热积滞之证有较好疗效，可用于以腹满痛、便秘、腹泻、排便异常为主要临床表现的慢性结肠炎、肠易激综合征、肠梗阻、慢性溃疡性结肠炎等。第三，消导食滞，槟榔、楂肉、六和曲可加强本方消食导滞之力，可用于呕恶、嗳腐吞酸、腹胀等消化不良、食积等符合本证特点的临床杂证。第四，川连、青连翘、紫草清泄气分血分郁热，木通导下，给湿热祛除打开下焦出路，可用于湿热郁结大肠，而出现气分血分郁热所致的痤疮、口疮、过敏性皮疹等。正如何秀山对本方证注解："凡治温病热证，往往急于清火，而忽于里滞。不知胃主肌肉，胃不宣化，肌肉无自而松，即极力凉解，反成冰伏。此方用小承气合连、槟为君，苦降辛通，善导里滞。臣以楂、曲疏中，翘、紫宣上，木通导下。佐以甘草和药。开者开，降者降，不透发而自透发。每见大便下后，而疹瘰齐发者以此。此为消积下滞，三焦并治之良方。"

（三）医案举例

案一　口疮湿热熏蒸案（马烈光. 宋鹭冰 60 年疑难杂症治验录——附温病六论. 北京：中国中医药出版社，2016）

王某，女，52 岁，家庭妇女。初诊：1981 年 8 月 22 日。口腔糜烂，两颊黏膜及舌边溃疡，口气酸臭，小便短赤，烦热口苦，服西药月余不效，仍口中灼热、腹满便溏、咀嚼说话困难。转中医诊治，某医按阴虚火旺、阴虚湿热施治，连续投知柏地黄汤、甘露消毒饮加味 10 余剂，无好转。脘腹痞满渐增，不欲饮食，便如黄酱，滞而不爽，便后坠胀等。经前医介绍，遂来求治。患者体胖面红，平时少患疾病，入夏因外感发热咽痛，继而又伤生冷，治疗好转后即口臭、口舌生疮一直不愈。现更气促胸闷，脘腹作胀，小便黄少，大便日三四行，每次仅下溏垢少许，频频坠胀作痛，嗳气泛酸，口干苦，时觉五心烦热，舌质红、苔厚腻灰黄，脉濡数。

辨证为夏令受暑，湿热壅滞胃肠，郁阻气机，故胸闷脘痞；湿热熏蒸，胃浊不降，故口舌糜烂秽臭；阻滞肠道则便溏不爽，腹满后重；邪犯水道则小便赤涩。宜清化湿热、导滞通下，用枳实导滞汤加减。

处方：黄芩 10g，黄连 4.5g，炒枳实 10g，槟榔 10g，木香（后下）6g，苍术 6g，瓜蒌 10g，薤白 10g，泽泻 10g，砂仁（后下）6g，酒大黄（后下）4.5g，甘草 1.5g。

以上方加减，共服 15 剂，大便趋于正常，口糜臭全消，小便通畅，余症均解。

解析　口腔溃疡是指出现在口腔内唇、上腭及舌颊等部位黏膜上，呈现圆形或者椭圆形的疼痛溃疡点，疼痛明显。其具有周期性、复发性及自限性的特点。属于中医学"口疮"的范畴，本病虽病位在口，但发病与心、脾、肾关系密切，可由上焦实热，中焦湿热，下焦阴火，而导致本病发生。患者主诉为口舌糜烂溃疡，以阴虚火旺、阴虚湿热施治，病无好转。除口糜外，症见脘腹痞满，不欲饮食，便如黄酱，滞而不爽，舌质红、苔厚腻灰黄，脉濡数等，详辨病机，为湿热阻于中下焦，湿热壅滞胃肠，阻塞气机，浊气上冲，则发为口舌糜烂溃疡。故前投滋阴之剂，使湿热之邪更加黏滞胶着，难以涤除。而以清化湿热，导滞通下之枳实导滞汤加减治疗，湿热积滞一去，胃肠气机通畅，无以上熏口舌，则症状全消，病情向愈。

案二 肠梗阻湿热蕴结案（沈玉芝. 加味枳实导滞汤治疗肠麻痹. 吉林中医药，1983（3）：34）

单某，女，5 岁。患急性细菌性痢疾于 1976 年 5 月 4 日入院治疗。住院 5 日，疗效不佳。面色苍白，四肢凉，闭目不哭，呼吸气微，不思饮食，大便 4 日未解，腹胀如鼓、不令触摸。西医诊为"肠麻痹"，家属要求中医诊治。诊见：精神萎靡，面㿠白，呼吸气微，四末发凉，咽燥口渴，脘腹痞满、腹痛，舌焦质红、苔黄腻，脉沉细。证属痢毒内陷，邪热蕴结肠间。治宜荡热导滞，引邪下行。

处方：大黄 25g，枳实 10g，神曲 10g，黄芩 10g，黄连 15g，白术 10g，茯苓 10g，泽泻 5g，银花 30g，白头翁 40g，水煎，每 6 小时鼻饲一次，一昼夜共煎饲 2 剂。

次晨，肠鸣、泻下深褐色黏液便 4 次，继守前方。3 日后，目开神清，四肢温，腹胀、痛消失，吃西瓜 6 块，小便色黄，脉沉细有力，舌苔薄黄。依前方减大黄、枳实、茯苓、泽泻、神曲，加滑石 15g，水煎服。5 日后，便检：镜下（－）。改服：党参 15g，白术 10g，焦三仙各 10g，鸡内金 1g，银花 15g，水煎服。7 日后，病愈出院。

解析 肠麻痹，亦称"无动力性肠麻痹"或"麻痹性肠梗阻"。其特点为肠道不能产生正常的蠕动波而把肠内容物向前推进，多发生在腹部手术后，腹膜炎、腹膜后血肿、肾周围脓肿及感染中毒性休克、低钾血症等情况下，由于神经、体液等因素直接刺激肠壁肌肉，使其失去蠕动能力而产生梗阻。中医学认为多由肠胃积热，燥屎内结或蛔虫聚团，导致肠腑气机紊乱，传导失职，大便不通而成。本案患者是因患急性细菌性痢疾后，出现邪毒内陷，而致湿热积滞蕴结，肠腑不通，故出现脘腹痞满、腹痛，舌焦质红、苔黄腻等症状，治疗宜荡涤积滞引邪下行，故以枳实导滞汤为主方加减治疗。用大黄、枳实行气通下，荡涤积滞，黄芩、黄连苦寒清热，茯苓、泽泻健脾利湿，白术配枳实健脾行气，消痞除满。因此患者因痢毒内陷而致腑气不通，故加白头翁、银花以清热解毒，凉血止痢，诸药配伍，则积滞得导，痢热得消，则痞满自平。以枳实导滞汤为主方加减治疗，服药 3 剂后，腑气已通，再进 5 剂，诸症解除，后以党参、白术、焦三仙等健脾消食之剂收功。

第十节 暑湿伤气

一、证治概要

暑湿伤气证见于暑温夹湿证后期，元气本虚又夹暑湿之时。证候特点如《温病条辨》所说："《金匮》谓太阳中暍，发热恶寒，身重而疼痛，其脉弦细芤迟，小便已，洒然毛耸，手足逆冷，小有劳，身即热，口前开板齿燥，若发其汗，则恶寒甚，加温针，则发热甚，数下，则淋甚，可与东垣清暑益气汤。"即以身热自汗，烦渴胸闷，神疲肢倦，小便短赤，大便稀溏，苔腻，脉浮大无力或濡滑带数为主，病机以暑湿犹盛，元气已耗，气阴不足为特点，临证当清暑化湿，培元和中，益气生津。

二、医案举例

案一 疟案（汪机. 石山医案·卷之上·疟. 合肥：安徽科学技术出版社，2000）

一妇形色脆白，年五十余，忧劳，六月背疮。艾灸百余壮，疮散病疟。身热，自汗，口渴，头晕，呕吐，泄泻，不进饮食，寒少热多。自用清暑益气汤，病甚。予诊左脉浮微，似有似无，右脉浮小，按之不足。曰：病虽属疟，当作虚治。依方而用清暑益气，固与病宜，但邪重剂轻，病不去耳。令以参、术加作五钱，芪三钱，茯苓一钱，陈皮七分，甘草五分，煎服病退。

案二 眩晕湿热困阻正气不足案（严仲庆. 李氏清暑益气汤新用. 新中医，1992（10）：46）

金某，女，56岁。患神经衰弱多年，平素血压偏高，近年又罹颈椎病，时常眩晕。转动颈部时尤剧，甚或跌仆。伴四肢麻木，饮食不振，肢困乏力，心烦失眠。不敢单独外出，由其弟扶持来诊。诊见：行动缓慢，语声低怯，颈部僵直。舌淡红稍胖，中有裂痕，苔白微腻，脉濡。证属脾虚血弱，复感湿热，清阳不升，浊阴不降。李氏清暑益气汤化裁。处方：黄芪、党参、苍术、白术、青皮、陈皮、神曲、泽泻、黄柏、当归、葛根、麦冬各10g，五味子、升麻各5g，炙甘草3g。

二诊：4剂后眩晕明显减轻，能自行来院复诊。复予原方加减10余剂痊愈。

解析 东垣清暑益气汤证为暑湿内困，元气亏损所致。故临床症见暑湿困阻之身热、烦渴胸闷、小便短赤、大便稀溏，以及元气耗伤之自汗、神疲肢倦等。案一虽为疟证，但由于暑湿郁毒发疮，又经灸治百壮后，邪去正伤，疮散病疟。案二为眩晕案，非常见之肝阳上亢引致，实为脾虚气弱，又感湿热而致清阳不升，浊阴不降而致。案一、案二虽为不同疾病，但详辨其证，均见湿热内阻，正气不足之征，故均用东垣清暑益气汤加减治疗。以黄芪、人参、炙甘草补中益气；白术、青皮、苍术、泽泻健脾祛湿；黄柏清热泻火；当归养血和阴；麦冬、五味子保肺生津；升麻、葛根发散表热，升举清气；神曲消食和胃。全方共奏清暑化湿，培元和中，益气生津之功。案一、案二均用原方药物，仅剂量有所变化。案一中患者左脉浮微，似有似无，右脉浮小，按之不足，元气亏虚为甚，故加大参、术、芪等用量，方才显效。

三、辨治思路

1. 辨证思路 本证常见于暑温夹湿证后期，为暑湿内蕴，耗气伤津，或为元气本虚之人，外感暑湿所致。暑湿热迫津外泄，则身热自汗；暑热扰心，津液受损，故心烦口渴；暑热伤中，元气亏损，则胸闷气短，四肢困倦，神疲乏力；暑热夹湿蕴阻于下，水道清浊不分，大肠传导失司，则小便短赤，大便溏薄；苔腻，脉大无力或濡滑带数为暑湿内蕴兼有气虚之象。以身热自汗、四肢困倦、神疲乏力、便溏苔腻、脉浮大无力为辨证要点。

2. 治疗思路

治法：清暑化湿，培元和中。

方药：东垣清暑益气汤（引《温病条辨》）。

黄芪一钱，黄柏一钱，麦冬二钱，青皮一钱，白术一钱五分，升麻三分，当归三分，炙甘草一钱，神曲一钱，人参一钱，泽泻一钱，五味子八分，陈皮一钱，苍术一钱五分，葛根三分，生姜二片，大枣二枚。

本证的特点是既有暑湿未尽，又有元气耗伤，气阴不足。一般见于病之后期，此时暑湿病邪渐去，暑邪耗气之象渐显。故方中用人参、黄芪、炙甘草益气固表，扶正敛汗；苍术、白术健脾燥湿，泽泻利水渗湿；麦冬、五味子养肺生津，黄柏清热泻火以存阴，当归养血而和阴；升麻、葛根升举清气；青皮、陈皮理气和中；神曲和胃消食。全方药味精当，药力平和，在清化暑湿的同时，又助运和中，补益气阴以治本。

本方与王孟英之清暑益气汤同治暑病气阴两伤之证。后者清暑热之力较强，并在益气的同时，注重养阴生津，宜于暑热亢盛而伤津耗气之证；而本方清暑生津之力较逊，在益气培中的同时，侧重于健脾燥湿，治暑湿伤气或元气本虚，又感受暑湿者。

本方温燥药偏多，故应辨证正确方可与之，以免助热之弊。如吴鞠通在《温病条辨》所言："虚者得宜，实者禁用，汗不出而但热者禁用。"尤在泾也认为："若体实脉盛，或虽虚而不甚，及津涸烦渴多火者，则不可混投也。"

四、方药运用于杂病的辨治思路

（一）暑湿伤气证与杂病相关证候的关系

暑湿伤气证是虚实夹杂证，元气本虚又暑热夹湿。杂病主要表现为两个方面：一是湿热困阻，出现脘痞、纳差、身体困重、心烦、小便黄、大便溏等湿热留滞中焦，或弥漫三焦之证；二是元气亏虚，气阴不足，出现神疲乏力、倦怠、自汗、口渴、短气、眩晕、脉虚等。所以杂病中内生湿热，又元气耗伤之证而见神疲乏力、倦怠、自汗、脘痞、纳差、大便溏等病证可参考本证辨证论治。

（二）东垣清暑益气汤运用于杂病的辨治思路

东垣清暑益气汤出自李东垣的《内外伤辨惑论·暑伤胃气论》："时当长夏，湿热大胜，蒸蒸而炽。人感之多四肢困倦，精神短少，懒于动作，胸满气促，肢节沉痛；或气高而喘，身热而烦，心下膨痞，小便黄而数，大便溏而频，或痢出黄糜，或如泔色；或渴或不渴，不思饮食，自汗体重；或汗少者，血先病而气不病也。其脉中得洪缓，若血气相搏，必加之以迟，迟病虽互换少差，其天暑湿令则一也。宜以清燥之剂治之，名之曰清暑益气汤主之。"是祛邪扶正兼顾之剂，具有清暑化湿，培元和中之功。其组方特点有以下三个方面：第一，黄芪、人参、炙甘草、五味子、当归为扶正之剂，具有益气和血，酸甘敛阴之效，可用于治疗眩晕、产后风、小儿遗尿、小儿夏季热、支气管哮喘、嗜睡、记忆力减退、肿瘤放化疗后等符合气阴亏虚又夹湿热等病证；第二，苍术、白术、青皮、陈皮、泽泻健脾祛湿，黄柏苦寒清热，合用则可祛湿清热，可用于治疗湿热困阻又元气耗伤之无名低热、2型糖尿病、慢性肠炎、痢疾恢复期、慢性肾炎等；第三，升麻、葛根升发阳气，有利于气血亏虚而致清阳不升所出现的清窍不利、下利之证等。

（三）医案举例

案一　产后风气阴俱虚复感湿邪案（杨思霞，陈宝国.伍炳彩运用东垣清暑益气汤经验.江西中医药，2014，45（12）：19-21）

张某，女，29岁，浙江杭州人，2013年11月1日初诊。产后汗出明显，恶风怕冷4月余。2013年5月顺产一子，7月吹空调后觉全身易出汗，恶风怕冷，汗出后恶风怕冷，以项背部、膝关节、肘关节怕冷尤甚。遇风后及汗出前全身有蚁行感。吹风受凉后四肢酸胀沉重。脚后跟痛，疲倦乏力，耳中有堵塞感，心情欠佳，易悲伤欲哭。纳差，食后易胃脘胀，嗳气。寐差，入睡难。口干口黏，不喜饮。大便稀，每日2~3次，食后则欲便，便前腹痛，小便黄，次数频繁。舌质淡红，苔黄腻，脉软。月经史：末次月经为2013年10月30日，周期28~30日，量适中，色暗，有少量血块。生育史：孕1产1。辨证：气阴俱虚，复感湿邪。治以益气养阴，除湿健脾，用清暑益气汤加味。处方：黄芪10g，党参10g，白术10g，甘草6g，神曲10g，升麻6g，当归6g，陈皮10g，青皮6g，苍术6g，黄柏5g，葛根6g，麦冬6g，五味子6g，泽泻6g，汉防己10g，浮小麦15g，生姜2片，大枣1枚，细辛3g。共15剂。并嘱其畅情志。

患者一直坚持门诊以上方加减调治2月余，诸症渐除。

解析　产后风又称"产后身痛""产后痹"，是指产妇在产褥期间，因正气虚弱、外感风寒湿等出现肢体或关节疼痛、麻木、酸楚、重着，并伴有畏寒、怕风、出汗、乏力等，严重者可出现关节活动障碍，甚者影响正常生活的情况。患者主诉为产后汗出恶风怕冷。此患者生产后，元气大伤，亡血伤津，故呈现一派虚象，疲倦乏力、汗出；又因7月炎热复受空调之风寒邪气，导致恶风怕冷。正气本虚，外受风寒邪气，同时又复感暑邪，故而出现四肢酸胀沉重、口干口黏、不喜饮、大便稀、食后则欲便、便前腹痛、小便黄、舌质淡红、苔黄腻等暑湿内蕴之症。故以东垣清暑益气汤合防己黄芪汤合甘麦大枣汤加细辛，合方治之。加用防己黄芪汤，增加祛风除湿之功。因患者心情欠佳，易悲伤欲哭，以甘麦大枣汤养心安神。加用细辛祛风止痛，温阳散寒。而后续诊疗中，加用煅牡蛎，长于收敛固涩，或丹参、制乳香、制没药以活血祛瘀，通络止痛等随症化裁，对症治疗，最终病情向愈。

案二　内伤发热气虚案（何炎燊. 东垣清暑益气汤治愈内伤发热经年案. 新中医，1987（7）：52，38）

卢某，男，36岁，1984年9月7日初诊。患者于1983年6月，无明显诱因，恶寒发热如疟，在该县多间医院治疗三个半月，病情恶化，经某院诊断为"血液病"，送广州某医院治疗，1个月后热暂退出院。下面是该院出院小结摘要：检查示白细胞 $3.87×10^9$/L，红细胞 $2.8×10^{12}$/L，血沉25mm/h。B超示肝大2cm，脾大3cm，未见占位性病变；骨髓、肾功能、肝扫描、HBsAg、红斑狼疮细胞（LEC）、X线胸腹部平片等检查均未发现异常。10月20日按"恶性网状细胞增多症"处理，用泼尼松、氢氧化铝凝胶，用药10日，热退。出院诊断：恶性网状细胞增多症。

患者出院后遵医嘱用药，初时颇安。1984年春节后停药，寒热复发。改服中药近百剂，仍未控制，形体日衰。至5月，复用激素，初尚见效，后则效果不显，7月起泼尼松用量加大至每日60mg，发热仍有反复。被断为"不治之症"。乃转来我院门诊。

患者因久用激素，面部虚浮，色灰黄萎瘁，行动迟缓，气怯喘促，啬啬恶寒，身热（体温38.4℃）无汗，头重眩晕，肢体沉重，关节酸疼，口苦咽干，渴不引饮，胸腹满闷，杳不思食，大便溏色黄，小便黄短，舌质淡红不华、苔白微黄干腻，脉六部皆洪大、按之空豁。血常规：白细胞 $3.6×10^9$/L，中性杆状核2%、分叶核16%，嗜酸粒细胞22%，淋巴细胞58%，大单核细胞2%，红细胞 $2.4×10^{12}$/L，血红蛋白72g/L，血沉25mm/h。

中医辨证是肺脾大虚，清阳不升，津液不布，而中焦蕴湿，下泉有火之候。时值初秋，天热地湿，按天人合一之理，治当益气清暑，运脾燥湿，用东垣清暑益气汤加减治之：升麻、陈皮、五味子、炙甘草各5g，柴胡、白术、当归、麦冬、泽泻、神曲各15g，葛根、茯苓各20g，黄芪、党参各30g，苍术、黄柏各10g，嘱服3剂。

9月11日复诊：寒热已罢（体温36.2℃），自述过去服激素虽暂能退热而证候不减，今则头目稍舒，肢节痛减，精神好转。惟腹仍满痛，大便稀溏。守前方暂去麦冬、五味子，加砂仁5g，扁豆20g。患者自服第一剂起，即停用一切西药。此方服5剂后，腹满痛减，大便成形，胃纳稍苏，口觉燥渴，舌苔退薄少许，但仍干腻。方中去苍术，复用麦冬，又服10剂。

10月3日三诊：据述自9月8日退热后，20日未见发热。嘱前药服完后，停药数日，以观其变。昨日秋风乍起，打喷嚏流涕，随即恶寒发热（体温39℃），头痛身疼无汗，口淡不渴，舌苔白滑略腻，脉浮大缓。此新感风寒，非关旧病，即进人参败毒散原方1剂，当晚即汗出、寒热罢。次日仍续服清暑益气汤10剂。

10月18日四诊：自述半个月来颇安，惟稍劳则气怯，入寐则咽干，多食则腹满。此元气未复，津液未充，脾运未健。为拟一善后之方：升麻、陈皮、炙甘草、五味子、砂仁各5g，柴胡、防风各10g，黄芪、党参各30g，白术、麦冬、当归各15g，怀山药、扁豆、茯苓、苡仁各20g。

此方以补中益气汤升发清阳，玉屏风散固表御风，生脉散益气生津，参苓白术散健脾祛湿，合成复方，大旨仍在益元气，补脾胃。盖正气内存，邪不可干，脾旺则不受邪也。嘱患者，隔日1剂，连服3个月。1984年年底随访，洪大之脉已平，腻苔退去七八。据云，虽冬令感冒，亦不发热，将余所处之人参败毒散煎服1剂即已。复查血常规：白细胞 $5.7×10^9$/L，中性粒细胞61%，嗜酸粒细胞 3%，淋巴细胞 34%，大单核细胞 2%；红细胞 3.92×10^{12}/L，血红蛋白 115g/L，血沉 4mm/h。

1985 年春节后恢复工作，后随访健康良好。

解析 内伤发热病因病机较为复杂，可由一种也可由多种病因引起，且不同病机间可相互影响、相互转化。可由于气、血、水等郁结壅遏化热而引起发热，亦可因五脏六腑功能失调，阴阳失去平衡而导致发热。对气虚发热常用甘温除大热为法。邓铁涛认为："甘温除大热有其特定的含义，即指气虚抑或阳虚所致之发热。其发热程度可随阳气虚衰、虚阳亢奋的程度不同而不同，亢奋程度重的则发高热，否则发低热……关键在于抓住气虚或阳虚这一本质。"说明运用甘温除热法应符合机体正气不足的临床表现，而无关邪气盛衰。正气与邪气的盛衰决定热势，而不论热势高低、病程长短，均可作为治疗热病的思路。

此病发热经年，经多方检查，仍未确诊为何病。患者虽见寒热，却非外感，实为气虚发热，如李东垣《内外伤辨惑论·辨寒热》说："是热也，非表伤寒邪皮毛间发热也，乃肾间受脾胃下流之湿气，闭塞其下致阴火上冲，作蒸蒸而躁热，上彻头顶，傍彻皮毛，浑身躁热作，作须待坦衣露居，近寒凉处即已，或热极而汗出而亦解。"此病患病程较长，久用激素，病机亦由单纯而变为复杂，症见面部虚浮，色灰黄萎瘁，行动迟缓，气怯喘促，啬啬恶寒，身热（体温 38.4℃）无汗，头重眩晕，肢体沉重，关节酸疼，口苦咽干，渴不引饮，胸腹满闷，杳不思食，大便溏色黄，小便黄短，舌质淡红不华、苔白微黄干腻，脉六部皆洪大、按之空豁等表现，脉症合参，病属劳倦内伤，脾胃气馁，清阳不升导致肺气虚而津液不足；脾胃运化失职，则湿聚中焦为痞为满，流于下焦，则阴火上冲，应取甘温除大热为法。补中益气汤虽为甘温除大热代表方，但诚如邓铁涛所言："对于虚实夹杂之证，除可选用李东垣主张的补中益气汤为基本方外，还应根据中气虚弱之重轻，累及脏腑之多寡，兼夹证之有无等而辨证加减，灵活运用甘温除大热法，其用方并不拘泥于补中益气汤。"案用东垣清暑益气汤和补中益气汤为治。此例患者气虚发热，湿热内蕴，东垣清暑益气汤具有补脾胃、升清阳、益元气、生津液及运中祛湿泻火等多种功效，以该方施治最为贴切。去青皮加柴胡者，以其有寒热也，取补中益气汤之意。加茯苓者，一以助参、芪补气，一以同泽泻渗湿也。药既中肯，故投剂即效，恪守其法，竟奏全功。